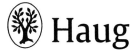

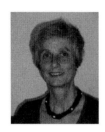

Jutta Gnaiger-Rathmanner
Dr. Jutta Gnaiger-Rathmanner, geboren 1950 in Feldkirch im Westen Österreichs, ist dort seit 1982 in homöopathischer Allgemeinpraxis tätig. Medizinstudium in Wien, Ausbildung und langjährige Mitarbeit bei den Badener Kursen der Wiener Schule für Homöopathie unter der Leitung von Prof. Mathias Dorcsi, Studienaufenthalte bei Martin Stübler in Augsburg und bei S.P. Ortega in Mexiko. Zehn Jahre lang in der Internationalen Liga für homöopathische Ärzte tätig. Viele internationale Vorträge und Veröffentlichungen. Preisträgerin des Goldenen Samuel für eine Studie über Lac caninum und des Dr. Peithner Preises für eine Fallserie über Petroleum.

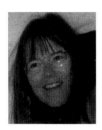

Rosemarie Mayr
Bis 2008 war Frau Dr. Mayr als Fachärztin für Psychiatrie und Psychosomatische Medizin sowie als Fachärztin für Kinder- und Jugendpsychiatrie in der Christian Doppler Klinik Salzburg tätig. Danach eröffnete sie als Fachärztin für Psychiatrie und Homöopathie eine freie Praxis in Salzburg. Seit Ende der 80er-Jahre zunehmende Beschäftigung mit Homöopathie, 1996 Diplom für Homöopathie der ÖÄK.

Jutta Gnaiger-Rathmanner, Rosemarie Mayr

Homöopathie bei Psychotrauma

20 ausführlich kommentierte Fallanalysen

3 Abbildungen

Karl F. Haug Verlag · Stuttgart

**Bibliografische Information
der Deutschen Nationalbibliothek**
Die Deutsche Nationalbibliothek verzeichnet
diese Publikation in der Deutschen Nationalbibliografie;
detaillierte bibliografische Daten sind im Internet über
http://dnb.d-nb.de abrufbar.

Anschrift der Autorinnen:
Dr. Jutta Gnaiger-Rathmanner
Hirschgraben 15
A-6800 Feldkirch

Dr. Rosemarie Mayr
Mölckhofgasse 6
A-5020 Salzburg

© 2013 Karl F. Haug Verlag in
MVS Medizinverlage Stuttgart GmbH & Co. KG
Oswald-Hesse-Str. 50, 70469 Stuttgart

Unsere Homepage: www.haug-verlag.de

Printed in Germany

Zeichnungen: Heike Hübner, Berlin
Umschlaggestaltung: Thieme Verlagsgruppe
Umschlagabbildung: Eva Buchrainer, Feldkirch/Österreich
Satz: SOMMER media GmbH & Co. KG, Feuchtwangen
gesetzt in Arbortext APP-Desktop 9.1 Unicode M180
Druck: Grafisches Centrum Cuno GmbH & Co. KG, Calbe

ISBN 978-3-8304-7432-6   1 2 3 4 5 6

Auch erhältlich als E-Book:
eISBN (PDF) 978-3-8304-7433-3
eISBN (ePub) 978-3-8304-7614-6

Wichtiger Hinweis: Wie jede Wissenschaft ist die Medizin ständigen Entwicklungen unterworfen. Forschung und klinische Erfahrung erweitern unsere Erkenntnisse, insbesondere was Behandlung und medikamentöse Therapie anbelangt. Soweit in diesem Werk eine Dosierung oder eine Applikation erwähnt wird, darf der Leser zwar darauf vertrauen, dass Autoren, Herausgeber und Verlag große Sorgfalt darauf verwandt haben, dass diese Angabe dem Wissensstand bei Fertigstellung des Werkes entspricht.

Für Angaben über Dosierungsanweisungen und Applikationsformen kann vom Verlag jedoch keine Gewähr übernommen werden. Jeder Benutzer ist angehalten, durch sorgfältige Prüfung der Beipackzettel der verwendeten Präparate und gegebenenfalls nach Konsultation eines Spezialisten festzustellen, ob die dort gegebene Empfehlung für Dosierungen oder die Beachtung von Kontraindikationen gegenüber der Angabe in diesem Buch abweicht. Eine solche Prüfung ist besonders wichtig bei selten verwendeten Präparaten oder solchen, die neu auf den Markt gebracht worden sind. Jede Dosierung oder Applikation erfolgt auf eigene Gefahr des Benutzers. Autoren und Verlag appellieren an jeden Benutzer, ihm etwa auffallende Ungenauigkeiten dem Verlag mitzuteilen.

Geschützte Warennamen (Warenzeichen) werden nicht besonders kenntlich gemacht. Aus dem Fehlen eines solchen Hinweises kann also nicht geschlossen werden, dass es sich um einen freien Warennamen handelt.

Das Werk, einschließlich aller seiner Teile, ist urheberrechtlich geschützt. Jede Verwertung außerhalb der engen Grenzen des Urheberrechtsgesetzes ist ohne Zustimmung des Verlags unzulässig und strafbar. Das gilt insbesondere für Vervielfältigungen, Übersetzungen, Mikroverfilmungen und die Einspeicherung und Verarbeitung in elektronischen Systemen.

Widmung

Das Buch ist meinen Lehrern
Prof. Dr. Mathias Dorcsi und Dr. Martin Stübler
in Dankbarkeit gewidmet.

Jutta Gnaiger-Rathmanner

Vorwort

„Seit wann haben Sie Ihre Beschwerden?"

Diese Frage verblüffte und faszinierte mich zu Beginn meiner homöopathischen Ausbildung vor 35 Jahren. Die Antworten verwiesen oft auf einen seelischen Schmerz am Anfang des Krankseins. Ich erlebte dies als Umkehrung meines jungen akademischen Wissens aus der Medizinischen Klinik.

Es ist die Frage nach der Ätiologie, nach den auslösenden Faktoren. Diesen wurde in der Wiener Schule der Homöopathie große Bedeutung in der Rangordnung der Symptome beigemessen. Warum sollte dies den Ausschlag geben für das Verständnis eines Patienten und gar für die Verordnung der homöopathischen Arznei?

Entlang dieser ärztlichen Frage ordnet sich die Begegnung mit meinen Patienten in der ausführlichen Anamnese bis heute. Es ist die Suche nach entscheidenden Momenten im Prozess des Erkrankens. Es ist die Frage, die die Tore zu größeren Zusammenhängen eröffnet, indem sie die Schranke zwischen Leib und Seele, eingeschrieben in den neuzeitlichen Gehirnen, überwinden hilft.

„Seit damals ist nichts mehr, wie es früher war."

So lautet das Kennwort aus der Traumalehre. Sie forscht nach bewussten und unbewussten krankmachenden Faktoren, seien sie körperlicher oder seelischer Art. Auch sie ist getragen von einem ganzheitlichen und phänomenologischen Menschenbild.

Die Homöopathie, über 200 Jahre alt, muss sich in der jeweiligen zeitgenössischen Medizin immer wieder neu positionieren. Sie steht vor der Frage: Wie kann das Aufregende homöopathischer Kasuistiken in einer Welt perfekter, geschlossener materialistischer Konzepte sagbar gemacht werden? In diesem Buch versuchen die Autorinnen, die beobachteten Phänomene am Patienten in Begriffe der Regulationsmedizin, der Kommunikationswissenschaft sowie der aktuellen klinischen Denkmodelle zu fassen. Insbesondere zur Traumatheorie wird eine Brücke geschlagen.

Ein großer Dank gilt Frau Rosemarie Mayr, die sich als Fachärztin der Klinik diesem unkonventionellen Dialog mit dem Erfahrungsgut aus der homöopathischen Allgemeinpraxis gestellt hat. Mögen sich der Schweregrad von Krankheitsbildern, das Ausmaß der somatischen Manifestationen, der Fokus der Anamnese und die Art der Einbindung in das Gesundheitssystem der Patienten in Fachklinik und privat geführter Allgemeinpraxis wesentlich unterscheiden: Der Blick auf den einzelnen Menschen mit seiner Geschichte kann beide Wege verbinden.

Dieser Dialog hat auch Kompromisse verlangt: So ist aus der Seelenwunde das Psychotrauma geworden, aus der Krankengeschichte die Kasuistik. Die Ätiologie, die das Ausmaß einer auslösenden Veranlassung erfasst, blieb in einem gewissen Gegensatz zum Trauma stehen. Diese bewertet vielmehr die Art und Intensität der pathologischen Reaktion auf ein Ereignis.

Ein Dank an Jürgen Hansel für die zündende Anregung im Jahre 2002, mich für das Münchner Homöopathieseminar gezielt mit den modernen Frauenschicksalen zu befassen. Ein Dank an die Kollegen, die zum richtigen Moment hilfreich zur Seite gestanden sind: Christian Lucae, Hansjörg Heé, Martin Hirte, Leopold Drexler, Georg Soldner und Philip Witt.

Danke an Frau Grübener vom Haug Verlag und Frau Schimmer, die Redakteurin, für ihr kompetentes Gegenüber. Danke an meinen Mann für seine Geduld und Unterstützung.

Die großen anonymen Helden dieses Buches sind die Patientinnen und Patienten aus meiner Praxis, die ich in ihrem zwar schmerzhaften, doch unbeirrten Ringen um Heilung ein Stück weit begleiten durfte. Ihnen gebührt große Anerkennung.

Feldkirch, im September 2012
Jutta Gnaiger-Rathmanner

Inhaltsverzeichnis

Vorwort VI

Methodologische Grundlagen 1

1	**Einleitung zu den methodologischen Grundlagen**	2
2	**Ganzheitlich – das Menschenbild der Homöopathie**	5
2.1	Merkmale der Homöopathie beim Psychotrauma	5
2.1.1	Fallbeispiel: Patientin, 49 Jahre	5
2.2	Eckdaten für das Menschenbild der Homöopathie	7
2.3	Ganzheitlich und phänomenologisch – die Methode der Homöopathie	8
3	**Zur homöopathischen Anamnese**	9
3.1	Zwei Anamnesetechniken beim chronisch kranken Patienten	10
3.2	Schema der Erstanamnese	12
4	**Anamnese und Kommunikation**	13
4.1	Eigenschaften der Körpersprache	13
4.2	Beispiele aus der Praxis	14
4.2.1	Beispiel 1	14
4.2.2	Beispiel 2	15
4.2.3	Beispiel 3	16
4.3	Anwendung der nonverbalen Kommunikation	17
5	**Die Frage „Seit wann?" – Ätiologie als Phänomen des Anfangs**	19
5.1	Ätiologie im akuten Fall	19
5.2	Ätiologie beim chronischen Patienten	20
5.2.1	Ätiologie kann offen zutage liegen oder verborgen sein	20
5.2.2	Auslösendes Moment im seelischen Erleben	21
5.3	Schichten von Ätiologie und Trauma	21
5.3.1	Krankengeschichte als Beispiel	21
5.3.2	Dialogisches Rückversichern	22
5.4	Vom Ausmaß eines Psychotraumas	23
5.4.1	Beispiel	23
5.4.2	Anfänge von Krankheiten	24
6	**Verhalten und Konstitution**	25
7	**Die Lokalsymptome, die klinischen Befunde, die Diagnose**	27
7.1	Der Patient mit Psychotrauma	28
8	**Arzneifindung**	30
9	**Arzneiverordnung und ärztlicher Rat**	33
9.1	Zur Verordnung der Hochpotenzen	33

9.2	LM- oder Q-Potenzen	33
9.3	Potenz D30 und C30	34
9.4	Niedere Potenzen	34
9.5	Ärztlicher Rat	34
10	**Arzneiwirkung, Verlauf, Begleitung, Heilung**	36
10.1	Arzneiwirkung	36
10.2	Verlaufskriterien in der Homöopathie	37
10.2.1	„Ausscheidung" und Reaktionen auf seelischer Ebene	37
10.2.2	Hering'sche Regel	37
10.3	Begleitung des Patienten	38
10.4	Heilung	39
10.4.1	Heilung im klinischen und homöopathischen Verständnis	39
10.4.2	Unterdrückung versus Verdrängung	40
10.4.3	Gesundheit	40

Theoretische Grundlagen ... 41

11	**Einleitung zu den theoretischen Grundlagen**	42
12	**Ätiologie, die Materia medica und das Repertorium**	44
12.1	Primäre Auslöser eines Psychotraumas	45
12.2	Seelische Folgen auf das Psychotrauma	46
12.2.1	„Beschwerden durch Zorn" in seinen vielen Facetten	47
12.2.2	Zum Wert der Rubriken „Beschwerden durch"	47
12.2.3	Spezialthemen der seelischen Ätiologie	48
13	**Arzneien für das Psychotrauma**	50
13.1	Carcinosinum	50
13.1.1	Beispiel 1	50
13.1.2	Beispiel 2	51
13.2	Natrium muriaticum	52
13.2.1	Vermeidungsverhalten	52
13.2.2	Emotionale Taubheit	52
13.2.3	Übererregung	53
13.2.4	Dissoziation	53
13.2.5	Pathologisches Wiedererleben	53
13.2.6	Fazit	54
13.3	Opium	54
13.3.1	Beispiel	54
13.4	Jede Arznei ist eine potenzielle Traumaarznei	55
13.4.1	Beispiel	55
14	**Traumabegriff**	57
14.1	Definition/Begriffsverwendung	57

14.1.1	Was wird durch wen als psychisches Trauma definiert und was nicht?	57
14.1.2	Was wird als Trauma offiziell anerkannt?	58
14.1.3	Welche individuellen und welche kollektiven Bewältigungsstrategien stehen den Betroffenen zur Verfügung?	58
14.1.4	Wo positioniere ich mich selbst als Mitbetroffener, Miteinbezogener – sei es als Angehöriger, Freund oder professioneller Helfer in einem Kontext, in dem es um Trauma geht?	58
14.2	Geschichte des Trauma(begriff)s – ein Exkurs aus der Sicht der Psychiatrie	58
15	**Trauma im psychologischen und psychiatrischen Kontext**	**60**
15.1	Häufig verwendete Einteilungsschemata und Begriffe	60
15.1.1	Einteilungsschema nach L. Terr (1991)	60
15.1.2	Einteilung nach J. G. Allen (2005)	60
15.1.3	Weitere Einteilungen	61
15.2	Symptomatik und Neurobiologie	61
15.2.1	Klinische Symptomatik von Traumafolgestörungen	63
15.2.2	Diagnoseschemata und klinische Symptomatik	64
15.3	Übersicht traumareaktiver Entwicklungen	64
15.3.1	Akute Belastungsreaktion (F 43.0)	65
15.3.2	Posttraumatische Belastungsstörung (PTBS/PTSD) F 43.1 (ICD-10)	65
15.3.3	Anpassungsstörungen (F 43.2)	66
15.3.4	Dissoziative Störungen (Konversionsstörungen; F 44.–)	67
15.3.5	Emotional instabile Persönlichkeitsstörung (F 60.3–)	67
15.3.6	Häufige Begleiterscheinungen/Komorbiditäten	68
15.4	Resilienzfaktoren	68
15.5	Therapeutische Zugänge	69
15.5.1	Psychiatrische und psychotherapeutische Therapiewege	69

Die Kasuistiken 73

16	**Einleitung zu den Kasuistiken**	**74**
17	**Psychotrauma im psychiatrischen Sinn – Erwachsene**	**76**
17.1	Vipera berus, die Kreuzotter	76
17.1.1	Kasuistik	76
17.1.2	Vipera berus und die Ätiologie	77
17.2	Lac humanum, die Muttermilch	78
17.2.1	Kasuistik	78
17.2.2	Lac humanum und die Ätiologie	80
17.3	Mercurius solubilis, das metallische Quecksilber	81
17.3.1	Kasuistik	81
17.3.2	Mercurius solubilis und die Ätiologie	84
17.4	Opium, der Schlafmohn	86
17.4.1	Kasuistik	86
17.4.2	Opium und die Ätiologie	90

18	**Psychotrauma im psychiatrischen Sinn – Kinder**	92
18.1	Staphysagria officinalis, der Rittersporn	92
18.1.1	Kasuistik	92
18.1.2	Staphysagria und die Ätiologie	95
18.2	**Opium, der Schlafmohn**	95
18.2.1	Kasuistik	95
18.2.2	Opium und die Ätiologie	97
18.3	**Cuprum metallicum**	97
18.3.1	Kasuistik	97
18.3.2	Cuprum metallicum und die Ätiologie	104
18.4	**Stramonium, der Stechapfel (gefolgt von Syphilinum)**	105
18.4.1	Kasuistik	105
18.4.2	Stramonium und die Ätiologie	110
18.4.3	Syphilinum und die Ätiologie	110
19	**Psychotrauma mit psychischen Symptomen**	112
19.1	Staphysagria, der Rittersporn	112
19.1.1	Kasuistik	112
19.1.2	Staphysagria und die Ätiologie	113
19.2	**Sabadilla officinalis, der Läusesamen**	113
19.2.1	Kasuistik	113
19.2.2	Sabadilla officinalis und die Ätiologie	119
19.3	**Arsenicum album, die arsenige Säure**	119
19.3.1	Kasuistik	120
19.3.2	Arsenicum album und die Ätiologie	124
20	**Psychotrauma mit Somatisierungsstörung**	126
20.1	Natrium muriaticum, das Kochsalz	126
20.1.1	Kasuistik	126
20.1.2	Natrium muriaticum und die Ätiologie	128
20.2	**Natrium muriaticum sive chloratum**	128
20.2.1	Kasuistik	128
20.3	**Arsenicum album**	132
20.3.1	Kasuistik	132
20.3.2	Arsenicum album und die Ätiologie	136
20.4	**Mezereum, der Seidelbast**	136
20.4.1	Kasuistik	136
20.4.2	Mezereum und die Ätiologie	143
20.5	**Folliculinum, das Follikelhormon**	145
20.5.1	Kasuistik	145
20.5.2	Folliculinum und die Ätiologie	150
21	**Traumapatienten mit Borderlineanteilen**	152
21.1	Tarentula – Kreosotum – Androctonus	152
21.1.1	Kasuistik	152
21.1.2	Der Abgrund in mir	153

21.1.3	Tarentula hispanica, erster Schritt	154
21.1.4	Kreosotum, zweiter Schritt	158
21.1.5	Androctonus, dritter Schritt	161
21.2	**Carcinosinum, die Krebsnosode**	166
21.2.1	Kasuistik	166
21.2.2	Carcinosinum und die Ätiologie	171
21.3	**Podophyllum peltatum, der Maiapfel**	172
21.3.1	Kasuistik	172
21.3.2	Podophyllum peltatum und die Ätiologie	179

Anhang ... 183

22	**Literatur und Quellen**	184
23	**Sachverzeichnis**	189

Methodologische Grundlagen

1	Einleitung zu den methodologischen Grundlagen	2
2	Ganzheitlich – das Menschenbild der Homöopathie	5
3	Zur homöopathischen Anamnese	9
4	Anamnese und Kommunikation	13
5	Die Frage „Seit wann?" – Ätiologie als Phänomen des Anfangs	19
6	Verhalten und Konstitution	25
7	Die Lokalsymptome, die klinischen Befunde, die Diagnose . . .	27
8	Arzneifindung	30
9	Arzneiverordnung und ärztlicher Rat	33
10	Arzneiwirkung, Verlauf, Begleitung, Heilung	36

1 Einleitung zu den methodologischen Grundlagen

Jutta Gnaiger-Rathmanner

Die täglichen Erfahrungen mit den Patienten aus meiner homöopathischen Allgemeinpraxis inspirierten mich zu diesem Buch. Folgen wir der ganzheitlichen, biografischen Anamnese, wie in der Homöopathie heute gefordert, so vertieft sich das ärztliche Verständnis von Krankheiten hin zu einem Bild vom kranken Menschen mit seiner persönlichen Geschichte. Ganz selbstverständlich lässt sich daran eine Zusammenschau von körperlichem und seelischem Leiden entwickeln.

Aus Sicht der Psychiatrie wird der Weg zur fachärztlichen Diagnose beleuchtet.

Alle Kasuistiken, die den Hauptteil des Buches ausmachen, berichten von Patienten mit schwerem Psychotrauma. Das spiegelt die Erfahrung in der täglichen homöopathischen Allgemeinpraxis wider, wo dieses Thema immer häufiger zur Sprache kommt und eine neuartige Herausforderung an die Ärzte darstellt.

Der Patient mit Psychotrauma zeichnet sich in mehreren besonderen Aspekten aus:
- Er weist meist gleichzeitig somatische und seelische Störungen auf.
- Der Krankheitsprozess schließt verborgene, tiefer liegende Schichten des Menschen mit ein.
- Auslösende Faktoren, Ätiologie oder Trauma genannt, spielen dabei eine große Rolle.

Daraus ergeben sich 2 Themenkreise für die Behandlung traumatisierter Patienten:
- Die homöopathische Methode bedarf einer Schärfung ihrer praktischen und theoretischen Basis. Hierher gehört der Begriff „Ätiologie".
- Die Traumatheorie steht als psychotherapeutische und wissenschaftliche Methode zur Verfügung. Sie behandelt das psychische Trauma und die damit zusammenhängenden neurobiologischen Zusammenhänge gemäß heutigem Verständnis.

> **Merke:** Viele homöopathische Ärzte verstehen die Homöopathie als Teil der gesamten zeitgenössischen Medizin. So hat und nimmt sie Anteil am Therapieplan in der Behandlung von Traumapatienten. Dieses Buch stellt sich dem medizinisch-ärztlichen Dialog, wie er heute noch selten geschieht.
> Homöopathie und Traumatheorie werden anhand der Begriffe Ätiologie und Trauma in Theorie und Praxis gegenübergestellt. Dies wird dadurch erleichtert, dass der phänomenologische Ansatz, der der homöopathischen Methode eigen ist, auch in der heutigen Theorie der Traumadiagnostik enthalten ist.

Kapitel „Grundlagen". Die beiden einführenden Buchteile, methodologische und theoretische Grundlagen, bereiten die Möglichkeit zum Nachvollziehen der Kasuistiken vor und sollen Rüstzeug für die Behandlung von Traumapatienten geben. Es werden alle Aspekte herausgearbeitet, die beim Traumapatienten wichtig sind und berücksichtigt werden müssen. Diese Grundlagen sind allerdings nicht als systematische Einführung in die Homöopathie gedacht. Dafür verweise ich auf viele gute Lehrbücher wie das *Lehrbuch der Homöopathie* von Genneper und Wegener (2011) oder das *Kursbuch Homöopathie* von Teut, Dahler, Lucae und Koch (2008).

Einem Kenner der Homöopathie würden die ausführlich dargestellten Kasuistiken zur Abhandlung des Buchthemas genügen. Es sollen aber auch Neugierige aus anderen Fachbereichen und junge Kollegen ihre Freude an diesem Buch haben.

Methodologische Grundlagen. Die Kapitel zu den methodologischen Grundlagen im ersten Teil des Buches durchforsten alle Bereiche der Homöopathie, die sich auf die Vorgehensweise mit der homöopathischen Methode in der Praxis beziehen.

Kernpunkt jeden ärztlichen Handelns ist das Menschenbild, das ihm zugrunde liegt. Die ganzheitlich und phänomenologisch ausgerichtete Anamnese in der Homöopathie spiegelt deren mehrschichtiges Menschenbild. Die Daten des Patienten fußen in der Regel bevorzugt auf den Ergebnissen der Befunde sowie des Gesprächs und des Wortes.

Der Patient mit Seelentrauma zeichnet sich dadurch aus, dass er beherrscht ist von tiefer liegenden, oft halb- bis unbewussten Seelenwunden. In Begegnung und Gespräch sind für die Anamnese neben den bewussten Inhalten auch die nonverbalen Botschaften von großer Bedeutung. Zu deren Erforschung sind die Erkenntnisse aus der Kommunikationswissenschaft hilfreich. Diese bestätigen und erweitern den Konstitutionsbegriff, wie er für die Homöopathie von Dorcsi herausgearbeitet wurde.

Die systematische Frage nach dem „Seit wann?" des Krankseins führt zur Ätiologie, insbesondere zur seelischen Auslösung von Krankheiten. Was muss besonders ins Auge gefasst werden angesichts von Patienten, die einen großen Anteil ihres Krankseins im Verborgenen, in tieferen, schwer zugänglichen Seelenschichten mit sich tragen? Wie gestalten sich die Anamnese und die Patientenbeobachtung im Sinne von seinem Aussehen, Verhalten und Kontakt unter diesem Aspekt? Wie die Arzneifindung, die Heilwirkung und der Verlauf?

Davon handelt der erste Buchteil. Eine solche erweiterte Sichtweise von Krankheitsprozessen bedeutet eine Herausforderung an das zeitgemäße klinische Verständnis von Krankheit und Gesundheit, der sich dieses Buch stellen will.

Die Gegenprobe für diesen ganzheitlichen Ansatz findet sich in der Wirkung der homöopathischen Arznei. Die Heilungsverläufe werden geschildert, aber auch reflektiert in ihrem Aussagewert innerhalb der Medizin.

Klinisch-psychiatrischer Bezug
Rosemarie Mayr

Gemeinsamkeiten. Bei der Arbeit an diesem Buch traten unterschwellig bekannte Gemeinsamkeiten zwischen Homöopathie und dem Fach Psychiatrie im schulmedizinischen Sinne deutlicher über die „Bewusstseinsgrenze".
Sowohl der Homöopath als auch der Psychiater benötigen und nehmen sich für ihre Patienten viel Zeit.
Beide gehen ausführlich auf den Patienten in seiner Individualität ein. Die Anamneseerhebung spielt für beide eine große Rolle – nicht nur im Sinne einer Aufzählung diverser Beschwerden und früherer Diagnosen, sondern auch als Gelegenheit des subjektiven Wiedererlebens der mit den geschilderten Lebensereignissen und -themen verbundenen Gefühle. Bei schwer traumatisierten Patienten ist hier allerdings Vorsicht geboten! Sie könnten damit überfordert sein (s. unter Therapie). Ähnliche Kriterien gelten auch für die weitere Begleitung des Patienten. Dennoch verfolgen beide, ihrer fachlichen Ausrichtung gemäß, in der Befragung und diagnostischen Beurteilung andere Schwerpunkte, setzen andere Akzente.

Homöopathische und psychiatrische Diagnose. So bewegt sich der homöopathisch tätige Facharzt für Psychiatrie zwischen den Welten der „homöopathischen Diagnose" (also dem verschriebenen Mittel) und der Notwendigkeit, aus Verrechnungsgründen gleichzeitig eine psychiatrische Diagnose zu verleihen.
Aus psychiatrischer Sicht trifft die homöopathische Diagnose häufig den Kern des Problems hinsichtlich des Krankheitsauslösers oder der psychotraumatischen Ursache. Eine einschlägige offizielle ICD-10-Diagnose, die einer „Traumadiagnose" gemäß Diagnosehandbuch entspricht, ist jedoch bisweilen schwer zuzuordnen. In einigen der hier präsentierten Fälle erfüllt das Symptombild eher die Kriterien einer Depression, einer psychosomatischen oder anderen Störung. Gleichzeitig allerdings gelten diese Symptomenkomplexe wiederum als Komorbiditäten von Traumafolgen.

Diagnosehandbücher: ICD und DSM. Diagnosehandbücher wie das ICD der WHO (1. Version 1893), das international ausgerichtet ist und in den deutschsprachigen Ländern als Diagnose-
▼

richtschnur im klinischen Alltag gilt, wurden eingeführt, um medizinische Diagnosen international vergleichbar zu machen bzw. nationale und internationale Statistiken erstellen zu können. Das DSM (1. Version 1952) ist ein nationales Klassifikationssystem der USA. Dementsprechend muss es daher nicht die zahlreichen Kompromisse und Ergänzungen des ICD berücksichtigen und beinhaltet speziellere und genauere diagnostische Kriterien. Das macht es für die Forschung sehr interessant, die gerne darauf zurückgreift. Das ICD setzt den Schwerpunkt intensiver auf die interkulturelle Perspektive und die Anwendbarkeit in möglichst vielen Ländern der Welt.

Das aktuell gültige DSM-IV vergibt keine eigenen Klassifikationsschlüssel, sondern eine von der APA ausgewählte Teilmenge jener Nummern, die im 1979–1997 gültigen ICD-9 zur Klassifikation psychiatrischer Krankheiten vorgesehen waren. Das ICD-10 hat andere Klassifikationsschlüssel, was den Vergleich erschwert.

Die Diagnostik psychiatrischer Krankheitsbilder nach Handbuch verlangt, dass gewisse Symptome in ausreichender Anzahl, Stärke und Dauer vorhanden sein müssen, um eine bestimmte Diagnose zuordnen zu können. Dabei wird sehr phänomenologisch vorgegangen und individuelle oder tiefenpsychologische Aspekte werden weitgehend ausgeklammert. Ein Umstand, dessen man sich in der Psychiatrie sehr wohl bewusst ist und der laufend diskutiert und reflektiert wird (Stemberger 2001). Derzeit wird an neuen Versionen von DSM und ICD gearbeitet (DSM-5 ist für 2013 geplant, an ICD-11 wird gearbeitet). In den neuen Versionen wird in der Diagnostik zunehmend dimensional und weniger kategorial vorgegangen, was einer Individualisierung entspricht.

Die Anamnesetechnik des rein homöopathisch tätigen Arztes ist naturgemäß anders gewichtet als die eines Psychiaters, der sich hier an den Richtlinien seines Faches und ggf. seiner psychotherapeutischen Ausbildung orientiert. So kommt es, dass bei der psychiatrischen Revision von Krankengeschichten, die nach homöopathischer Anamnesetechnik aufgenommen wurden, naturgemäß einige für den Psychiater relevante Informationen fehlen: etwa wenn es in einem gegebenen Fall um die Schlafqualität oder die Frage nach Dissoziation oder Selbstverletzungen geht.

2 Ganzheitlich – das Menschenbild der Homöopathie

Jutta Gnaiger-Rathmanner

„Homöopathie ist eine Medizin der Person."
(Mathias Dorcsi)

Eine Krankengeschichte mit Traumaerfahrung vor vielen Jahren wird zum Modell für die Entwicklung des vierschichtigen, ganzheitlichen Menschenbilds, das der Homöopathie zugrunde liegt: somatopsychisch, prozesshaft-regulativ, biografisch-personotrop. Die phänomenologische Methode der Homöopathie, vor 200 Jahren begründet, wird diesem Menschenbild therapeutisch gerecht.

Eine Medizin der Person: Diese Worte habe ich in jungen Jahren nicht verstanden, aber sie faszinierten mich. Heute weiß ich: Es braucht dazu eine gewisse Reife und Erfahrung – schlussendlich mit sich selbst.

Am meisten lernen wir in der Arbeit mit unseren Patienten. Die Wirklichkeit überflügelt in allem unsere Fantasie. Wahrnehmung und Erfahrung sind der Motor für unser Denken und Verstehen. Sie bereichern uns besonders dort, wo wir Fragen an das Leben haben.

2.1 Merkmale der Homöopathie beim Psychotrauma

Ich erinnere mich an eine Patientin vor 20 Jahren, die mir viel zu denken gab, vielleicht gerade deshalb, weil alles so eindeutig und geradlinig verlaufen ist. Ihre Krankengeschichte war bestimmt von der Ätiologie, einem Psychotrauma. Ich möchte ihre Geschichte als Muster- und Lehrbeispiel für die praktischen Grundlagen der Homöopathie beim Psychotrauma heranziehen.

2.1.1 Fallbeispiel: Patientin, 49 Jahre

Im März 1991 kam diese 49-jährige Frau, geboren im Jahre 1942, in meine Ordination. Sie ist verheiratet und hat ein Kind. Ihre Erscheinung wirkt vornehm und fein, sie benimmt sich höflich, etwas geziert und verhalten. Sie ist kräftig gebaut, mit blassem Kolorit.

Sie kommt wegen Heuasthmas und Insektenallergie. Den Heuschnupfen hat sie seit 39 Jahren, genau seit dem 10. Lebensjahr. Jedes Jahr gipfelt dieser 2 Wochen lang in schwerem Asthma. Kortison hat kaum eine Wirkung. Die Patientin deutet an, wenig Vertrauen in Ärzte zu haben. Sie weiß innerlich, dass ihre Krankheit seelisch bedingt ist, hat das bisher aber nie vorgebracht.

Während der Heuschnupfenzeit ist sie immer gereizt und müde, sie fühlt sich dann „wie zum Weinen".

Kindheit. Ihre Kindheit erzählt sie mit knappen Worten: Ihre Mutter war Kriegswitwe, d. h., der Vater der Patientin ist im Krieg geblieben. Die Mutter hat wieder geheiratet und hat aus dieser zweiten Ehe noch 3 Kinder geboren. Die Patientin, das Stiefkind, musste mit 10 Jahren zu den Großeltern übersiedeln. Diese hat sie als alt, streng und festhaltend erlebt. Eben damals begann der Heuschnupfen.

Ihr Familienleben heute sei glücklich, „alles stimmt". Doch oft fühle sich die Patientin gereizt, sie sei leicht beleidigt, besonders bei Ungerechtigkeit.

Frage: Sind Sie manchmal traurig? **Antwort:** Ja, phasenweise und ohne ersichtlichen Grund fühlt sie sich traurig. Meist dauert dies einen Tag lang. Dies beobachtet sie besonders seit dem Tod ihres Großvaters. Sie wundert sich, dass sie so viel an ihre Vergangenheit denkt und sich oft einsam fühlt, trotz ihrer Familie.

Auswertung

Die Patientin berichtet von einem seelischen Verlust als Kind, mit dem sie alleine gelassen war. Da gibt es einen alten, stillen Kummer.

Kann man Spuren dieser Trauer noch heute in den Zügen dieser Frau vor mir sehen? Sie benimmt sich freundlich, nett, höflich. Doch wirkt nicht alles wie eine zu perfekte, anerzogene Schale? Etwas steif und überkontrolliert? Etwas zu reserviert, um ihr nahezukommen?

Ja, auf den zweiten Blick, im Laufe des Gesprächs, lassen sich die Spuren dieser Trauer „sehen".

Damals hat die Allergie begonnen und dauert bis heute, über 39 Jahre lang. Das Beschwerdebild lässt sich in folgenden Symptomen zusammenfassen:
- Heuasthma und Insektenallergie,
- Verlust des Vaters,
- Folge der Trennung von der Mutter,
- Folge von strenger Erziehung bei den Großeltern,
- lange anhaltender, stiller Kummer.

✱ Merke: Am auffallendsten an dieser Krankengeschichte ist das auslösende Moment sowohl für den Kummer als auch für die Allergie. Solche Momente im Leben, die den Beginn eines Leidens markieren, heißen in der Homöopathie Ätiologie, was dem aktuellen Begriff Psychotrauma nahesteht.

Verordnung und Verlauf

Darauf stützte sich die Wahl der bewährten Arznei für alten, stillen Kummer: Natrium muriaticum 200. Tatsächlich, die Patientin genas.

Die Beobachtungszeit dauerte von März bis Oktober 1991. Die Nase war sofort frei, die Patientin fühlte sich ruhiger und leichter. Nach 3 Monaten wurde die nächste Stufe, Natrium muriaticum M, verabreicht. Daraufhin erlebte die Frau eine Arzneireaktion im Sinne einer heftigen Heuschnupfenphase, doch kurz und ohne Asthma. Gleichzeitig traten alte Beschwerden, die Halsschmerzen, die sie aus der Kinderzeit kannte, erneut auf.

Den Juli über blieb die Patientin, im Gegensatz zu den Vorjahren, völlig beschwerdefrei. Insektenstiche taten ihr nichts mehr an. Sie beobachtete auch eine Besserung ihres Magens, eines langen Leidens, von dem sie eingangs nichts berichtet hatte.

Im Oktober fühlte sich die Patientin gesund, „die Vergangenheit ruht". Sie beobachtete, dass sie weniger verletzlich reagierte und sich leichter zur Wehr setzen konnte. Sie war energischer geworden, besonders ihrem Mann gegenüber. Das bekam dem Familienleben gut.

Fragen zur Krankengeschichte

Das ist ein klassischer Heilungsverlauf auf das Simile, bestätigt durch die kurzfristige Arznei- oder Heilreaktion mit der darauffolgenden nachhaltigen Genesung auf allen Ebenen. So kann und darf sie in jeder homöopathischen Praxis häufig dokumentiert werden.

Die Krankengeschichte beruht exakt auf den Aussagen der Patientin. Sie hat es so erlebt. Neben meiner Freude darüber kam das große Staunen mit folgenden Fragen:
- Was war hier geschehen?
- Was kann die Medizin von heute dazu sagen?
- Kann ein früheres Seelenerlebnis den Körper zu einer chronischen Krankheit umstimmen?
- Kann ein Krankheitsprozess von so langer Dauer durch das Moment der Auslösung erfasst und zielführend therapiert werden?
- Mit welchen Begriffen aus der konventionellen Medizin lässt sich ein derartiger Verlauf beschreiben und erklären?
- Welches Krankheitsmodell der zeitgemäßen Medizin steht dafür zur Verfügung?
- Wie lässt sich ihr materialistisches, naturwissenschaftliches Paradigma aufbrechen und für ein Verständnis vom ganzen Menschen erweitern, das Leib, Seele und Wesen gleichermaßen einschließt?

Rückblick auf die Phänomene dieser Krankengeschichte

Die Patientin leidet unter einer chronischen Krankheit, einer Allergie. Homöopathisch gesehen gilt dies als Organ- oder Lokalsymptom. Diese Krankheit, das Lokalsymptom, bildet den Anstoß, nach Hilfe zu suchen und Ärzte zu konsultieren.

Der Heuschnupfen birgt ein Bild für „ungeweinte, versteckte Tränen". Die Andeutung dafür entnehmen wir in diesem Falle dem Munde der Patientin selbst.

Sie selbst sieht den Beginn ihrer Krankheit mit einem Bruch in ihrer Biografie verknüpft: Es war die Übersiedlung zu den Großeltern. „Ich weiß das genau" – so betont sie diese Erfahrung aus dem Alter von 10 Jahren.

Dieser Moment ihres Lebens bildet vermutlich die Spitze und das Symbol für eine schwierige Kindheit insgesamt. Die Patientin spricht über diese Innenseite ihres Krankseins erst am Ende der Anamnese, als ein Kontakt und ein Vertrauen gewachsen sind.

Auf der Ebene des Tagesbewusstseins ist das Erleben des Kindes überlagert und weit abgedrängt.

Auf der Ebene des Leibes lässt sich vermuten, dass es eine Art von unbewusstem Gedächtnis für diejenigen alten Seelenerlebnisse gibt, die unbewältigt geblieben sind. Auf dieser Ebene der Regulation scheint die Dimension der Zeit wie ausgeschaltet: Hier herrscht Dauer. Die somatische Krankheit steht im Leben dieser Frau als Mahnmal, als Platzhalter und Stellvertreter für ihre alte Seelenwunde.

Die homöopathische Arznei kann dieses „Leibgedächtnis" regulativ erreichen, die Prägung aufheben und zur Heilung führen.

✱ Merke: Schlüssel für die Arzneiwahl zu ganzheitlichem Heilen ist die Ätiologie, das Psychotrauma. Die gewählte Arznei bestätigt sich als wirksames Simile, das die vegetative und immunologische Regulation ins Gleichgewicht bringt und darüber hinaus das seelische Genesungspotenzial freizusetzen vermag.

Mit dieser Krankengeschichte ist die Dimension des Menschenbilds, die der Homöopathie zugrunde liegt, umfassend entwickelt. Die Beobachtungen, die Fragen und Gedanken dazu bilden das Gerüst für die folgenden Kapitel.

2.2 Eckdaten für das Menschenbild der Homöopathie

Die Homöopathie fußt auf einem ganzheitlichen Menschenbild.

Seele, Leib und Körper. Allgemein bekannt ist die Gegenüberstellung von Psyche und Soma, von Seele und Körper:

- **Die Seele** des Menschen wird in Form der Gemütssymptome in jeder Kasuistik erfasst und hoch bewertet.
- Am **Körper** lassen sich 2 Schichten unterscheiden.
  - Die Schicht des eigentlichen **physischen Körpers**, den materiellen, leblosen Teil. Er ist der Zielort aller klinischen Untersuchung und Befundung. Er ist als Endstrecke aller Lebensvorgänge zu betrachten. Dieser Dimension entsprechen das Messen, Wiegen und Zählen.
  - Die Schicht des **vitalen Leibes**. Er ist der Ort für die Lebensvorgänge, die Regulation, auch Selbstheilungs- oder Ordnungskräfte genannt. Er ist der eigentliche Angriffsort für Diagnose und Therapie im Sinne der Homöopathie. Es ist der „Leib" als Lebensträger und Organismus. Er funktioniert und reagiert immer als ein Ganzer. Hahnemann bezeichnet ihn in der Sprache seiner Zeit als „**Lebenskraft**" und nennt ihre Eigenschaften: „geistartig, dynamisch, immateriell".
  - Der Leib ist den 5 Sinnen, dem Sehen, Hören, Tasten, Riechen und Schmecken, in der Wahrnehmung zugänglich. Die Lebenskraft erschließt sich einem ganzheitlich-bildhaften, intuitiven Wahrnehmen.

✱ Merke: Die Ebene des Leibes ist der Wirkungsort jedweder Regulationsmedizin. Die klinische Medizin bietet dafür kaum geeignete Begriffe.

Geistige Dimension. Seele, Leib und Körper: Alle diese 3 Schichten oder Ebenen sind durchwirkt von einer vierten Schicht des Menschen, der geistigen Dimension. Ihr gehören die Begriffe Person, Individuum, höheres Ich und Wesen an. Dort herrscht Sein und Dauer. Dort gibt es Biografie und Schicksal, aber keine Krankheit. Jede tiefe zwischenmenschliche Begegnung bedeutet eine Annäherung zweier Personen mit ihrem Wesen.

Erst Körper, Leib, Seele und Geist zusammen machen die ganze Person aus (▶ Tab. 2.1). Sie äußert sich auf jeder Schicht in jeweils einer anderen, ihr eigentümlichen „Sprache". Jede Schicht ist auf einem jeweils anderen Wege erforschbar.

2 – Ganzheitlich – das Menschenbild der Homöopathie

▶ **Definition**

Hahnemann hat in diesem Sinne sein Menschenbild im berühmten Organon §9 definiert. „Im gesunden Zustande des Menschen waltet die geistartige, als Dynamis den materiellen Körper (Organism) belebende Lebenskraft (Autokratie) unumschränkt und hält alle seine Theile in bewundernswürdig harmonischem Lebensgange in Gefühlen und Thätigkeiten, so dass unser innewohnender Geist sich dieses lebendigen, gesunden Werkzeugs frei zu dem höheren Zwecke unseres Daseins bedienen kann."

▶ **Tab. 2.1** Ganzheitliches Menschenbild.

Schicht/Ebene	Funktion/Sprache
physischer Körper	Materie, Krankheit, Befund im klinischen Sinne
vitaler Leib mit Leben	Regulation, Lebenskraft unbewusstes Leibgedächtnis
Psyche mit Seele und Verstand	Gefühle Intellekt, Verstandesdenken Tagesbewusstsein
Geist als Person und Wesen	Biografie, Sein und Dauer existenzielle Kommunikation, Ich-Du ganzheitliches Wahrnehmen und Denken Intuition und Verstehen

Parallelen zur Anthroposophie. Viel genauer beschrieb etwa 100 Jahre später, aufbauend auf ähnlich ganzheitlicher Sichtweise, Rudolf Steiner das Menschenbild der Anthroposophie (Girke 2010, Glöckler 2011). Seine Botschaft lautet: Es geht um den Menschen als solchem – „anthropos" auf Griechisch – in allen Lebensbereichen, so auch in der Medizin. Es geht um den Menschen in seiner ganzen Dimension (▶ Tab. 2.1).

In einem Interview nimmt der zeitgenössische Philosoph Sloterdijk im Jahre 2011, zum 150. Geburtstag von Steiner, Stellung: „Mit Steiner beginnt etwas, was für viele Zeitgenossen zunächst obszön schien, aber auf die Dauer unvermeidlich, er hat die menschliche Subjektivität nach oben anschlussfähig gemacht. Er hat Vertikalität neu definiert und er hat es auch in eigener Person praktiziert." (Sloterdijk 2011)

2.3 Ganzheitlich und phänomenologisch – die Methode der Homöopathie

Hahnemann legte das Programm für das Menschenbild im Sinne der Aufklärung des ausklingenden 18. Jahrhunderts fest. Er stammt aus einer Zeit, da Psyche und Soma noch einheitlich in einem Zusammenhang gesehen werden konnten. Dieses Konzept bildet bis heute die Grundlage der homöopathischen Methode:

- Die Homöopathie bedient sich des **phänomenologischen Ansatzes**. „*Der vorurteilslose Beobachter … nimmt, auch wenn er der Scharfsinnigste ist, an jeder einzelnen Krankheit nichts, als äußerlich durch die Sinne erkennbare Veränderungen im Befinden des Leibes und der Seele wahr, Krankheitszeichen, Zufälle und Symptome*" (Organon §6).
  Das Programm lautet: Wahrnehmung mit allen Sinnen. Sie erfasst Zeichen und Symptome als die Außenseite eines Geschehens. Den hohen, doppelbödigen Wert des Symptoms kennt auch die Kommunikationswissenschaft: Es ist ein „Zeichen, das Körperliches, Seelisches und Geistiges umfasst, Offensichtliches und subtil Verborgenes, Übliches und Ungewöhnliches" (Gottschlich 2003, S. 6).
- Die Homöopathie sucht nach der **Gesamtheit der Symptome auf allen Ebenen**: „*Alle diese wahrnehmbaren Zeichen repräsentieren die Krankheit in ihrem ganzen Umfange, das ist, sie bilden zusammen die wahre und einzig denkbare Gestalt der Krankheit*" (Organon §6).
- Die Homöopathie nimmt damit im Rahmen der gesamten Medizin den Stellenwert einer **gezielten, individuellen Regulationstherapie** ein.

3 Zur homöopathischen Anamnese

Jutta Gnaiger-Rathmanner

„Der Mensch wird am Du zum Ich. In jedem Du reden wir das ewige Du an." (Martin Buber)
Zum Erfassen der Gesamtheit der Symptome stehen mehrere Schritte zur Verfügung: Das vollständige Lokalsymptom, das systematische Vorgehen nach einem Fragebogen, die biografische Anamnese. Die Arten der Symptome werden den Schichten des Menschenbildes zugeordnet. Wichtig ist die Unterscheidung von Gefühl und Empfindung. Gerade beim Traumapatienten können diffuse Empfindungen ein Hinweis auf verdrängte Gefühle sein. Im Versuch zu verstehen, gipfelt jedes Gespräch. Das Anamneseschema der Kasuistiken dieses Buches wird angeführt.

Ziel der Anamnese ist die **Gesamtheit der Symptome**, das Gesamtbild des kranken Menschen. Heute, in der Sprache unserer Zeit, die Hahnmann noch nicht zur Verfügung stand, können wir uns weiter vorwagen: Ziel ist das **Erfassen der Person** in ihrer Gesamtheit anhand der Zeichen und Symptome, anhand all dessen, was sich den Sinnen und der sensiblen Wahrnehmung zeigt.

Das muss systematisch und gemeinsam zwischen Arzt und Patient entwickelt werden.

„Die homöopathische Diagnostik beruht in erster Linie auf einem sorgfältigen Gespräch. Das ist es, was Sie in der homöopathischen Sprechstunde erwartet. – Eine Untersuchung und klinische Befunde lassen wir dort folgen, wo es noch etwas abzuklären gibt." So erläutere ich es meinen Patienten bei der Erstordination.

Spontanbericht. Das Gespräch beginnt mit dem Spontanbericht über das aktuelle Anliegen: *„Was sind Ihre Beschwerden, was ist Ihr Leid?"*

Gelenkter Bericht. Der anschließende geführte, gelenkte Teil der Anamnese hakt dort ein, wo der Patient (Wer?) am meisten Not zum Ausdruck bringt. Das ist eingangs oft eine Lokalbeschwerde – sei sie funktioneller oder somatischer Art (Was?). Diese wird individualisiert im Sinne des „vollständigen Lokalsymptoms". Das heißt, der Ort, die Empfindungen und Modalitäten der Beschwerde werden erfragt:
- Wo?
- Wie?
- Wann?
- Unter welchen Umständen?
- Begleitet wovon?

Die Frage nach dem „Seit wann?" und nach dem „Warum?" gehören dazu (▶ Kap. 5 u. ▶ Kap. 11; Lucae 2010).

Diese Art der Befragung gelingt gut bei einem akut kranken Patienten, auch bei chronischen Patienten mit somatischen Beschwerden.

Chronische Erkrankungen. Bei vielen chronisch Kranken lassen sich auf der Ebene der aktuellen Beschwerden von Anfang an zu wenig Anhaltspunkte, zu wenig Daten erheben: etwa bei Erkrankungen wie Asthma bronchiale, Sinusitis chronica, rezidivierende Zystitis, rezidivierende Soorkolpitis. In meinen ersten Praxisjahren verzweifelte ich in solchen Fällen über meine vermeintlich ungenügende Kunst der Anamneseführung. Heute weiß ich es besser: Auch versierte Homöopathen können auf der somatischen Ebene der Erkrankung mit der Frage nach individuellen Modalitäten Schiffbruch erleiden und in der Anamnese leer ausgehen. Der Grund dafür ist in der Gewöhnung des Patienten an seine Beschwerden und in der Vorbehandlung zu finden.

Jedenfalls ist dies der Zeitpunkt, da wir in der Befragung weg vom Lokalsymptom auf eine andere Ebene hin wechseln müssen. Für Patienten mit psychischen Beschwerden gilt dieser Einstieg für den gelenkten Teil der Anamnese ohnehin.

3.1

Zwei Anamnesetechniken beim chronisch kranken Patienten

Das systematische Abfragen der individuellen Symptome. Dieses kann nach einem mehr oder weniger detaillierten Fragebogen erfolgen und sollte enthalten:
- Leibsymptome wie Durst, Appetit, Schlaf, Menstruation etc.,
- Allgemeinsymptome wie Müdigkeit, Schwäche, Unruhe etc.,
- Symptome an anderen Organen nach dem Kopf-zu-Fuß-Schema,
- frühere Krankheiten,
- Gemüts- und Geistsymptome.

Das bildet das Grundgerüst für jede homöopathische Anamnese. Diese zielt in erster Linie auf die verbale Kommunikation und die körperliche Untersuchung im Sinne des Einsammelns von Daten, die der Patient in sich oder an sich beobachtet und die nun geradewegs abberufen werden können. Dazu gibt es viel wertvolle Literatur (z. B. Lucae 2010, Genneper u. Wegener 2011).

Die biografische Anamnese. Sie wird auch „erweiterte", „vertiefte" oder „künstlerische" Anamnese genannt.

Diese kann sich an jedem Moment der Fallaufnahme entfalten. Ganz besonders bei der Befragung der Gemütssymptome sollte der Patient sich öffnen können. Oft gelingt Begegnung auch erst dort, wo auf die Lebensweise und die Vorgeschichte des Patienten eingegangen wird:
- seine Familie und sein Beruf,
- die Lebensgeschichte bis in die Kindheit zurück.

Es handelt sich nicht mehr um das reine Abfragen von Fakten, sondern um ein Erforschen und Entdecken in der Begegnung. Der kognitive, logisch-analytische Zugang zu Daten wird ergänzt durch ein assoziatives, intuitives Vorgehen. Das linkshemisphärisch gespeicherte Selbstbild des Patienten wird durch das rechtshemisphärische, bildhafte, innere Erfahrungsgut erweitert (Watzlawik 1977). Dies gelingt umso mehr, als auch der Gesprächspartner – Arzt oder Ärztin – beide Kanäle, den links- und rechtshemisphärischen, für die Wahrnehmung in der Begegnung aktiviert.

Ein derartiges ganzheitliches Wahrnehmen im zwischenmenschlichen dialogischen Raum belebt neue Sinne, die weit über die Sphäre der 5 bekannten leiblichen Sinne hinausreichen. Als Anregung in dieser Hinsicht kann das Konzept der 12 Sinne aus der anthroposophischen Menschenkunde verwendet werden: Hier wird die Sinneswelt erweitert durch soziale Sinne wie den Sprachsinn, den Gedankensinn und den Ich-Sinn bzw. Identitätssinn. Sie lassen sich an sich selbst und im Begegnen mit Anderen beobachten und lassen sich durch Üben schärfen. Sie öffnen den Weg zum Wahrnehmen von der Person und vom Wesen des Menschen (Scheurle 2010, Soesmann 2007).

> ✱ **Merke: Das persönliche Gespräch mit aller Aufmerksamkeit ermöglicht das Beschreiten eines gemeinsamen Weges auf der Basis von Kontakt, Vertrauen und Wohlwollen. Mit dem Patienten gemeinsam werden dabei Schritte in tiefere seelische Regionen gesetzt: Seelisches Neuland wird betreten, das sich nur im Dialog erschließt.**

Für den Patienten können sich dadurch auch die Kanäle der Selbstwahrnehmung beleben und öffnen, was mit einem seelischen Werde- und Geburtsprozess verglichen werden kann.

Gefühl und Empfindung. An diesen beiden Begriffen, die für die homöopathische Anamnese wichtig sind, lässt sich der Wert des Dialogs beispielhaft betonen. Zunächst: In der deutschen Sprache überschneiden sich diese 2 Begriffe oft.

Die diffusen inneren Empfindungen gehören der leibbezogenen Selbstwahrnehmung an und erschließen sich bei der Individualisierung des Lokalsymptoms auf die Frage: „Wie?"

Zur Empfindung gehört z. B. das „Gefühl" von Zusammenziehen, von Wärme oder Brennen in einer Körperregion. Sie sind eng mit dem „Körpergefühl" und mit der „Sprache des Leibes" verbunden. Empfindungen sind körpernah und vorbewusst. Das heißt, sie sind dem Bewusstsein und damit dem Ausdruck in Worten und Begriffen nur schwer und ungenau zugänglich.

Die Gefühle als Gemütssymptome erfassen das seelische Erleben in Angst, Trauer, Ärger etc. und lassen sich meist direkter und klarer in Worten mitteilen.

> ✱ Merke: Oft sind verdrängte Gefühle früherer Erlebnisse in der tiefer liegenden, weniger bewussten, „vorbewussten" Schicht der Empfindungen gespeichert. Im persönlichen Gespräch kann es gelingen, diesen Vorhang zu lüften. Anhand der Empfindung kann sich schrittweise das alte, verdrängte Gefühl herausarbeiten lassen (▶ S. 16).

Am Beispiel der Musterpatientin. Die Musterpatientin soll als Beispiel dienen. Bei jedem Schritt der Anamnese lassen sich individuelle Symptome auffinden. Diese werden gesammelt und führen über die Ähnlichkeitsregel zur Arznei. Es ist der korrekte, systematische Umgang mit den Symptomen dieses Krankheitsfalls.

Mit Blick auf die vertiefte Anamnese lässt sich eine weitere Ebene erschließen: Beim Schildern der Heuschnupfensymptomatik änderte sich die Mimik der Patientin, spontan trat ein Zucken im Kinnbereich auf. Sie fügte zielsicher eine Empfindung hinzu: „wie Weinen". Dies kann im Gespräch aufgegriffen und das eigentliche Gefühl, das sich darin verbirgt, nämlich die kindliche Trauer, präzisiert werden. Das verhilft beiden, Patientin und Ärztin, die Sprache sowie den Sinn für die Beschwerden neu zu finden und in die Biografie einzubauen.

Im vorangegangenen Kapitel wurde das Menschenbild in seinen 4 Schichten ausgeführt. Daran lassen sich in der Folge die Arten der Symptome aus der homöopathischen Anamnese zuordnen (▶ Tab. 3.1).

Beide Anamnesetechniken sind wichtig. Erst die links- und die rechtshemispärische Welterfahrung zusammen ergeben das möglichst volle Bild der Wirklichkeit. Für die Homöopathie könnte das heißen: Zielpunkt jeder Anamnese ist der Blick auf die Person und ein Verstehen ihres Leidens im biografischen Zusammenhang. Oft spielt die Ätiologie dabei eine Schlüsselrolle – doch davon später.

Der Versuch, zu verstehen. Was geschieht, wenn wir im Gesamtbild der Symptome zu einem solchen Verstehen des Patienten durchdringen dürfen? Im Sinne Bubers (1997) lässt sich antworten: Dann gelingt der Schritt vom „Symptome haben"

▶ Tab. 3.1 Symptomenzuordnung in der Homöopathie.

Schichten der Person	Symptomatologie
physischer Körper	Zeichen, Physiognomie, klinische Befunde
vitaler Leib	Konstitution, Temperament, Mimik, Gestik pathognomonische Symptome
	Leibsymptome, Allgemeinsymptome
	vollständiges Lokalsymptom
Übergangsbereich	Empfindungen, Träume
Seele/Verstand	Gefühle oder „Gemütssymptome"
	die „Geistsymptome"
Wesen	Biografie, Ätiologie, Verlauf, das existenzielle Dasein
	Gesamtheit der Symptome

aus der Welt des Es zur neuen Stufe vom „Mensch Sein" über die Beziehung im Ich-Du, von Seele zu Seele, von Wesen zu Wesen.

Eine solche Begegnung gipfelt in der Frage, die Dorcsi (1998, S. 24) so eindrücklich in seiner „Medizin der Person" formuliert hat: *„Wer ist dieser Mensch? Was ist das für ein Schicksal?"* In der Achtung vor der Einmaligkeit, dem Drama und dem Geheimnis jedes Menschseins, das sich im Leid verdichtet, stellen wir uns in den Dienst des „Mensch, werde, der Du bist!"

Auch das ist Homöopathie als phänomenologische Methode „mit allen Sinnen", orientiert an der Gesamtheit der Symptome, einer Gesamtheit, die die Person mit ihrem Wesen und ihrer Geschichte erfasst.

Aus dem Munde des Kommunikationswissenschaftlers Gottschlich lautet dies: *„Der Patient muss lernen, sich selbst zu verstehen, und damit er dies tun kann, muss der Arzt lernen, den Patienten zu verstehen."* (Gottschlich 2003)

Ganz im Sinne von H. Arendt (2005): Die jüdische Dichterin hatte, sozusagen als Traumaforscherin dem schweren Schicksal ihres Volkes gegenüber, das erlösende Motiv entwickelt: *„Ich will verstehen."*

3 – Zur homöopathischen Anamnese

3.2

Schema der Erstanamnese

Die Kasuistiken dieses Buches sind nach folgendem Schema erfasst:
- Name
- Lebensdaten
- Diagnosen
- Traumathemen
- Beobachtungszeitraum
- Spontanbericht
- gelenkter Bericht
    - vollständiges Lokalsymptom
    - Gemüt
    - Leibsymptome und Allgemeinsymptome
    - laufende Medikation
    - Befunde
    - klinische Untersuchung
    - frühere Krankheiten
- Aussehen, Verhalten und Kontakt
- Familie
- Beruf
- Kindheit/Lebensgeschichte

4 Anamnese und Kommunikation

Jutta Gnaiger-Rathmanner

„Denn die Sprache der Seele, die Sprache der Gefühle ist primär nonverbal." (Maximilian Gottschlich)
Kommunikation erfasst am Patienten neben dem gesprochenen Wort noch weitere Qualitäten einer Beziehung. Die Eigenschaften der Körpersprache und die Anwendung der nonverbalen Kommunikation werden erläutert und anhand von 3 Kasuistiken vorgeführt. Auffallende Momente sind: Widersprüche von Inhalt und Emotion, plötzliche Pausen des Gesprächs, Brüche im Kontakt, Gefühle, die von bestimmten Körperempfindungen begleitet sind, Gefühle, die im Gesprächspartner auftreten, etc.

Gespräch und Kommunikation. In der individuellen homöopathischen Anamnese wollen wir den ganzen Menschen erfassen. Dazu dient das Gespräch. Wir wollen ihn samt seiner Seele erreichen, mit ihren bewussten, aber auch mit den unbewussten Anteilen. Das ist das Feld der Kommunikation. Sie hat vor allem für den Patienten mit einem verborgenen Psychotrauma Bedeutung.

Das Gespräch lenkt die erste Aufmerksamkeit auf die inhaltliche, verbale, bewusste Vermittlung von Information: Auch wenn es sich, wie in der Homöopathie, um die Befragung der Gemütssymptome handelt.

Facetten der Kommunikation. Kommunikation bedient sich des Gesprächs. Sie umfasst aber mehr: jede Art von Verhalten wird beachtet (▶ Tab. 4.1). **Was** jemand sagt, ist wichtig. **Wie** jemand was sagt, ist ebenso bedeutend. Kommunikation schöpft aus der – persönlichen – Beziehung und Begegnung, aus der Empathie mit dem Patienten: *„Unter Kommunikation kann nicht nur ein verbaler, sondern ein die Ganzheit menschlicher Existenz umfassender Prozess verstanden werden."* Das kann in der *„existentiellen Beziehung zwischen dem Selbst des Patienten mit dem Selbst des Arztes"* gipfeln, wie es Gottschlich beschreibt (Gottschlich 2003, S. 8 und S. 1).

4.1 Eigenschaften der Körpersprache

Kommunikation schließt alle nonverbalen, präverbalen Zeichen ein, die der Patient zusammen mit und neben den Inhalten äußert. Es ist die „Körpersprache". Sie ist für das aufmerksame Gegenüber wahrnehmbar, während sie dem Patienten selbst unbewusst bleibt. Sie umfasst konkrete Zeichen am Patienten, aber auch die Atmosphäre seines Auftritts.

Beobachtbare Bereiche der Körpersprache:
- Die Gestik und Mimik, die Körperhaltung, der Blickkontakt, die Stimme und die Art zu sprechen.
- Die Präsenz, die Energie, die Intensität, Geschwindigkeit und Lebendigkeit.
- Die Stimmigkeit des Ausdrucks der Körpersprache gegenüber dem Inhalt des Gesprächs.
- Der emotionale Gehalt der Gebärden.
- Der Fluss von Begegnung und Gespräch.
- Die Veränderung dieser Zeichen: Wann, bei welchen Themen und Inhalten? Wie zeigt sie sich und was kommt dabei zum Ausdruck? Zum Beispiel die Züge von Trauer, von Angst, Aufregung, Unruhe etc.

▶ Tab. 4.1 Kommunikation ist zweifach.

Gespräch	Beziehung, Begegnung
was jemand sagt	wie jemand etwas sagt
verbal	nonverbal, präverbal
Worte	Körpersprache, Verhalten
Inhalte	Empfindungen, Gefühle
bewusst	unbewusst
kognitiv, kontrolliert	ganzheitlich, spontan

4 – Anamnese und Kommunikation

> ✱ **Merke:** Es gibt Momente im Verlauf des Gesprächs, die auffallen, überraschen und aus dem linearen, logischen Zusammenhang ausbrechen. Scheinbar unmotiviert wechselt die Ebene der Erzählung. Es sind Knotenpunkte in der Begegnung, in denen sich der Ausdruck des Patienten verdichtet. Diese sind besonders wertvoll und aussagekräftig.

Knotenpunkte der Kommunikation:
- **Die Brüche** im Fluss der Begegnung: Ein Stocken und Innehalten, die Pausen und das Schweigen, ein „unpassender" emotionaler Unterton, der mitschwingt.
- **Ein sprunghafter Wechsel** von Themenkreisen: die Migräne, die die Mutter schon hatte; der aktuell empfundene Hass, der auf die Kindheit verweist.
- **Die Widersprüche** zwischen einem geäußerten Sachverhalt und dem begleitenden Gefühl:
  Sei es in Worten ausgedrückt wie ein Arbeitskonflikt verbunden mit „Schamgefühl" oder in den Gesten wie etwa ein Lachen im „falschen Moment" oder ein lauter, erregter und hastiger Tonfall beim Schildern einer scheinbar belanglosen Beschwerde.
- **Die Koppelung** von Körpersymptomen mit atypischen Begleitbeschwerden: ein banaler Infekt mit Angst, ein Kopfschmerz mit Zügen von Trauer, eine massive Überanstrengung, ohne die Müdigkeit wahrzunehmen.
- **Die Gefühle, die beim Therapeuten** angesichts der Geschichte des Patienten auftreten: wie Langeweile, Wut, Entsetzen.

Diese Liste schöpft sich aus der Beobachtung am Patienten in den homöopathischen Anamnesen, wie sie Thema dieses Buches sind. Zur Vertiefung sei auf die Literatur der Traumatheorie und der Kommunikationswissenschaft verwiesen (z. B. Reddemann 2007).

Dissoziation. Im Fachjargon der Traumalehre heißen die Phänomene von Brüchen und Widersprüchen im Auftreten des Patienten eine „Dissoziation", in ausgeprägten Fällen auch pathologisches „Wiedererinnern", das „Flashback".

Erfahrungen im präverbalen/nonverbalen Bereich. Gerade beim Patienten mit Psychotrauma liegen viele wichtige Erfahrungen im Verborgenen. Trotzdem zeigen sich ihre Folgen im Hier und Jetzt. Sie sind im präverbalen, nonverbalen Bereich der diffusen Empfindungen und des Verhaltens gespeichert. Die Körpersprache hat ihren Wert insbesondere darin, dass sie Zugang zu den verdrängten Gefühlen verschafft und Hinweise enthält, wo sorgfältiges Nachfragen angezeigt ist, um tiefere Schichten des Leidens der Patienten zu erreichen.

> ✱ **Merke:** In der Homöopathie begegnen wir dem Patienten „mit allen Sinnen", verbal und nonverbal. Ob wir einen Traumapatienten vor uns haben, werden wir oft erst im Nachhinein wissen, gegen Ende der Anamnese, oft auch erst nach den ersten Therapieschritten.

4.2 Beispiele aus der Praxis

4.2.1 Beispiel 1

Mann, 40 Jahre

Ein schlanker, sensibler, sympathischer Mann von 40 Jahren kommt wegen seines Erschöpfungszustands. Er fühlt sich antriebslos, überreizt und nervös.

„Ich komme nicht mehr vom Fleck, doch ich muss. Da ist mein Unternehmen, da ist meine Familie."

Er ist leistungsbetont, perfektionistisch, vor allem gegen sich selbst. Seine spontanen Worte: „Ich bin hart zu mir, es ist nie genug. Das kommt von meiner Erziehung. Und noch etwas: Ich kann nicht nein sagen – aus falscher Scham … Ich bin gegenüber meinen Mitarbeitern zu gutmütig. Wenn sie ganz offensichtliche Fehler machen, zittere ich vor Aufregung, bin fassungslos und enttäuscht. Doch ich kann sie nicht zur Rede stellen – aus falscher Scham."

Frage: Sie sprechen zweimal von Scham, von falscher Scham. Wie fühlt sich das an? – **Keine Antwort.**

Frage: Woran erinnert Sie dieses Gefühl von Scham? **Antwort:** *„An zu Hause. An meine Kindheit, ganz klar."*

Frage: An welche Person aus der Kindheit? An Vater? An Mutter? **Antwort:** Spontan und sicher antwortet dieser Mann: *„Die Mutter. Es war furchtbar. Sie hat von uns Kindern alles verlangt, um nach außen ein gutes Bild abzugeben. Sie machte uns immer ein schlechtes Gewissen."*

Auswertung. Hochwertige Symptome:
- große Sensibilität und Schwäche, Härte gegen sich selbst,
- als Ätiologie: Erschöpfung, Scham und Gewissensangst.

Verordnung und Verlauf. Phosphoricum acidum C 30. Daraufhin konnte er sich rasch erholen und sein Leben neu organisieren.

Schlussbetrachtung

Warum führt ein so sensibler Mann ein Leben, in dem er sich bis zur Erschöpfung ausbeutet? Das wiederholt gewählte, nicht zur Situation passende Wort „Scham" war der Hebel, anhand dessen Patient und Arzt gemeinsam an den Seelenort vordringen konnten, wo die alte Wunde liegt.

✳ Merke: Ein Widerspruch zwischen dem kommunizierten Gefühl und der geschilderten Situation kann auf ein verborgenes, unbewältigtes Trauma verweisen.

4.2.2 Beispiel 2

Frau, 28 Jahre

Eine 28-jährige Frau sucht mich wegen Dysmenorrhö und rezidivierender Ovarialzysten auf. Sie ist bedrängt von Schmerzen, hat schon eine Unterleibsoperation hinter sich und möchte eine zweite vermeiden.

Sie wirkt verkrampft, getrieben, ernst, schwer zugänglich und distanziert, trotz ihres jungen, gefälligen und gepflegten Auftretens. Besonders die Augenpartie irritiert: schmale, zusammengekniffene Augen, ein verschleierter Blick. Für kurze Momente blitzen die Augen kalt, verächtlich und gefährlich.

Im Laufe des Gesprächs fällt ihre Wortwahl auf: *„Ich hasse meine Regelschmerzen." – „Ich hasse den Konflikt mit der Arbeitskollegin." – „Wenn ich in Konflikt mit meinem – meist guten, unterstützenden – Mann gerate, werde ich ungeduldig, es kommen Hass und Panik auf."*

Jedes Mal wirkt die Patientin dabei emotional, das Gesicht verkrampft sich noch mehr.

Frage: Das Wort „Ich hasse" kommt in ihrer Schilderung dreimal vor. Gibt es an Ihrem Körper einen Ort, wo Sie diesen Hass spüren? Zeigen Sie bitte hin und spüren Sie genau nach, wie sich das anfühlt. **Antwort:** Die Patientin greift an ihren Unterleib und berichtet von der Empfindung von Zusammenziehen wie ein Krampf.

Frage: Ist es möglich, dass ihre Regelschmerzen sich ähnlich anfühlen? **Antwort:** *„Ja."*

Frage: Was gab es im bisherigen Leben für einen Grund zu hassen? Wer in Ihrem Umfeld hat gehasst? **Antwort:** Die Patientin staunt, hält inne. Sie denkt nach. Dann antwortet sie erregt: *„Ja, die Eltern sollen sich endlich eingestehen, dass sie sich noch lieben. Sie machen sich etwas vor. Ich könnte jetzt weinen. – Sie haben sich getrennt, dann geschieden, als ich 16 Jahre alt war. – Es liegt mir jetzt auf der Zunge, zu sagen: ‚Ihr blöden Eltern, Ihr habt uns verlassen!' – Ich war damals als Jugendliche unbeherrscht, zornig, ich schrie und tobte. Aber ich war auch fröhlich. – Der Hass, ja, der kommt von meiner Mutter."*

Auswertung. Hochwertige Symptome:
- Schmerzen im Unterleib,
- Ausdruck von Kälte und Hochmut,
- Ätiologie: Gefühl von Verlassenheit, Zorn, Entrüstung, Hass.

Verordnung und Verlauf. Platinum metallicum 200. Innerhalb eines halben Jahres, nach Arznei und intensiven Gesprächen über ihre Beziehung zum Vater und zum Chef, ist ihr Unterleib genesen und ihre Verkrampfung aus ihren Zügen gewichen.

Schlussbetrachtung

Die Patientin präsentiert sich anhand ihrer somatischen Beschwerden. Als Zuhörer lässt sich dabei feststellen, dass sich in Gestik und Betonung eine große Not ausdrückt, eine Erregung, eine Verkrampfung, die sich anhand der geschilderten Unterleibsbeschwerden nicht erklären lassen. Der tiefere Gehalt des Leidens kommuniziert sich nur in den Gesten, er bleibt den Worten verborgen, bleibt sprachlos.

Zum anderen fällt das Wort „Hass". Eine junge, hübsche, erfolgreiche Frau: Warum trägt sie so viel

Hass in sich? Dieser wirkt wie ein Widerspruch, wie eine Unstimmigkeit im Gesamtbild dieser Frau.

Empfindungen und Gefühle haben einen „Ort" am Leib. Im Verlauf des Gesprächs stoßen wir oft auf heftige Gefühle der Patientin, die sich durch die Intensität der Aussage bekunden. Das können wir aufgreifen. Wir fragen nach dem „Wo?" des Sitzes eines Gefühles. Dann können die Patienten diesen „Ort" zeigen, sofort oder nach einigem Hinspüren. Er sitzt oft in der Höhe eines der 7 Chakren auf der Mittellinie des Leibes.

Es folgt die Frage nach dem „Wie?" der Empfindung an dieser Körperstelle.

So ergibt sich eine erlebbare, wahrnehmbare Brücke von den Gefühlen zu einer Körperempfindung. Die Qualität der Empfindung, genauso wie der Ort selbst, entspricht dann oft der Organbeschwerde, deretwegen der Patient ursprünglich gekommen ist. Das ist die konkrete Spur des ehemaligen Psychotraumas zur heutigen Organkrankheit.

Vom Patienten wird dies oft als eine neue, unerwartete Entdeckung direkt erfahren und erlebt.

Widersprüche von einer Organbeschwerde und dem Gefühl, das die Patientin dazu äußert, könnte dazu führen, dass wir – anhand einer gezielten Frage – auf die Ebene von alten, verletzten Gefühlen und deren Manifestation am Körper stoßen. Das verhilft zum Verstehen der Not der Patientin und zum Auffinden der individuellen Arznei, die Bezug zur Seelenstimmung und zur betroffenen Organregion, in diesem Falle zum Unterleib, hat.

4.2.3 Beispiel 3

Jugendliche, 16 Jahre

Eine Jugendliche von 16 Jahren kommt, begleitet von ihrer Mutter. Es handelt sich um die Geschichte von chronisch rezidivierender Angina tonsillaris purulenta. Nach der letzten Angina vor 3 Wochen verblieb eine unklare Restsymptomatik am Hals, trotz neuerlicher Antibiotikagaben. Vor 6 Monaten hatte sie einen Morbus Pfeiffer durchgemacht. Die rechte Tonsille weist einen grauweißen Belag auf.

Ich kenne die Jugendliche seit Langem. Sie ist aufmüpfig und verweigert alle Angebote der Schule. Nun sitzt sie vor mir: stumm, ernst, schmollend, mit rasch wechselndem Ausdruck von Angriffslust und Langeweile.

Verordnung und Verlauf. Wegen der Lokalisation „Tonsillen" und wegen des launischen Verhaltens folgt die Verordnung: Lac caninum C 30.

Die Tonsillen haben bei der Kontrolle nach 4 Tagen ihren Belag verloren. Doch die Energie der jungen Dame schleppt sich noch.

Frage: Gibt es Sorgen? Probleme? **Antwort:** Sie denke viel an den Tod, sei lustlos, lebensmüde. Der Tod eines Onkels, den sie kaum kannte, beschäftige sie.

Ich denke mir, das sind alles nur Worte, das greift und überzeugt nicht. Ich frage mich: Wie erreiche ich diese Jugendliche nur?

Sie sitzt vor mir. Plötzlich weint sie aus tiefer Seele: *„Ja, der Großvater. Er war so böse mit Dir, Mutter, als Du ein Kind warst."*

Die Mutter war sich nicht bewusst, dass dieses alte Thema ihrer Vergangenheit zu den Ohren der Tochter gelangt war. Ja, beim Familientreffen mit den Cousinen vor einem halben Jahr. Da haben die Mädchen über ihre Großeltern geplaudert und ihr die Einschussstellen der Pistolenschüsse des Großvaters gegen die Großmutter gezeigt. Sie waren in der Küche, an der Wand hinter einem Bild, erst kürzlich wiederentdeckt worden. Als die Mutter die Geschichte bestätigt und ergänzt, weint die Jugendliche und entspannt sich: *„Jetzt ist mein Hals ganz frei geworden."* Ihr Ausdruck wird lockerer, freundlicher, offener, sie kann lächeln.

Was für ein sensibles Mitfühlen dieses jungen Menschen! Eine Bereitschaft, Verantwortung mitzutragen für die Familie, exponiert als Einzelkind? Entsteht da auch ein Loyalitätskonflikt in der inneren Haltung zum geliebten Großvater?

Ätiologie und Mittelwahl. Indirekte Gewalterfahrung, möglicherweise auch die Enttäuschung. Lac caninum, eingesetzt wegen der Tonsillen, passt auch für diese psychische Dimension von Symptomatik.

Erneute Verordnung. Lac caninum 200. Dazu der Hinweis, Mutter und Tochter sollen gemeinsam das Grab des Großvaters besuchen, mit ihm und über ihn sprechen und sich über die Ungereimtheiten seines Lebens vertraulich austauschen, um sie so gemeinsam hinter sich zurücklassen zu können.

Die Gefühle auf Seiten des Therapeuten können ein Wegweiser sein. Ich erlebte mich als Zuhörer immer müder und gelangweilter. Das Gespräch, die Worte blieben unergiebig. Sie berührten nicht. Die Ebene der Kommunikation stimmte nicht. Das heißt, es bestand keine echte Identifikation mit den Inhalten, sie kamen nicht aus der „Ich-nahen" Schicht der Patientin.

Plötzlich konnte die Jugendliche ihre Not zeigen und aussprechen. Die Aussage wurde dicht: der Sprung auf die Ebene der Gefühle gelang. Ob sich die Jugendliche selbst darüber bewusst war, was ihr Herz belastet hatte?

Den Patienten ernst nehmen, ihn annehmen, wie er ist und wie er sich zeigt, ihm begegnen mit allen Sinnen. Das einfühlsame Gespräch im geschützten Raum, wie es in der homöopathischen Praxis stattfindet, ist ein Schlüssel dafür, sich gemeinsam mit dem Patienten vorzuarbeiten zu den verborgenen Wunden.

✺ Merke: Auch bei Patienten mit somatischen Beschwerden lässt sich oft ein überzeugender Zusammenhang zwischen den aktuellen Beschwerden und der Psyche erarbeiten, ein Zusammenhang, den der Patient selbst spüren und damit bestätigen kann. Dies zu verstehen und zu erklären bedeutet angesichts des klinischen Krankheitsmodells der Medizin von heute mit seiner strengen Trennung von Soma und Psyche eine Herausforderung.

4.3
Anwendung der nonverbalen Kommunikation

In Ergänzung zu den Worten und Inhalten, die zur Sprache kommen, achten wir auf das Verhalten des Patienten. Fällt etwas auf, so wird es notiert, wie z. B.: Züge von Trauer, Seufzen wie bei Angst, Augenrollen etc.

Gelenkte Anamnese. Im gelenkten Teil der Anamnese kann die Beobachtung vorsichtig angesprochen werden. Wir fordern den Patienten auf, seinen Empfindungen an Leib und Seele oder seinen Gesten genau nachzuspüren und einen Ausdruck, Worte dafür suchen. Es ist oft ein Ringen, begleitet von heftigen Gefühlen. Der Patient tastet sich vor in der Landschaft der verdrängten Seelenwelt. Entlang dieser Empfindungen entfaltet sich die Erinnerung. Die alten Wunden aus der Kindheit, die unbewältigt geblieben und gespeichert sind, werden lebendig. Sie lauern, um in schwachen Momenten in Form einer „Störung" aufzutauchen.

Sei es Bedrohung, Hilflosigkeit oder Sprachlosigkeit: Das Aussprechen einer derartigen Empfindung verhilft zu einer Distanzierung davon. Die Patienten können sich von den magischen Bildern und Verflechtungen der Kindheit befreien. Sie kommen zur Einsicht: „Du bist nicht schuld am Vergehen der Erwachsenen. Du kannst Deine Mutter nicht retten vor den Zornausbrüchen des Vaters. Du bist nicht verantwortlich für die Erziehung Deiner Geschwister, für die Tränen der Mutter."

✺ Merke: Im Aussprechen lässt sich die diffuse Empfindung auf die Ebene des Verstandes heben, wird kognitiv und bewusst, und kann damit in einen neuen Zusammenhang gebracht werden. Die unbewussten, verlorenen und übersehenen Seelenanteile lassen sich so vereinen mit dem Selbstbild von heute und mit einem Verstehen der eigenen Geschichte. Sie können in die Erfahrungswerte eingereiht werden als ein ganz persönliches Gut. Dieser Weg führt zum „Verarbeiten" und Überwinden eines Psychotraumas.

Wir lassen den Patienten möglichst selbst Worte finden für seine innere Welt. Eine Einsicht hat für den Patienten dann den größten Wert, wenn er selbst auf sie stößt, wenn er sie selbst benennt. Oft braucht dies Zeit, und zwar umso mehr, je tiefer und unbewusster die Wunde sitzt.

Je mehr wir in diesen Bereich vordringen, umso näher kommen wir der Geschichte des Patienten, umso näher sind wir an den charakteristischen, kennzeichnenden, „Ich-haften" Daten. Umso näher sind wir der echten, tiefen, primären Ätiologie. Es ist ein Weg anhand der Phänomene, der zum Verstehen von Person zu Person führt.

Kommunikation in diesem zweifachen Sinne erschließt sich der Phänomenologie. Sie ist in der homöopathischen Anamnese vertraut: Inhalt und Verhalten wahrnehmen und in die Ganzheit der Symptome aufnehmen. Wir erfassen damit das „Leiden der Lebenskraft". Im selben Sinne, mit zeitgemäßen Worten, erfassen wir die präverbal gespeicherten Empfindungen, das Unbewusste, die Ebene des Es, die sich vorerst dem Bewusstsein verschließt.

Die Symptome des Verhaltens präsentiert der Patient immer und vor jedem Wort. Diese methodisch zu erfassen und zu verwerten, das bedarf heute der besonderen Schulung. Die Ärzte von heute sind vornehmlich im Kognitiven hoch gebildet, auf Kosten der Nähe zu den Empfindungen und Gefühlen. „Mit dem Herzen sehen" im Sinne von Saint-Exupery: Was könnte das den Ärzten schaden? (▶ Kap. 6).

Gesten des Patienten. In der homöopathischen Anamnese wurde lange Zeit auf das Wort und seine Entsprechung in den Rubriken des Repertoriums und in den Arzneimittellehren das Hauptaugenmerk gelegt. Dann kamen Patientendemonstrationen und Videos als Lehrhilfe. Das ermöglichte, alle Ebenen der Kommunikation zu verfolgen. Kaum ein Vortragender wusste allerdings die nonverbalen Zeichen, in aller Fülle auf der Leinwand vorgeführt, systematisch zu verwerten. Die meiste Information blieb „links liegen".

Heute gibt es die „Empfindungsmethode" nach Sankaran (2005). Die Gesten des Patienten werden genau beachtet. Dieser wird aufgefordert, sie zu verstärken, noch mehr und noch mehr. *„Bis das Tier in ihm spricht."*

Beim traumatisierten Patienten gelten provokative Methoden als gefährliche Gratwanderung. Ob wir zusammen mit dem Patienten auf dem Seelengrund „dem Tier" oder dem wütenden Vater oder der flüchtenden Mutter begegnen, eines gilt immer: Im mitmenschlichen Zuhören können wir zur Erlösung und Lösung dieser Prägungen und Entfremdungen beitragen und den inneren Kern, das Wesen der Person aufspüren helfen.

Existenzielle Kommunikation. Für die Therapie hat sie dreierlei Bedeutung:
- Sie verhilft dem Patienten in der Begegnung von Mensch zu Mensch zu seinem vollen Menschsein. Dieser schreibt Gottschlich allein schon heilende Wirkung zu (Gottschlich 2003). Das ist die beste Variante einer Plazebowirkung, die Homöopathen methodengerecht einsetzen.
- Eine so wesentliche Begegnung bietet den Boden für eine effiziente Begleitung und Führung des Patienten durch die Therapieschritte.
- Doch der homöopathische Arzt will mehr: Er sucht über die persönliche Begegnung nach den „Ich-nahen" Symptomen und damit die individuelle Arznei.

5 Die Frage „Seit wann?" – Ätiologie als Phänomen des Anfangs

Jutta Gnaiger-Rathmanner

„Homöopathie ist eine Therapie der Anfänge."
(Mathias Dorcsi)

Ätiologie beschreibt die Auslösung und den Anlass einer Erkrankung. Die psychische Ätiologie der Homöopathie entspricht dem psychischen Trauma der Traumatheorie. Dieses kann sich als akutes oder chronisches Trauma im Sinne einer akuten Erkrankung oder einer chronischen Krankheit präsentieren. Ätiologie kann offen zutage treten oder verborgen sein. Beispiele zeigen, dass sich Ätiologie und Trauma als mehrschichtig in der Anamnese und der Biografie erweisen können. Das volle Ausmaß eines Traumas kann sich oft erst allmählich und schrittweise entfalten.

5.1 Ätiologie im akuten Fall

Seit wann haben Sie Ihre Beschwerden? Wann haben diese begonnen?

Das vollständige Lokalsymptom fragt nach dem „Quando?" (Wann?) der Beschwerden und erfasst **die Modalität der Zeit** im Sinne von Tageszeit und sonstiger Periodik. Die Frage „Quomodo?" (Unter welchen Umständen?) betrifft die weiteren Modalitäten wie Verschlimmerung und Besserung nach „Lage und Umständen" (Bönninghausen 1846, S. 275).

Die Frage „Seit wann?" schließt sich den Modalitäten an und ergänzt sie. Sie erfasst die **Zeitdimension des Verlaufs, den Anfang**: die Auslösung und den Anlass, den Zeitpunkt des Beginns der Erkrankung und die Umstände dabei. Das ist **die Ätiologie**.

Ätiologie kann erfolgen:
- durch ein physikalisches Trauma wie Verletzung, Verbrennung, Erkältung, Durchnässung etc.,
- durch ein regulatives Trauma wie Überforderung, körperliche oder geistige Überanstrengung, nach grippalem Infekt, nach Impfungen etc.,
- durch ein seelisches Trauma wie Schreck, Schock durch den Unfall oder den Todesfall, durch Kränkung, Tadel, Verlust einer Bindungsperson, durch seelischen oder sexuellen Missbrauch, Bevormundung etc.

✱ **Merke:** Im akuten Fall lässt sich die Ätiologie meist gut erfragen. Sie zählt immer als hochwertiges Symptom für die Arzneifindung und meist folgen gute Resultate (▶ Kap. 8).

Der Schwerpunkt dieses Buches liegt auf der **Ätiologie durch Psychotrauma**. Ist diese akut, so empfehlen sich einige bewährte Arzneien wie Aconitum napellus, Arnica montana, Opium, Ignatia amara. Sie werden im Kapitel „Arzneien beim Trauma" und in den Kasuistiken behandelt.

Wissenschaftliche Studien berichten sogar aus der Intensivstation und Akutklinik über gute Resultate damit (Oberbaum et al. 2003).

✱ **Merke:** Die Ätiologie kann akut sein, wenn der schädliche Reiz einmalig und kurz einwirkt. Sie ist chronisch, wenn ein Trauma lange dauert oder wiederholt einwirkt. Hinter einem akuten Beschwerdebild kann sich eine alte Traumageschichte verbergen.

Heute sehen wir viele Patienten mit Panikattacken oder Schlafstörungen. Diese beginnen akut, plötzlich und heftig. Wir erwarten Aussagen über auslösende Faktoren, doch oft folgt darauf keine stichhaltige Antwort. In diesem Fall ist das vordergründig heftige akute Beschwerdebild durchwirkt von ungelösten Wunden aus tieferen Seelenschichten. Das zeigt sich spätestens in der Kontrollordination, da sich der erwartete Erfolg auf die Akutarznei nicht eingestellt hat. Dann wechseln wir auf die Technik der erweiterten, biografischen Anamnese. Wir erwarten einen komplizierten und langwierigen Verlauf im Sinne der „chronischen Krankheit", homöopathisch gesehen, oder eines alten Psychotraumas nach Art der Traumatheorie und teilen dies dem Patienten auch mit.

5.2
Ätiologie beim chronischen Patienten

Die Frage „Seit wann?" als die Frage nach dem Beginn der Erkrankung eröffnet beim chronisch Kranken meist ein neues Kapitel im Verlauf des Gesprächs. Sie wirkt wie ein gezieltes, hochwirksames Werkzeug, vorausgesetzt, sie wird richtig eingesetzt. Sie darf keinesfalls routinemäßig abgefragt werden. Es kommt auf den richtigen Zeitpunkt an. Sie ist erst am Platz, wenn im Gespräch Kontakt und Vertrauen aufgebaut sind, wenn sich der Patient angenommen und verstanden fühlt. Dann erst kann die Frage ihr Potenzial entfalten: Der Patient öffnet sich.

> ✱ **Merke: Die Frage „Seit wann?" verhilft meist dazu, das Gespräch von der somatischen Ebene der Beschwerden auf die seelische zu führen.**

5.2.1 Ätiologie kann offen zutage liegen oder verborgen sein

Beispiel 1
Im Falle unserer Musterpatientin (▶ Kap. 2) kamen zuerst die Pollinosesymptome zur Sprache. Wie bei vielen chronisch Kranken erschöpften sich die Daten in Allgemeinsymptomen, ungenügend für die individuelle Arzneiwahl. Die Begegnung bleibt auf Distanz.

Auf die Frage „Seit wann?" lag ihr die Antwort auf der Zunge. Sie hatte es schon immer gewusst: Ihr Heuasthma hatte im Alter von 10 Jahren begonnen, im selben Jahr, als sie zu den Großeltern übersiedeln musste. Aber bei den bisher konsultierten Ärzten kam dies nie zur Sprache, sie versuchte es nicht einmal.

Was geschieht auf die Frage „Seit wann?": Die Patientin wirkt lebendiger, emotionaler und authentischer, ich werde als Ärztin mehr berührt und bewegt. Eine neue Dimension der Beschwerden zeigt sich, indem neben den Asthmasymptomen auch noch die Trauer dieser Patientin sichtbar wird.

Es wird deutlich: Hier erfahren wir von den wichtigen Daten dieses Lebens, von den hochwertigen, charakteristischen, einmaligen Symptomen dieser Frau und dieser Krankengeschichte – im homöopathischen und personotropen Sinn. Es mündet in einer Ätiologie aus der Kindheit.

Nota bene: Der Tod des Großvaters in späteren Jahren, der die Patientin aktuell belastet, scheint die alte Wunde aus der Kindheit zu berühren.

Beispiel 2
Eine Patientin betont: „*Meine Mutter hatte schon dieselben Beschwerde mit der Migräne.*" Das drückt einen hohen Identifikationsgrad mit der Mutter in Kindertagen aus. Hat sich da noch mehr als ein Organleiden übertragen? Das interessiert uns, da fragen wir weiter.

Beispiel 3
Dasselbe kann seelische Beschwerden betreffen. So kann etwa die Frage entstehen: „*Wir stoßen im Gespräch immer wieder auf ihre Ängste. Seit wann gibt es Angst in Ihrem Leben?*" Dann gibt es Antworten wie: „*Ja, Angst kenne ich schon als Kind. Ja, meine Mutter litt immer unter Ängsten.*"

Frage: Erzählen Sie von Ihrer Mutter: Wie war Ihre Beziehung zur Mutter als Kind? So öffnet sich das Tor zur Kindheit mit ihren Bindungen, zu den Anfängen. Oft ist es erhellend, die **Frage** folgen zu lassen: Welche Art von Kontakt zu Ihrer Mutter haben Sie heute?

Beispiel 4
Häufig muss der Arzt den Patienten im Lauf des Gesprächs an die Frage „Seit wann?" erst heranführen. Das heißt, der Patient selbst hat keinen Zugang zum Beginn seines Leidens. Das lautet etwa so: „*Sie berichten über Ihr langjähriges Leiden. Zum anderen haben Sie erwähnt, dass Sie der Tod Ihres Vaters sehr getroffen hat. Meinen Sie, dass hier ein Zusammenhang bestehen könnte?*" Dabei ist ein zeitlicher Zusammenhang gemeint. Oft müssen die Patienten lange nachdenken und in sich gehen. Sie staunen selbst über ihre eigene Antwort, das Ja.

Beispiel 5

Es gibt Menschen, die angesichts solcher Fragen innehalten und ausweichen. Sie deuten leise an, dass sie dabei an ihre Kindheit erinnert werden, was ihnen großes Unbehagen bereitet. Sie wollen darüber weder nachdenken noch sprechen. Sie bemerken: *„Es war keine gute, keine schöne Kindheit."* Behutsam lässt man ihnen Raum und Zeit, um sich doch noch dazu zu äußern. Falls es gelingt, erleben auch diese Patienten es als erleichternd und befreiend.

Beispiel 6

Viele Patienten tragen ein langes Leiden mit sich, das nach einem neuen, alternativen Ansatz verlangt. Ihr Ausdruck, ihre Unruhe, ihre Hilflosigkeit, ihre Träume mögen auffallend sein, sodass man schwere Einschnitte in ihrem Leben vermutet, wohl in den ersten Lebensjahren.

Auf die Frage „Seit wann?" bleiben sie stumm. Sie erweisen sich gegenüber den Zusammenhängen in ihrer Geschichte völlig ahnungslos, zumindest was ihr Alltagsbewusstsein betrifft. Solch eine Abwehr oder seelische Blockade nehmen wir ernst und gehen behutsam mit dem Patienten um.

In diesen Fällen können wir in der Anamnese nur indirekten Zugang zur Ebene der Gefühle suchen. Wir achten auf die nonverbalen Hinweise im Verlauf des Gesprächs und des Kontakts.

Beispiel 7

Oft erschließen sich die Kindheitsgeschichte und das Psychotrauma erst bei späteren Kontrollen: aufgrund des wachsenden Vertrauens im Gespräch oder aufgrund der Arzneiwirkung auf das Simile.

Beispiel 8

Vielleicht findet sich keinerlei Ätiologie im Sinne eines Psychotraumas. Anstelle dessen stellt sich, um ein Beispiel zu nennen, etwa heraus, dass eine versteckte chronisch persistierende Borreliose der Grund allen Übels sei – Ätiologie einer anderen Art. Dann beginnt sich das Rad der Suche nach einer guten Therapie wieder von vorne an zu drehen. Und auch in diesem Falle wird es nicht schaden, die Gemütssymptome und die Geschichte des Patienten zu erforschen. Die Borreliose ist ebenfalls als chronische Krankheit einzuordnen: Wir müssen auf den ganzen Menschen blicken.

5.2.2 Auslösendes Moment im seelischen Erleben

Auf verschiedene Weise lässt sich ein Anfang des Krankseins, das auslösende Moment, phänomenologisch gesprochen, auffinden. Es findet sich heute meist im seelischen Erleben, unabhängig davon, ob sich das aktuelle Leiden organisch, funktionell oder seelisch präsentiert.

Findet sich ein Hinweis auf eine Ätiologie, auf eine alte Seelenwunde, dann lässt sich gemeinsam erforschen, wo der wahre Konfliktort und Anfang liegen, die primäre Wunde. Es geschieht mithilfe des einfühlsamen Gesprächs, das das Tor zu den Gefühlen des Patienten öffnet. Wir folgen der Spur der Erinnerung und der Assoziationen, so weit sie für den Patienten selbst zugänglich und mitteilbar sind.

5.3 Schichten von Ätiologie und Trauma

5.3.1 Krankengeschichte als Beispiel

Frau, 60 Jahre

Eine 60-jährige Frau sucht Hilfe wegen ihrer Schwäche und Müdigkeit, die nach überstandenem grippalem Infekt nicht weichen will. Der Infekt war hoch fieberhaft verlaufen, mit massiver Sekretion über die Atemwege, so heftig wie noch nie. Die Patientin ist schlank, wirkt geschwächt, mitgenommen und schlaff. Sie lächelt milde und gequält.

Der Hausarzt hat die wichtigsten Laborparameter überprüft: ohne besonderes Ergebnis. Ich einige mich mit der Patientin, einen homöopathischen Behandlungsversuch einzuschalten. Bei mangelndem Erfolg soll eine intensivere klinische Abklärung erfolgen.

„In diesem heftigen Infekt habe ich wohl einige meiner Blockaden abgearbeitet", bemerkt sie. Ich übergehe diesen Hinweis und will gerade, nach Bestätigung in der Repertorisation, Causticum Hahnemanni für das regulative Energiedefizit verschreiben. Da platzt die Patientin mit großer Betroffenheit heraus: *„Und ich bin so empfindlich geworden. Alles, auch die täglichen Belange, berühren mich tief, z.B. bei meinen Enkelkindern, gegen*

jede Vernunft. Ich fühle mich für alles verantwortlich, wider besseren Wissens. Denn diese sind gut versorgt bei ihren Eltern."

Frage: Kann man sagen, Sie sind besonders mitfühlend? **Antwort:** *„Ja. Diese Empfindlichkeit besteht schon länger: Vor 4 Jahren wäre unsere Tochter bei der Geburt beinahe verstorben, wegen einer unbeherrschbaren EPH-Gestose."*

Darauf folgt wie in einem Atemzug: *„Ja, und als Kind musste ich miterleben, wie meine Schwester verstorben ist. Das wurde alles aufgewühlt vor 4 Jahren."*

Frage: Wie waren Sie aufgehoben in Ihrem Elternhaus? **Antwort:** *„Gar nicht. Unsere Mutter hat uns hart und unbarmherzig geschlagen."*

Verordnung und Verlauf. Causticum Hahnemanni 200. Die Patientin kam damit rasch wieder zu Kräften.

Auswertung

Ätiologie kann vielschichtig sein. Mehrere Schichten und Arten von Auslösern und Traumata überlagern sich:
- die oberste, 4. Schicht: Schwäche nach grippalem Infekt,
- 3. Schicht: Sorgen um die Familie vor 4 Jahren,
- 2. Schicht: Verlust der Schwester im Alter von 4 Jahren,
- die primäre, 1. Schicht: Ablehnung, Zurückweisung sowie Misshandlung durch die Mutter.

Die **primäre Schicht der Ätiologie** handelt von frühkindlicher Verletzung und Entbehrung. Das Kind hat keinen Halt bei der Mutter erfahren. Das macht es seelisch anfällig und bedürftig. Es kommt dann auch mit dem folgenden Trauma, dem Tod eines Geschwisters, nicht mehr zurecht. So bedingt eine seelische Verletzung die andere, jedes Mal erhöht sich die Verletzlichkeit, die Vulnerabilität.

Die Arznei Causticum hatte sich schon durch die aktuellen Beschwerden angezeigt. Alle alten Wunden, Kränkungen und Entbehrungen, die die Patientin im weiteren Gesprächsverlauf nennen konnte, erweisen sich als gleichermaßen im Arzneimittelbild enthalten. Somit ist die Arznei auf einer tieferen, individuelleren, der personotropen Ebene bestätigt.

Repertorisation. Die Überprüfung im Repertorium führt Causticum auf allen Ebenen von Ätiologie an.

Beschwerden:
- während der Genesung, Rekonvaleszenz,
- Schwäche folgt auf lange anhaltendes Fieber,
- durch Sorgen und Kummer,
- durch Tod von geliebten Personen, bei Kindern,
- nach Missbrauch, Misshandlung,
- durch Ablehnung, Zurückweisung.

Es zeigt sich: Die homöopathischen Arzneien spiegeln die Seelendynamik, für die sie unverwechselbar stehen, in ebenso vielschichtiger Weise.

> ✪ **Merke:** Eine echte, tiefe Ätiologie zeigt sich dem Arzt in der Betonung, der Dichte und Emotionalität, mit der der Patient seine Angaben vorbringt. Sie ist begleitet von emotionalem Erleben, das von nonverbalen Äußerungen begleitet ist: eine Erleichterung und Entspannung in der Mimik, es wird tief durchgeatmet, es folgt ein Weinen der Erschütterung etc. Es „funkt" wie ein Aha-Erlebnis. Es wirkt, wie wenn sich eine innere Barriere lösen würde – für die Tiefe und Echtheit der Begegnung: „angekommen" bei einem wesentlichen Punkt dieser Person in ihrem Kranksein.

5.3.2 Dialogisches Rückversichern

Der Arzt kann sich rückversichern, ob seine Beobachtungen im Einklang stehen mit dem inneren Erleben des Patienten. Er kann gemeinsam mit ihm Korrekturen vornehmen. Das könnte aus dem Munde der Musterpatientin (▶ Kap. 2) etwa so klingen: *„Nein, es war nicht der Abschied von der Mutter, es war die Strenge der Großmutter, die mich so kränkte."*

Oder: *„Der Tod des Großvaters vor wenigen Jahren hat mich an mein Gefühl der Verlassenheit als Kind erinnert."*

Gemäß dem methodischen Ansatz der Homöopathie nehmen wir diese subjektive, erlebte Dimension ernst: als eine wertvolle, erweiternde Beobachtung, nicht als eine Erklärung, nicht als einen zu objektivierenden Beweis für die Krankheit.

Für den Arzt erhellt sich ein Verstehen der Zusammenhänge in der Lebensgeschichte des Patienten, es verhilft ihm zum individuellen, ganzheitlichen Bild des Krankseins, in Ergänzung aller Einzelsymptome. Das inspiriert das weitere Gespräch, die Wertung der Symptome und der Ätiologie sowie die Arzneifindung.

✱ **Merke:** Die primäre Schicht der Ätiologie zu erschließen, ist der Fokus der vertieften Anamnese. Eine solche Suche wird immer eine Annäherung bleiben, eine Annäherung an das Schicksal und Geheimnis eines Menschen. Sie kommt der erklärenden Ursache im Sinne von Causa prima nahe. Die Frage „Seit wann?" berührt das „Warum?". Sie deckt sich ebenso mit dem primären Trauma in Verständnis der Traumatheorie.

5.4 Vom Ausmaß eines Psychotraumas

Unsere Musterpatientin (▶ Kap. 2) konnte ihr Trauma ohne Umschweife benennen. Es war eine einfache Anamnese. Darf man daraus den Schluss ziehen, dass sie nur an einem leichten Psychotrauma litt? Darüber traue ich mir keine Aussage zu.

Es gilt zu bedenken: Ein Heuasthma als Folge des Psychotraumas ist keine harmlose Erkrankung. Auch dessen Hartnäckigkeit und Dauer beeindrucken. Dazu fiel bei der Fallaufnahme auf, dass die Patientin alles in äußerst knappe Worte fasste. Darin zeigt sich eine Haltung der Abwehr, von „avoidance".

Viele Fragen stellen sich: Wie viel bleibt bei so einer Krankengeschichte ungesagt? Was hat ihre Mutter in Deutschland im Krieg alles erlebt? Der Verlust des Mannes im Krieg, die junge Mutter als Kriegswitwe in den Kriegswirren. Einen Kriegsheimkehrer als zweiten Ehemann. Da vermuten wir Trauma um Trauma, darüber wurde nicht gesprochen. Welche Konflikte verbargen sich hinter der harschen Erziehung des Mädchens bei den Großeltern? Wer hatte damals ein Herz für dieses Mädchen, da jeder um das pure Überleben kämpfte?

✱ **Merke:** Es ist bekannt, dass sich ein Kind nicht nur den eigenen Verletzungen stellen muss. Es verinnerlicht auch die unverarbeiteten Traumata der ihm nächsten Erwachsenen. So weiß der Therapeut nie, was sich hinter der Oberfläche der Symptome, der gerade zugänglichen Phänomene, noch verbirgt. Deshalb ist im Umgang mit Traumapatienten so große Vorsicht geboten.

5.4.1 Beispiel

Frau, 52 Jahre

Dazu die eindrucksvollste Geschichte aus meiner Praxis: Die 52-jährige Frau kenne ich in meiner Praxis schon lange. Sie ist verheiratet und hat 3 Kinder. Sie kämpft seit ihrem Erwachsenenleben mit den Folgen schwersten langjährigen sexuellen Missbrauchs durch ihren Vater. Sie ist seit Jahrzehnten in Psychotherapie. Sie entwickelt ein Mammakarzinom, die Mamma wird teilreseziert. Postoperativ wird ihr vom Chirurgen ein Brustaufbau, gleich beidseits, empfohlen. Die Patientin ist schlank, von athletisch-burschikosem Körperbau. Sie willigt ein, da es schon lange ihr geheimer Wunsch sei, weiblich zu wirken. Sie weiß, es wird ein schwerer Eingriff. Sie habe sich darüber zusammen mit „ihrem Psychotherapeuten" beraten. Er sieht kein Hindernis, das dagegen spräche.

Anamnese. Zur homöopathischen Behandlung meldet sie sich nach der gelungenen Operation. Sie ist seither gepeinigt von Schlafstörungen, viel schlimmer als diejenigen, die sie nach der ersten Brustoperation wegen des Karzinoms durchgemacht hatte.

Was tun? Anamnestisch gab es sonst nicht viel Neues. Das schwere Kindheitstrauma scheint schon in allem durchgearbeitet, da gibt es nichts mehr zu sagen. Unruhig, wie gehetzt und flehend sitzt die Frau vor mir.

Verordnung und Verlauf. Ein Arzneihinweis für „Schlafstörungen nach Medikamenten", die bei der Operation eingesetzt wurden, bezieht sich auf Carcinosinum und Syphilinum: Das fällt mir ein, ohne mich der Quelle zu erinnern. Das schwere Kindheitstrauma im Hintergrund spricht ebenso für Carcinosinum. Also verabreiche ich ihr dieses in Hochpotenz.

Es wirkt sofort und eindeutig. Zuerst muss die Frau zwar nochmals eine furchtbare Reaktion mitmachen. So viele Erinnerungen an die Kindheit kommen wieder: Neues, Schreckliches, noch Unerreichtes in all den Jahren der Therapie taucht sogar auf. Sie bekommt die vergessenen Drohungen ihres Vater wieder ins Ohr: „Wenn Du mir nicht gefügig bist, schneide ich Dir Deine hässliche Brust ab." Sie sieht ihn vor sich, fuchtelnd gegen sie mit einem großen Messer. Ja, so war es damals, die Erinnerung ist wiedergekommen. Jetzt ist die Patientin wieder ruhig und erleichtert, sie kann wieder schlafen.

In diesem Falle kamen Einsicht und Hilfe durch die Arznei. Das Gespräch über den neuen Traumaaspekt konnte darauf folgen.

✱ **Merke: Es stellt sich die Frage: Birgt jeder chronisch kranke Mensch ein verstecktes Psychotrauma als Auslöser seiner Pathologie in sich? Die kurze Antwort lautet: Nicht jeder, aber zunehmend mehr und mehr Menschen im Zeitalter der Individualisierung und Individuation, wo sie – anhand von Krisen im Laufe ihres Lebens – auf die Frage nach ihrer persönlichen Geschichte und Herkunft gestoßen werden.**

5.4.2 Anfänge von Krankheiten

Die Anfänge von Krankheiten reichen bei vertieften Anamnesen, die gelingen, oft bis in die Tage der Kindheit zurück. Das überrascht nicht. Wann denn erlebt ein Mensch intensiv und existenziell, ohne dafür Worte zu haben?

Diese Frage führt uns geradewegs
- zum frühkindlichen Alter, da Vernunft und Worte noch nicht zur Verfügung stehen,
- zu Momenten im Vorleben, da eine ungewöhnliche seelische Überforderung stattgefunden hatte, die den angemessenen Ausdruck weder finden durfte noch konnte.

Das Es und die Lebenskraft. Dann wird ein Erlebnis abgeschoben an **das Unbewusste – das Es** im Verständnis der Psychotherapie – und verwandelt sich zum prägenden, unverarbeiteten Psychotrauma. Dort ist es als Störfaktor von den Selbstheilungskräften abgesondert. Von dort speist sich der chronische Krankheitsprozess: so lange, bis der gute Psychotherapeut oder die richtige Arznei kommt.

In der Homöopathie entspricht dieser unbewusste Seelenanteil dem **Bereich der „unbewussten Lebenskraft"** (s. Organon, Hahnemann), der Region der Ordnungskräfte oder der Selbstregulation, wo chronische Krankheiten ihren Ursprung nehmen (▶ S. 28, Leibgedächtnis).

6 Verhalten und Konstitution

Jutta Gnaiger-Rathmanner

„So wie man sich nicht nicht verhalten kann, so kann man auch nicht nicht kommunizieren."
(Paul Watzlawick)

Konstitution als körperliche Verfassung des Patienten ist ein Bereich der nonverbalen Kommunikation. Ihre Daten lassen sich systematisch erfassen. Sie unterstützen sowohl die Begegnung als auch die Arzneiwahl.

Nonverbale Kommunikation. Gerade haben wir in „Anamnese und Kommunikation" das Verhalten des Patienten als Teil der Anamnese beleuchtet, und zwar im Verlauf des Gesprächs, situativ, anhand der behandelten Themen und Inhalte. Es folgt nun ein nächster Schritt in dieselbe Richtung: Das Nonverbale am Patienten, das er schon mitbringt und das ihn dauerhaft begleitet, wird nun ins Auge gefasst.

Konstitutionstyp. Bei jedem Patienten lässt sich der Konstitutionstypus nach Kretschmer feststellen: athletisch, asthenisch oder pyknisch. Er orientiert sich an den Hauptmerkmalen des Körperbaus. Ganz nahe dazu verhält sich das **Temperament** eines Menschen: Verhalten und Körperbau werden in einen Zusammenhang gesetzt. Es ist besonders bei Kindern in ihrer Art, zu sein, bestimmend. Besonders, wenn solche Wesenszüge ausgeprägt sind, halten wir sie fest: sanguinisch, cholerisch, phlegmatisch oder melancholisch.

Erweiterter Begriff der Konstitution. Dorcsi hat einen erweiterten, dynamischen Begriff für Konstitution formuliert: *„das körperliche und geistige Vermögen eines Menschen"*. Das ist kein Ausdruck von Krankheit, sondern die Art, zu sein.

„Es ist nicht gleichgültig, ob ein Mensch groß, stark, kräftig, impulsiv im Leben steht oder klein gewachsen, zart, schwach, ermüdbar und ängstlich. Er wird in allem anders reagieren. Ob er im Leben zu Angriff oder Rückzug neigt, ob er in den Vordergrund tritt oder sich still einfügt, das hängt zu einem großen Teil von seiner Konstitution ab." So führte Dorcsi in dieses Kapitel ein. (Dorsci 1992 und 1998, Drexler 1988). Konstitution in diesem neuen Sinne kommt dem Verständnis der „nonverbalen Kommunikation" sehr nahe.

Jeder Patient wirkt bei seinem Auftreten zuerst mit seiner Leiblichkeit, mit seiner Physis, mit seinem Habitus und seiner Vitalität, mit seiner Physiognomie und seinem Temperament. Das ist Körpersprache im elementarsten Sinn, einmalig und individuell. Es macht das „Bild" dieses Menschen aus, noch bevor wir in der Anamnese alle weiteren Daten in Form der „Gesamtheit der Symptome" erarbeiten. Auch wenn der Patient nichts sagt, ist sein „Typus" erkennbar und präsent. Das hat in der Kinderheilkunde seinen großen Wert (Borland 2004, Vermeulen 2007). Es ermöglicht sogar die Anwendung der Homöopathie in der Neonatologie, in der Intensivmedizin und in der Tierheilkunde: ein „Dialog ohne Worte" (Baltacis 2004).

Positive/negative Auffälligkeiten. Viele Eigenschaften am Patienten fallen sofort auf, noch vor jedem Wortwechsel. Andere Zeichen werden erst im Verlauf von Kontakt und Gespräch zugänglich. Alles wird genau festgehalten. Dafür behalte ich mir den untersten Teil des Anamneseblatts vor, da diese Art von Beobachtung während und außerhalb der systematischen Befragung geschieht: Entweder drängt sie sich auf oder sie spielt sich in schleppenden Phasen des Gesprächs als Nebenschauplatz der Kommunikation ein.

Ich notiere alles, was angenehm auffällt. Da kommt etwa hin: sympathisch, harmonische Züge, lächelnd, einfühlsam, gewinnend, gepflegt, aufgeweckt.

Deutlicher drängen sich die Daten auf, die unangenehm auffallen. So etwa:

- langweilig, monotoner Sprachfluss, ausdruckslos, wie abwesend,
- Blick weicht häufig ab,
- spricht wie zu sich selbst, nach innen gekehrt.

Oder:
- lebhafte Gestik,
- wie um Aufmerksamkeit ringend,
- schnappt nach Luft,
- wie hilflos, wie ein Kind, das nicht gehört wird und um Atem ringt.

Oder:
- mühsam, unzugänglich, abweisend, wortkarg, müde, starr, verkrampft.

Oder:
- vital, aufdringlich, vereinnahmend.

Widersprüche. Ich halte auch Widersprüche in der Erscheinung des Patienten fest:
- kräftiger Körperbau, doch allzu sanfte, milde, stockende Stimme,
- zarter Mensch, der ständig widerspricht und nein sagt,
- präsenter, lebhafter, lachender Mensch, der kaum in echten Kontakt kommt,
- behäbiger, pyknischer Mensch, der viel zu schnell spricht,
- artiges Kind, das mehrmals die Augen rollt und für Momente wie weggetreten ist.

So nimmt das Papier alle meine Eindrücke auf, als Arbeitsgrundlage. So werden meine Sinne wieder frei für den weiteren Verlauf der Begegnung und Arzneifindung.

Nonverbale Zeichen in der Traumatherapie. In der Traumatheorie wird solchen nonverbalen Zeichen am Patienten großes Augenmerk zuteil. Es gibt dafür die Begriffe wie: Arousal oder Erregung, emotionale Taubheit, Dissoziation etc.

Gegensatzpaare. Wo mir die Worte fehlen und mir keine Zuordnung „zufällt", verlege ich mich auf eine andere Ebene in der Beobachtung: die Gegensatzpaare der Konstitution nach Dorcsi (1998). Ich frage mein inneres Auge: Ist der Patient rot oder blass? Warm oder kalt (als eine Kontaktqualität)? Offen oder verschlossen? Ruhig oder unruhig? Müde oder erregt? Aufrecht oder gebeugt? Schlaff oder verkrampft?

Solche schlichten Kategorien beleben die Wahrnehmung. Sie helfen dem Arzt, seine Sinne, sein Auge und sein Herz zu öffnen. Sie sind erlernbar. Man muss und kann sie üben. Sie inspirieren den Zugang zum Patienten und die nächsten Schritte der Anamneseführung. Das bereichert den sonst üblichen und wohlbekannten kognitiven Teil des Gesprächs.

Zuordenbare Qualitäten. Alle Qualitäten, bei denen eine eindeutige Zuordnung möglich ist, halte ich fest. Alles andere lasse ich weg. Wir wollen ja die charakteristischen Merkmale von Erscheinung und Konstitution erfassen. Diese bilden meist keine direkte Brücke zu Rubriken, dazu sind sie zu allgemein. Wie wir im Gespräch den Patienten auffordern, für seine Empfindungen Worte und Ausdruck zu formen, so ergeht es dem Arzt angesichts der Konstitution: Er muss erst Worte und Begriffe suchen, um die Fülle der Zeichen, die am Patienten wahrnehmbar sind, sprachlich und methodisch zu erfassen. Dann erst wird sich die eine und andere Rubrik des Repertoriums darin erkennen und herausarbeiten lassen.

In den Krankengeschichten dieses Buches ist solche Wahrnehmung festgehalten unter dem Titel: Verhalten, Aussehen und Kontakt.

Oft fallen erst in der Rückschau die Besonderheiten, Merkmale und Widersprüche in der Erscheinung eines Menschen auf. Dann lassen sich für den Eindruck treffende Worte finden. Begegnung ist immer vielschichtig.

7 Die Lokalsymptome, die klinischen Befunde, die Diagnose

Jutta Gnaiger-Rathmanner

„Gewiss, es sind im physischen Menschenleibe dieselben Stoffe und Kräfte wirksam wie im Mineral; aber ihre Wirksamkeit ist während des Lebens in einen höheren Dienst gestellt." (Rudolf Steiner 1910)

Der Körper ist in seinem Wirken tief unbewusst. Es lässt sich der physische, materielle Körper vom vitalen, belebten Leib unterscheiden. Es gibt die klinischen pathognomonischen Symptome allgemeiner Art sowie das vollständige Lokalsymptom. Der Patient mit Psychotrauma eröffnet seine Leidensgeschichte oft mit somatischen Beschwerden. Diese können sich als Folge von unterdrückten, unbewältigten Gefühlen erweisen.

Den Körper und seine Gesundheit macht sich der Arzt zu seiner Aufgabe. Er ist das Zielobjekt der ärztlichen Heilkunst. Zum einen ist er Teil der Materie, zum anderen Endstrecke und Träger des irdischen Schicksals des Menschen. Aufgrund dieses großen Spannungsfelds umgibt ihn ein besonderes Geheimnis.

Das Empfinden und Fühlen erleben wir nahe, als direkt erlebbar, als leicht beeinflussbar und als sich stetig wandelnd. Der Körper dagegen repräsentiert sich als eine Konstante und Gegebenheit, als ein Kontinuum. Insbesondere, solange wir gesund und beschwerdefrei sind, steht er uns mit all seinen Organen zu Diensten. Wir nehmen ihn als zum Ich zugehörig wahr und identifizieren uns mit unserer Körperlichkeit. Er macht die tiefste und unbewussteste Ebene des Menschen aus.

Spätestens im Erkrankungsfall erleben wir den Körper als ein materielles Gegenüber, sogar als ein Hindernis in unserem Wohlbefinden und Lebensvollzug. Dann wird er uns zur Aufgabe, an der wir lernen und innerlich wachsen können. Er greift als mächtiger Schicksalsfaktor in unsere Biografie ein.

Der Körper als Teil des ganzheitlichen Menschenbilds wurde im Anfangskapitel behandelt: **Psyche** – die Seele – steht **Soma, Physis** – dem Körper – gegenüber. Dieser besteht bei genauem Hinsehen aus 2 Teilen: der unbelebte physische **Körper** und der belebte, reaktionsfähige, vitale **Leib**.

Zum physischen Körper. Die klinische Medizin erforscht und behandelt alle Daten und Befunde des physischen Körpers und setzt alle Methoden der Naturwissenschaft ein. Sie lässt aber, ebenso wie diese, die Fragen nach dem Leben und den Ordnungskräften offen.

Die Homöopathie berücksichtigt die klinische Untersuchung und die Befunde in jeder Fallaufnahme. Wo sich dem Arzt eine Frage nach fachärztlicher Abklärung stellt, wird dies veranlasst. Meist sind die Patienten beim homöopathischen Erstkontakt schon zur Genüge damit ausgestattet.

Die klinische Diagnose mit den Organ- und Laborbefunden werden unter **die Zeichen** eingereiht, die sich am Körper feststellen lassen. Besteht in der klinischen Medizin der Trend, die Befunde überzubewerten, so werden sie für die homöopathische Arzneifindung ganz nach hinten gereiht. Sie gelten als zu allgemein, zu wenig individuell und aussagekräftig. Sie verstehen sich als Endstrecke eines Prozesses, als Manifestation und Ergebnis einer Fehlsteuerung auf der übergeordneten Ebene, der Ebene der Ordnungs- und Lebenskraft des Organismus. Das heißt aber keineswegs, dass die klinischen Befunde und Organsymptome für die Regulationsmedizin unbedeutend sind. Diese fließen als Mahnmal von Schweregrad und Tendenz eines Krankheitsprozesses jedenfalls in die Arzneifindung mit ein, unter dem Gesichtspunkt des „Miasma".

Zum vitalen Leib. Er ist der Träger der Lebensprozesse. In der Zeit Hahnemanns wurde dieser als die **Lebenskraft** mit den Attributen von „geistartig, dynamisch, immateriell" bezeichnet und verstanden. Er ist die Ebene aller funktionellen, regulativen Vorgänge, die den gesamten Organismus anpassungsfähig machen und ihn im Gleichgewicht halten. Diese wirken immer ganzheitlich, unbewusst und reflexartig.

Symptome. Alle Beschwerden, die der Patient an sich beobachtet und erlebt, gehören den Symptomen an. Die „objektiven", typischen Krankheitssymptome, wie etwa die Atemnot bei Asthma oder der Halsschmerz bei Angina tonsillaris heißen in der homöopathischen Tradition „pathognomonische Symptome". Auch sie gelten für die Homöopathie als allgemein und uncharakteristisch. Sie müssen erst „individualisiert" werden, d.h., sie müssen ergänzt werden durch alle subjektiven Begleitsymptome dieses einen Patienten mit seiner Krankheit.

Dafür gibt es genaue Anleitungen:
- das vollständige Lokalsymptom,
- die Gesamtheit der Symptome (▶ Kap. 3).

Alle objektiven und subjektiven Symptome aller Schichten zusammen ergeben die „homöopathische, individuelle Diagnose", der Boden für die gezielte Arzneiwahl und die gezielte Regulationstherapie.

Wichtig für die Homöopathie ist das Kriterium, ob wir einen akuten oder chronisch Kranken vor uns haben. Das beeinflusst den Umfang der Anamnese.

> ✱ **Merke: Die diagnostische Unterscheidung, ob wir einen Patienten mit somatischer, funktioneller bzw. psychosomatischer Erkrankung oder mit einer Psychosomatose vor uns haben, macht aufgrund des umfassenden homöopathischen Gesprächs meist keine Mühe. Jedes Krankheitssymptom jedweder Ebene gilt als Ausdruck einer Störung regulativer Art. Jede funktionelle Störung, die unbewältigt bleibt, kann eines Tages in eine „echte", „objektive" Krankheit münden. Deshalb wird bei jedem Patienten der Weg der Anamnese und Arzneifindung mit gleicher Ernsthaftigkeit und Sorgfalt verfolgt.**

Gerade das Eingehen auf die aktuellen Beschwerden des Patienten, so, wie er daran leidet, und so, wie er sich an den Arzt um Hilfe wendet, gehört zu den wichtigsten vertrauensbildenden Maßnahmen. Dieser Auftrag gilt gleichermaßen für den klinischen wie für den homöopathischen Arzt.

Beim chronisch kranken Patienten ergibt die homöopathische Anamnese meist nicht eine, sondern mehrere klinische Diagnosen. Immer wird für den Patienten – und nicht für seine einzelnen Krankheiten – die eine individuelle Arznei gesucht, die auf der Ebene der Regulation, die eine übergeordnete ist, die gesamte und ganzheitliche Ordnung der Selbstheilungskräfte anzuregen und wieder herzustellen vermag (s. die Kasuistiken des Buches).

7.1
Der Patient mit Psychotrauma

Der Patient mit Psychotrauma erleidet und schildert Beschwerden mannigfaltiger Art. Oft hat er anfänglich kein Wissen über seine innere Wunde. Wir sind schon auf die Bedeutung aller nonverbalen Äußerungen in der Anamnese gestoßen. Genau genommen gehören der Körper, seine Krankheiten und Beschwerden in dieselbe Reihe. Auch sie können das Ergebnis von Psychotraumata sein, als somatischer Endpunkt einer Reaktionskette. Aus der Sicht der Regulationstherapie gibt es keine wirkliche Barriere zwischen Körper, Leib und Seele, wie viele Beispiele aus den Kasuistiken zeigen.

Leibgedächtnis. Der vitale Leib kann auch als der Träger und Speicher von Prägungen aus unbewältigten Traumata angesehen werden, sozusagen als Leibgedächtnis. Das lässt sich aus folgender, allgemein bekannter Tatsache ableiten: Diejenigen Gefühle, die im Laufe der Biografie nicht verarbeitet werden konnten, werden in das Unbewusste, in das Es abgeschoben. In der Folge finden sie sich als Potential von Träumen, aber auch von Fehlregulation, etwa als Übererregbarkeit oder Lähmung einzelner Vitalreaktionen, wieder. Diese werden aus dem Unbewussten gespeist und zeigen sich nicht anders als in Form von Beschwerden und Symptomen.

Was unterscheidet das Unbewusste der Psychotherapie von den Eigenschaften des vitalen Leibes? Letzterer wirkt unbewusst, reflexartig, unkontrollierbar, mit unauslöschlicher Hartnäckigkeit und Dauer. Er ist nur durch eine gezielte Therapie in Ordnung zu bringen (Organon §§ 10, 15). Diese Vorgaben gelten für die Homöopathie und entsprechen weitgehend denjenigen für das Unbewusste in der Psychotherapie. Eine Gegenüberstellung dieser Art ist meines Wissens noch nie unternommen noch untersucht worden.

Speicher der Seele. In der sorgfältigen Anamnese werden alle Beschwerden und Symptome auf ihre individuelle Spielart wie etwa die Lokalisation und die Empfindungen erfragt. Dabei kann oft ein weiterer Schritt gelingen: In besonderen Momenten des Gesprächs lässt sich behutsam ein Lokalsymptom mit einem verlorenen, verdrängten Gefühl aus der Geschichte des Patienten verknüpfen. Letzteres wird damit sozusagen aus dem vorbewussten Speicher der Seele aufgegriffen und ins Bewusstsein gehoben (▶ **Kap. 20** und ▶ **S. 16**).

Es sei an unsere Musterpatientin erinnert: Ihre Krankheit, das Heuasthma, diente ihr als Eintrittskarte in die Therapie. Es hatte sie nicht in Ruhe gelassen. Es harrte aus als ein Erinnerungsort für ihre alten, unerlösten Seelenwunden.

Die somatischen Krankheiten haben in der Regulationsmedizin ihren festen Platz:
- als Anstoß für die Therapie,
- als Speicher und Mahnmal für offene Rechnungen des Seelenlebens,
- als Außenseite und Endstrecke eines langen Prozesses einer Fehlsteuerung, die möglicherweise einst als Psychotrauma begonnen hatte,
- als Parameter der Verlaufs- und Erfolgskontrolle.

In diesem Sinne können wir die unübersehbaren, aufdringlichen Körperbeschwerden und somatischen Erkrankungen nicht ernst genug nehmen und schätzen.

> **✱ Merke:** Achten wir auch in diesem Falle auf den Gesamteindruck des Patienten vor uns! Ein durch seine Krankheit Gezeichneter kann bezüglich der Stimmigkeit oder der Widersprüche in seinem Auftreten beeindrucken. Ein kranker Mensch, der noch lachen kann, hat ganz andere seelische und regulative Reserven als ein verstummter, starrer, verkrampfter, vereinsamter Mensch. So spricht die Haltung und Erscheinung schon dafür, wo und wie im homöopathischen Vorgehen Akzente zu setzen sind.

8 Arzneifindung

Jutta Gnaiger-Rathmanner

„Ist nun die Gesamtheit der, den Krankheitsfall vorzüglich bestimmenden und auszeichnenden Symptome … genau aufgezeichnet, so ist auch die schwerste Arbeit geschehen." (Samuel Hahnemann § 104 Organon)

Das hochwertige, wahlanzeigende Symptom kann sich aus der Indikation für eine Arznei oder aus seiner Aussagekraft für die Individualität des Patienten ergeben. Hierher gehört die Ätiologie. Auch das nonverbale Verhalten des Patienten kann zum hochwertigen Symptom führen. Das findet oft Anwendung beim Traumapatienten.

Individuelle Begegnung bedeutet immer ein Wagnis, ganz besonders in der Medizin. Wohin mit den individuellen, subjektiven Empfindungen und Wahrnehmungen, die sich grenzenlos und beliebig aneinanderzureihen scheinen? An jedem Patienten neu und eigenwillig? Gerade das hat sich die Homöopathie zur Aufgabe gemacht.

> ✱ **Merke:** Die Arzneifindung besteht in der Aufgabe, in der Fülle von Symptomen aus dieser bunten Welt der Phänomene eine Ordnung zu finden, eine Wertigkeit zu erstellen. Das nennt sich Gewichtung oder Hierarchisation der Symptome. Eine gute Anamnese ist dafür die unerlässliche Grundlage.
> Das Ziel ist die individuelle Arznei als Simile.

Hochwertige Symptome. Die Symptome werden gewählt und gereiht. Dann ordnen wir sie den Rubriken im Repertorium zu oder setzen unsere Arzneikenntnis und die Arzneimittellehre ein (▶ Kap. 11).

Ganz vorne in der Ordnung zählen die „hochwertigen, wahlanzeigenden Symptome". Wie sich für die Anamnese 2 Wege auftun, so auch in der Arzneifindung.

Es gibt 2 Arten von hochwertigen Symptomen:
- Hochwertig für die Indikation einer Arznei:
  - Ein hochwertiges Symptom dieser Art verweist in seiner Eigenart auf ein Leitsymptom einer Arznei in der Arzneimittellehre oder im Repertorium. Es ergibt sich aus dem „vollständigen Lokalsymptom" oder aus einem „auffallenden, sonderlichen, ungewöhnlichen und eigenheitlichen, charakteristischen Symptom" gemäß dem § 153 aus dem Organon.
  - Das ist der goldene Weg bei den akuten Krankheiten. Auch bei den chronischen Krankheiten, wo somatische Beschwerden im Vordergrund stehen, führen derartige Symptome zum Simile.
  - Ein solcher Patient kann nach einem ersten Genesungsschritt im ärztlichen Gespräch entdecken, dass es einen seelischen Auslöser für sein Leiden gegeben hat. Auch „kleine" Arzneien, aufgrund von Lokalsymptomen eingesetzt, können sich so als Simile und personotrope Arznei erweisen, die die seelische Verfassung gleichzeitig angesprochen haben. Das Kapitel „Psychotrauma mit Somatisierungsstörung" (▶ Kap. 20) gibt Beispiele dafür: Mezereum, Follliculinum, Podophyllum peltatum, Sabadilla officinalis.
  - An die Ebene der Nosoden ist besonders zu denken, wenn körperliche Defekte im Vordergrund stehen.
- Hochwertig in der Aussagekraft für die Individualität des Patienten:
  - Es sind die Augenblicke im persönlichen Begegnen der vertieften Anamnese, da der Patient echt, spontan und betroffen seine Gefühle zeigt. Sein Verhalten ändert sich: Er seufzt, seine Mimik wandelt sich, er beginnt zu weinen. Dann zählt jedes Wort, das gesprochen wird. Es ist hochwertig, da es aus der Tiefe der Seele des Patienten kommt.

- Die Symptome, die dann fassbar werden, heißen deshalb auch Ich-nahe, patientennahe (Genneper u. Wegener 2011) oder personotrope Symptome. Meist gehören sie der seelischen Ebene an.
- Dann fällt die Frage: „Seit wann?" Oft lässt sich daraufhin ein Anfang, „die wahrscheinlichste Veranlassung" der Krankheit, erfragen: die Ätiologie.

Wo sich die Ätiologie erschließt, ist sie ein Wegweiser für die Arzneifindung. Am Beispiel der Musterpatientin haben wir erfahren, wie die Wahl der Symptome: „Verlust einer Bindungsperson, Trauer, lang anhaltender Kummer" geradewegs zur Arznei verwiesen hat.

Der Stellenwert der Ätiologie in den homöopathischen Schulen. Bei J. T. Kent und Künzli steht die Ätiologie, fälschlicherweise als „Ursache" bezeichnet, in der Rangordnung der Symptome an vierter Stelle und wird den auffallenden Symptomen, den Gemüts- und Allgemeinsymptomen nachgereiht (Lucae 2010, S. 33).

Pierre Schmidt (1894–1987) aus Genf, der Mentor der Schule von J. T. Kent und der Kunst der Repertorisation für Europa, setzte die Ätiologie in der Hierarchisation an die erste Stelle (Schmidt 1968, 1976).

Auch Dorcsi (1923–2001) betonte die vorrangige Bedeutung der Ätiologie in seinen Kursen der Wiener Schule. Sie galt ihm als Schlüssel zur Person des Patienten, ebenso als Schlüssel zur Arzneiwahl. Ätiologie hat noch heute in der österreichischen Ausbildung einen hohen Stellenwert (Dorcsi Vortragszitat 1989, ÖGHM 2004).

Das *Lehrbuch der Homöopathie* von Genneper u. Wegener (2011, S. 89) bezeichnet die Ätiologie als *„von allerhöchster Priorität"*. *„Ätiologie ist oft ein sicherer Weg zum Simile"* (Köhler 2008, S. 46).

Wenn im Erstgespräch das hochwertige Symptom ausbleibt. Unter den chronischen Patienten gibt es Fälle, bei denen sich keine hochwertigen Symptome auffinden lassen, weder auf somatischer noch auf individueller, persönlicher Ebene. Ein zeitgemäßes Beispiel: die sogenannte Psychosomatose.

Der Patient präsentiert ein funktionelles Organleiden, das sich in uncharakteristischen Allgemeinsymptomen erschöpft, und verweigert das Angebot, auf seine Gefühle in und hinter seinem Leiden zu horchen und sie mitzuteilen (▶ Kap. 19.3, ▶ Kap. 20.3, ▶ Kap. 20.4).

Es stellt sich mir gelegentlich die Frage: Haben solche Patienten im Laufe ihrer Patientenkarriere verlernt, über ihre Gefühle, die am Anfang ihres Schmerzes standen, zu sprechen? Haben solche Patienten sich an die Sprache der aktuellen Medizin so sehr angepasst und sich ihr untergeordnet, dass sie ihre Beschwerden nur noch organbezogen präsentieren? Vielleicht haben sie in der Medizin von heute, da es eine so strenge Spaltung zwischen Soma und Psyche gibt, bisher nur die klinisch orientierten Fachärzte ausgewählt?

Auch Patienten, die an Ängsten, Schlafstörung, Erschöpfung leiden, bieten vordergründig oft nur Allgemeinsymptome, die homöopathisch nicht zielführend sind, und bleiben anfangs dem vertieften Gespräch verschlossen.

Da kann der **Zugriff auf das Verhalten** und andere **nonverbale Zeichen** am Patienten helfen. Ich möchte die Musterpatientin nochmals heranziehen. Bei ihr sind, neben den Inhalten des Gesprächs, viele derartige Aspekte aufgefallen. Wie werden diese für die Arzneifindung eingesetzt? Sie sind oft das Zünglein an der Waage, um sich für die eine oder andere Arznei der engsten Wahl zu entscheiden. So bestätigte sich bei der Musterpatientin die Arznei Natrium muriaticum bei näherem Hinsehen auch in ihrer steifen Mimik und ihrem kontrollierten Wesen. Ein offenes, lebhaftes, strahlendes Auftreten hingegen hätte ein schwerwiegendes Gegenargument dargestellt.

Solche nonverbalen Wahrnehmungen lassen sich auch in Rubriken ummünzen. Sie sind hier übungshalber so, wie sie Natrium muriaticum bestätigen, angeführt (▶ Tab. 8.1).

Auf diese Art können wir die nonverbalen Zeichen des Verhaltens für die Arzneifindung heranziehen, in Ergänzung anderer Symptome.

Sollte eine Anamnese besonders wenige Symptome ergeben, so müssen wir uns damit begnügen und nach dem **Modell der „einseitigen Krankheiten"** nach Hahnemann vorgehen: Diese Patienten *„scheinen Heilung schwieriger anzunehmen … weil nur ein paar Hauptsymptome hervorstechen, welche fast den ganzen Rest der übrigen Zufälle verdunkeln. Sie gehören größtenteils zu den chronischen"* (§ 173 Organon). Dann wird mit den wenigen Symptomen, die fassbar sind, eine erste Arznei gewählt und die Arzneiwahl im weiteren Verlauf je nach dem Auftreten neuer Symptome angepasst.

Hahnemann betonte, dass er solche Fälle sehr selten sähe. Heute gehören sie zur Alltagsroutine.

Die perfekte medikamentöse – symptomatische – Behandlung von Asthma-, Rheumapatienten oder psychisch Kranken seien beispielhaft dafür erwähnt.

▶ **Tab. 8.1** Natrium muriaticum – nonverbale Wahrnehmungen.

Repertoriumsrubriken	Anzahl der Mittel
Gemüt – Korrekt, anständig, wohlerzogen – zu	32
Gemüt – Selbstkontrolle – erhöht	19
Gemüt – Pflicht – zu viel Pflichtgefühl	38
Gemüt – Geziertheit, Affektiertheit	25
Gemüt – Geheimnistuerisch, verschlossen	44
Gemüt – Gefühle, Emotionen, Gemütsbewegungen – beherrscht; vom Verstand, Intellekt	9
Gemüt – Gefühle, Emotionen, Gemütsbewegungen – unterdrückte	26

9 Arzneiverordnung und ärztlicher Rat

Jutta Gnaiger-Rathmanner

„Zuerst kommt es auf die Simile-Arznei an. Sie wirkt in jeder Potenz."
„Angenommen, Placebo bedeutete schlichtweg die unterstützende Wirkung des einfühlsamen ärztlichen Gesprächs: Welcher Arzt möchte darauf verzichten?"
(Mathias Dorcsi)

Die Gabe der Hochpotenzen, der LM- oder Q-Potenzen, der D 30- oder C 30-Potenzen sowie der niederen Potenzen wird erläutert. Oft wird zur Arznei noch ein ärztlicher Rat mitgegeben, im Hinblick auf Lebensordnung oder Seelenhygiene.

Die Regeln der Arzneiverordnung sind in den Lehrbüchern der Homöopathie ausführlich beschrieben (Gennper u. Wegener 2011, S. 175 ff, Teut et al. 2008).
In den Kasuistiken dieses Buches wird die Potenzhöhe der Arzneigabe angegeben, nicht aber die genaue Art der Verabreichung. Einige Verordnungen seien hier beispielhaft kommentiert.

9.1 Zur Verordnung der Hochpotenzen

Natrium muriaticum 200 der Musterpatientin: Die Hochpotenzen ab der Höhe 200 habe ich in meiner Praxis als K-Potenzen einer Schweizer Firma oder als handverschüttelte C- oder D-Potenzen einer österreichischen Firma lagernd.

Hochpotenz und Globuli „P". Am ersten Tag bekommt der Patient die Hochpotenz oral 3 Gaben zu je 5 Globuli. Ab dem zweiten Tag verpacke ich dem Patienten unarzneiliche Globuli in einem Säckchen. Davon soll er täglich je 5 Globuli morgens einnehmen. Die Menge der mitgegebenen Globuli soll bis zur nächsten Kontrolle ausreichen.

Ich beschrifte dieses Säckchen mit „Natrium muriaticum P" nach dem Vorschlag von Dorcsi. „P" steht für „Permanent". Dem Patienten gegenüber bezeichne ich sie als „Begleitarznei" im Gegensatz zur Hochpotenzgabe anfangs.

Hintergrund. Mit dem Gebrauch der „Permanent-Globuli" erspare ich mir die oft aufwendige Erklärung zur langen Wirkungsdauer der Hochpotenzen gegenüber demjenigen Patienten, der die Homöopathie nicht kennt und gerade ein intensives Gespräch in der Ordination hinter sich hat. Ich erreiche damit, die Aufmerksamkeit des Patienten für die vorgegebene Zeitspanne der Behandlung aufrechtzuerhalten.

Wird bei der Kontrollordination die Hochpotenzgabe nicht wiederholt, so gebe ich ein neuerliches Säckchen von „P" mit, ausreichend für den nächsten Monat.

Gelegentlich frage ich den Patienten vor der ersten Verabreichung einer Arznei: Kennen Sie den Begriff der homöopathischen Hochpotenzen? Bejaht er dies, so bekommt er nur die Hochpotenz als übliche Einzelgabe, ohne das „P".

Wie aus meinen Kasuistiken ersichtlich, wiederhole ich gerne dieselbe Potenz nochmals ein- bis zweimal, bevor ich die Arzneigabe auf die handverschüttelte Potenz M steigere. In der Regel setze ich Potenzen jenseits der Höhe M kaum ein.

9.2 LM- oder Q-Potenzen

Wünsche ich einen behutsamen Therapiebeginn, greife ich gerne zur LM-Potenz, meist als LM 6. Ein großer Vorteil liegt in der Langzeitbehandlung: Sie ist diejenige Hochpotenz, die gut vom Patienten selbst eingesetzt werden kann.

Ich bevorzuge die beinahe obsolete Herstellung als Globuli: LM 6 à 5 Globuli täglich. Die Einnahme ist leicht zu erklären, ist einfach und allerorts gut durchzuführen.

Oft folgt auf eine LM-Verordnung ein Übergang auf eine Potenz 200 derselben Arznei.

9.3
Potenz D 30 und C 30

Siehe die Opium-Kasuistik (▶ Kap. 17.4) oder Vipera berus (▶ Kap. 17.1).

In Akutfällen ist die Potenz C 30 sehr bewährt. Sie kann dem Patienten sofort mitgegeben werden und kann je nach Grad der Intensität der Beschwerden individuell von 3 × 5 Globuli am ersten Tag bis zu stündlich, 3 Gaben hintereinander, variiert werden. Auch eine Wiederholung nach einigen Stunden oder am Folgetag ist bei Bedarf möglich.

Ein großer Vorteil dieser Potenz: Hat sich eine Arznei am Patienten bewährt, kann sie ihm als Rezept mitgegeben werden – für den Bedarf im weiteren Verlauf, gemäß klarer Anleitung.

Heute verwende ich die Potenz C 30, aus Gründen der internationalen Konvention. Bis vor einigen Jahren waren in Österreich die D-30-Potenzen üblich und bevorzugt erhältlich.

9.4
Niedere Potenzen

In diesem Buch gibt es einige Kasuistiken, da die Behandlung von Niederpotenzen eingeleitet wurde: von Tarentula hispanica, Kreosotum und Mezereum.

Diese Potenzen haben ihren wichtigen Platz in folgenden Fällen:
- Bei einem akuten Infekt – bis zu 5 × 5 Globuli täglich oder in kürzeren Intervallen, gefolgt von einer Beobachtungspause über einige Stunden.
- Bei interkurrenten akuten Beschwerden, im Verlauf einer Hochpotenztherapie, mithilfe einer Akutarznei.
- Bei interkurrentem Infekt kann auch das schon bewährte Simile in niederer Potenz eingesetzt werden.
- Eine Symptomatik und die Arzneiwahl sind dominiert von somatischen Beschwerden, als Einstieg in die Therapie.
- Nach Einsatz eines Simile in Hochpotenzen über lange Zeit kann auch auf eine niedere Potenz derselben Arznei zurückgegriffen werden, auch für die weitere Selbstmedikation „bei Bedarf".

✱ Merke: Grundsätzlich kann ich aus meiner Erfahrung bestätigen: Erweist sich eine Arznei als Simile, so kann sie auch in niederer Potenz gut und dauerhaft wirken, ja sogar Erstreaktionen nach der Hering'schen Regel hervorrufen.

9.5
Ärztlicher Rat

Im ausführlichen, persönlichen homöopathischen Gespräch lernen wir den Patienten vor uns gut kennen, samt seiner Lebensweise, seinen starken und schwachen Seiten. Dieser Einblick ermöglicht es, die gute Arznei zu finden, aber auch ein rechtes Wort mitzugeben: einen Rat im Sinne der Ordnungstherapie, betreffend die Lebensgesetze oder im Sinne der Psychohygiene. Das ist gerade in Zeiten des ausgeprägten Individualismus und des Verlusts kollektiver Rahmenbedingungen – wie heute – bedeutsam.

Zuerst fasse ich die wesentlichen Eindrücke aus dem Gespräch für den Patienten zusammen, auf somatischer wie seelischer Ebene. Das geschieht sozusagen als Gegengabe für seine intimen Mitteilungen. Ich erwähne, dass genau dafür die Arznei nun ausgesucht wird. Erst aus diesem Verstehen heraus ist echter Rat, jenseits von Schablonen, möglich. Schon die Empfehlung zu mehr Bewegung, zu mehr Rhythmus und zu mehr Pausen im Alltag kann hilfreich sein.

Oft folgt auf das Gespräch auch die Notwendigkeit, Ordnungen im Beziehungsleben oder in der altersgemäßen Lebensplanung anzusprechen. Manchmal wird der Patient dazu angeregt, einem Gefühl, das in der Anamnese aufgefallen ist, genauer nachzuspüren. Oder es wird ihm nahegelegt, sich mit einem schweren Konflikt aus der Vergangenheit zu beschäftigen. Solange negative Erinnerungen und Gefühle die Seele beherrschen, muss daran gearbeitet werden, diese loslassen und verwandeln zu können. Sonst verhindern sie den Weg zur Heilung.

Ein solcher Rat ist noch lange keine echte Psychotherapie. Er kann dem Patienten eine Anleitung für aktive Mitarbeit bieten. Verdichten sich komplexe Problemstellungen, wird ergänzend das Aufsuchen eines Gesprächstherapeuten empfohlen.

Eine gewisse Allgemeinbildung aus dem Fach der Psychotherapie muss man dem Homöopathen heute jedenfalls nahelegen. Mit dem individuellen, personotropen Gespräch eröffnen sich jederzeit, oft unerwartet, die Seelenabgründe der Patienten. Deren Begleitung erfordert eine Kompetenz an Einfühlungsvermögen und psychologischem Grundwissen. Eine gute Orientierung dafür bieten mir die „Ordnungen der Liebe" vom Begründer der systemischen Familientherapie, Hellinger (2010), die Bindungstheorie (Brisch 1999), die ein einleuchtendes Gegenmodell zur Psycho-„Analyse" Freuds darstellt, und die Traumatherapie. Sie alle haben etwas mit der Homöopathie gemeinsam: den vorwiegend phänomenologischen Zugang zum Patienten.

Ein Ansatz für Traumapatienten wird bei einigen Kasuistiken dieses Buches mit Erfolg eingesetzt: Die Anregung, innerlich das „Kind in mir" aufzusuchen, sich darum liebevoll zu kümmern und einen Dialog mit ihm einzugehen. Das kann in der Erwachsenenseele viel Heilsames bewirken (Reddemann 2007, Bradshaw 2000).

10 Arzneiwirkung, Verlauf, Begleitung, Heilung

Jutta Gnaiger-Rathmanner

„Homöopathie ist eine Ordnungstherapie."
(Mathias Dorcsi)

Die Wirkung der homöopathischen Arznei, ganzheitlich und phänomenlogisch erfasst, bestätigt das entsprechende Menschenbild. Die Dauer der Behandlung traumatisierter Menschen lässt sich nie voraussagen. Sie bedürfen der Arznei und des Gesprächs. Der Verlauf wird anhand der Hering'schen Regel beurteilt. Es gibt eine „Ausscheidung" auf somatischer und psychischer Ebene. Die Heilung mittels gezielter Regulation bestätigt den Ansatz der Psychoneuroimmunologie. Der Begriff Suppression wird dem der Blockade gegenübergestellt.

10.1 Arzneiwirkung

Die Musterpatientin zeigt den idealen Verlauf einer homöopathischen Therapie. Die **Anamnese** hatte sich kurz, eindeutig, klar, geordnet gestaltet. Die Patientin war offen für die Fragen nach Zusammenhängen und bot eine geradlinige **Ätiologie**. Ebenso gestalteten sich die Arzneiwahl und der **Verlauf**: eindeutig, rasch, dauerhaft, und das auf allen Ebenen.

In der Arzneiwirkung bestätigte sich das Menschenbild. Der Heilungsverlauf betraf alle Bereiche, die anfangs rein **phänomenologisch** gemäß der homöopathischen Anamnese erfasst wurden: Heuasthma und depressive Stimmungslage, sogar die Magenbeschwerden, von denen anfangs gar nicht die Rede war. Das ist als ein Erfolg zu werten, sowohl auf der subjektiven Ebene des Befindens als auch auf der objektiven Ebene der Krankheitssymptome.

Der **Heilungsverlauf** betraf somatische und seelische Beschwerden: Er geschah **ganzheitlich** in Bezug auf das gesamte Befinden der Patientin, in der horizontalen Achse der Gegenwart. Das gesamte Befinden wurde erfasst. Als Folge davon müssten sich auch die **Befundparameter** normalisieren. Dies wurde bei dieser Patientin leider nicht überprüft.

Die **Ätiologie** vor 39 Jahren: Sie wurde methodisch gezielt herangezogen. Eine seelische Überforderung und Kränkung war der Auslöser für das Heuasthma. Dies wurde entscheidend für die Arzneiwahl eingesetzt und hat sich retrospektiv bewährt. Heilung kann auch nach jahrzehntelanger Dauer einer Erkrankung gezielt eingeleitet werden. Das bedeutet **ganzheitlich in einer dritten Dimension: in der Zeitachse**, in der Biografie. Dort hat Hahnemann die Miasmalehre angesiedelt.

Die Arznei, die Heilung auf diese Weise bewirkt, wird als das **homöopathische Simile** für diese Patientin bezeichnet. Das heißt, Natrium muriaticum ist die passende Arznei gemäß der Simile- oder Ähnlichkeitsregel.

Zur Dauer der Behandlung traumatisierter Patienten. Ein kurzer Verlauf wie bei unserer Musterpatientin verweist auf einen geordneten Menschen, der sich schon viel Rechenschaft über seine Biografie gegeben hat. Die wichtigen Symptome für die Arzneifindung waren verfügbar. Der gute Verlauf bestätigte die gewählte individuelle Arznei. Diese vermochte in der unbewussten Tiefe der Regulation viel zu bewirken.

Bei vielen Patienten mit Psychotrauma braucht es mehrere bis viele Schritte, bis sie sich über ihre Seelenwunden äußern können. Oft hilft das therapeutische Gespräch, oft hilft die Arznei selbst, den Patienten seelisch in Bewegung zu bringen. Wo Ätiologie nicht gefunden werden konnte, kann das Simile durch seine Wirkung den Weg zur Ätiologie erschließen helfen – immer in Begleitung durch das therapeutische Gespräch.

Jedenfalls vermag die Arznei häufig, die vegetative Labilität der Traumapatienten zu stabilisieren. Das erleichtert ihm die ruhige Selbstbeobachtung und Selbstfindung, es erleichtert den Zugang für alle weiteren Therapien.

10.2
Verlaufskriterien in der Homöopathie

Die Beurteilung des Verlaufs einer Behandlung geschieht immer zwischen Patient und Arzt gemeinsam, dialogisch. Vordergründig bestehen die Beobachtungen aus den alten und aus neuen Symptomen im Auf und Ab. Für eine Orientierung und Auswertung der Regulationsabläufe gelten strenge Regeln. Diese sollen in Kürze erwähnt werden.

Als Bezugspunkt gelten uns die Symptome der Erstanamnese.

Die Kontrolle erfolgt in der Regel 4 Wochen nach der Arzneieinnahme. Der Patient schildert die Entwicklung der primären Beschwerden aus der Erstanamnese, dann die seines Allgemeinzustands und des Befindens. Den beiden Letzteren wird in der Homöopathie zunächst größere Bedeutung beigemessen.

Wir nehmen das Aussehen und die Haltung des Patienten wahr. Oft kann der Arzt mühelos feststellen: Der Patient sieht entspannter, aufrechter, lebendiger aus, er nimmt besseren Blickkontakt auf, wirkt ruhiger. Können wir eine solche Veränderung beobachten, erwarten wir auch verbal eine positive Rückmeldung bezüglich des Verlaufs der Beschwerden.

Bekannte Symptome können sich verstärken oder alte aufflackern. Besonderes Augenmerk wird auf Ausscheidungen an der Haut und an den Schleimhäuten gelegt: Sie sind als Zeichen für eine Heilreaktion zu werten, wenn sich dadurch eine Erleichterung des Befindens beim Patienten einstellt.

10.2.1 „Ausscheidung" und Reaktionen auf seelischer Ebene

Auf die Arzneigabe können seelische Reaktionen auftreten: in Form von Träumen, von Unruhe, Trauer, von Ärger oder Wut. Dann lautet die entscheidende Frage: Kennen Sie diese Trauer, diese Wut etc. aus Ihrem bisherigen Leben? Im Gespräch lässt sich erforschen, wie weit alte, verdrängte Gefühle und Empfindungen sich darin wiederfinden lassen. Das sind die Zeichen von „Ausscheidung" auf seelischer Ebene. Dem wird in der Homöopathie ebenso wie in der Traumatherapie großer Wert beigemessen.

Bilder aus der Kindheit können sich vergegenwärtigen: Sie werden oft lebhaft und intensiv erlebt und geschildert.

Meist verspürt der Patient dabei trotz allen Dramas im Durchleben alten Leides eine Entlastung eines inneren Druckes, die ihm Zuversicht verleiht. Mit Gewissheit erkennt er in diesem Geschehen oft notwendige Schritte für das Gesunden. Dies sind Zeichen für die Arzneiwirkung und den Heilprozess. In diesem Falle wird die Reaktion im Gespräch begleitet, ohne neuerliche Arzneigabe. Viele Kasuistiken im Buch berichten davon (z. B. ▶ Kap. 21.3, ▶ Kap. 17.4).

> ✱ Merke: Werden die somatischen oder seelischen Heilreaktionen zu heftig, sodass sie für den Patienten nicht mehr zumutbar sind, kann die nächsthöhere Potenz der verabreichten Arznei eingesetzt werden. Diese Empfehlung von Geukens hat sich heute durchgesetzt, anstelle der Gabe eines Antidots, eines Gegenmittels.

10.2.2 Hering'sche Regel

Um den Patienten sicher durch solche dynamischen Reaktionen führen zu können, müssen wir beurteilen, ob sie als Arzneireaktion zur Heilung führen oder ob wir uns auf einem falschen Weg befinden. Dafür wenden wir die Hering'sche Regel an, die auf dem homöopathischen Modell der Krankheitsentstehung durch Unterdrückung fußt (▶ Kap. 10.4.2). Sie bezieht sich in erster Linie auf die Wirkung von Hochpotenzen, kann aber auch bei niederen Potenzen beobachtet werden.

Der Heilprozess ist dann zu erwarten, wenn sich die Symptome in einer bestimmten Reihenfolge verändern bzw. abklingen (z. B. Genneper u. Wegener 2011, S. 196):
- in der umgekehrten Reihenfolge ihres Auftretens,
- von innen nach außen,
- von oben nach unten.

Was heißt „innen"? Das hat zweierlei Bedeutungen, die beide zur Anwendung kommen können:
- tiefer liegende Organe, „innen", gegenüber von Haut und Schleimhaut im Sinne von „außen",
- innerlich in Bezug auf das Befinden.

10 – Arzneiwirkung, Verlauf, Begleitung, Heilung

> ✱ **Merke:** Falls neue Symptome auftreten, an denen sich keine Beziehung zur Geschichte des Patienten erkennen lässt: Dann gehört es der Dynamik der Erkrankung an, die Arznei wirkt nicht. Oder es ist eine unerwünschte Eigenwirkung der Arznei. In beiden Fällen wird die Arznei sofort abgesetzt, da sie kein Simile ist.

Anmerkung zur Hering'schen Regel aus der Sicht des Psychotraumas:
- „Von innen nach außen" bezieht sich auf die Ausscheidungen im somatischen und psychischen Sinne.
- „In der umgekehrten Reihenfolge ihres Auftretens" lässt aufhorchen: Das spricht die **biografische Dimension** des Krankheitsprozesses an, damit auch die „miasmatische" im Sinne der Zeitachse von Phänomenen. Zunächst bezieht sich diese Regel auf die somatischen Beschwerden. Sie lässt sich aber auch auf psychischer Ebene anwenden, indem sich alte Seelenwunden in Form von Träumen oder Gefühlen aufdecken, die sich auf die Arzneigabe einstellen können.

10.3
Begleitung des Patienten

In der homöopathischen Begleitung des Patienten mit Psychotrauma gilt:
- Der systematischen Beurteilung der Arzneiwirkung gehört das erste Augenmerk, um die Heilvorgänge zu registrieren.
- Das therapeutische Gespräch ist die zweite Säule der Therapie. Die Veränderungen und Reaktionen müssen auch kognitiv verfolgt und bearbeitet werden, mithilfe des Dialogs.
- Die dritte Säule ist die Mitarbeit des Patienten selbst. Angeregt durch den ärztlichen Rat (▶ Kap. 9.5), besteht sie vor allem in der aktivierten Selbstbeobachtung.

Wir interessieren uns insbesondere für den Verlauf des Allgemeinbefindens und für die seelischen Regungen. Vielleicht bekommen wir erfreuliche Rückmeldungen wie: *„Es geht mir gut." „Die Vergangenheit ruht." „Ich bin viel aktiver." „Ich setzte mich mehr zur Wehr." „Ich habe keine Träume mehr."*

Wir fordern den Patienten auf: Was heißt das? Wie war es zuvor? An welche Situationen denken Sie dabei genau? Gegenüber welcher Person Ihres Umfeldes haben Sie das erlebt? – Erzählen Sie, erklären Sie! Suchen Sie für diese Empfindung passende Worte.

Auch eine organische Beschwerde wie etwa eine Migräne kann sich schrittweise in ihrer Empfindungsqualität entdecken lassen im Hinblick auf darin verschlüsselte seelische Komponenten (▶ Kap. 20.5 oder ▶ Kap. 21.3).

Erstreaktionen. Das Simile kann heftige Erstreaktionen bewirken. Meist erhalten wir vom Patienten einen Anruf nach etwa einer Woche Arzneieinnahme. Er ist aufgewühlt, ist beunruhigt, kann nicht schlafen oder fühlt sich abgründig traurig. Er beginnt zu träumen.

Unbedingt muss ihm dann die Gelegenheit geboten werden, über seine Beobachtungen, Empfindungen und Fragen zu sprechen. Diese inneren Bewegungen verlangen, mitgeteilt zu werden, in Worte gefasst zu werden. Das sollte in der persönlichen Begegnung geschehen, nicht am Telefon. Ich betone dem Patienten gegenüber, wie wichtig das ist.

Das folgende Gespräch folgt allen Regeln der Kommunikation, die wir erarbeitet haben. Mit dem Mitteilen verankert der Patient die Ereignisse viel deutlicher, sie werden im Bewusstsein gespeichert. Er und der Arzt erfahren einen Lerneffekt daraus, statt Gesundheit nur zu „konsumieren". In solchen reflektierenden Gesprächen lässt sich auch viel über die Arznei lernen, die diesen Heilprozess in Gang gebracht hat.

Reflexionen zum Arzneimittelbild. Im Arzneimittelbild steht eine ganzheitliche Gesetzmäßigkeit eines Wirkungsbilds zur Verfügung, als ein vorgegebenes (a priori) Wissen aus einem Erfahrungsschatz vieler Generationen von Ärzten:
- Das kommt einerseits dem Patienten zugute, insofern der Therapeut es als Leitschiene und Inspiration für das Gespräch benützt.
- Die konkreten Reaktionen und die Seinsweise des Patienten ergänzen auch das Arzneiwissen mit neuen Daten und neuer Einsicht in Zusammenhänge.
- Insbesondere Informationen über intimere Gemütssymptome, über Ätiologie und Konsti-

tution, zu der die Arznei Bezug hat, lassen sich durch die Auswertung erarbeiten und dem Arzneiwissen hinzufügen.
- Gerade im Einsatz von „kleinen Arzneien" lässt sich im sorgfältigen Rückblick viel lernen. Diese wurden meist aufgrund von Organsymptomen eingesetzt. Daraufhin können sie sich als echtes Simile mit einem viel breiteren Wirkungsspektrum, als bisher angenommen, erweisen. Ich beziehe mich auf die Kasuistiken von Mezereum, Podophyllum, Lac humanum und Vipera im späteren Text.

Ende der Therapie. Wann ist eine Therapie des Traumapatienten beendet? Ich begleite ihn gerne eine Phase lang über die „Heilung" der aktuellen Beschwerden hinaus. Ich lege dem Patienten nahe, dass man im Rückblick auf die Arzneiwirkung noch viel lernen kann und dass der Ausdruck im Gespräch hilft, den Erfolg zu verankern.

✱ Merke: Langfristig gilt: Es wird nicht aller Grund von Psychotraumata bereinigt werden können. Die Phänomene des Befindens werden zeigen, wann es einer Auffrischung oder eines neuen Ansatzes auf neuer Ebene bedarf.

10.4
Heilung

Laut Hahnemann bedeutet Heilung die Aufhebung aller Symptome, damit die Lebenskraft frei und ungehindert wirken kann (Organon §8 und folgende). Es lohnt sich, dort nachzulesen. Welche Begriffe stehen uns heute zur Verfügung?

10.4.1 Heilung im klinischen und homöopathischen Verständnis

Die klinische Medizin bewertet das Ergebnis einer Suppressionstherapie oder einer Substitutionstherapie als **Remission** oder als einen „Zustand von Symptomfreiheit". Wenn Beschwerden unterdrückt werden, Befunde verschwinden oder eine fehlende Organfunktion durch Medikamente oder gar Organtransplantation ersetzt wird, ist das Ziel erreicht. Von Heilung ist nicht die Rede. Der Preis der Medikamentennebenwirkungen und -abhängigkeiten wird als unvermeidlich angesehen.

Wie versteht sich **Heilung** mithilfe einer gezielten Regulationstherapie? Dann wird die Eigenregulation aktiviert, somatische und psychische Beschwerden werden gleichzeitig angesprochen. Im Sprachgebrauch und Selbstverständnis der etablierten wissenschaftlichen Medizin finden sich dafür kaum geeignete Begriffe. Ein neues wissenschaftliches Modell lässt aufhorchen: **die psychoneuroimmunologische Achse**. Dieses scheint derzeit gerade der Psychosomatik den Rang abzulaufen.

Ich zitiere dazu den Kommunikationswissenschaftler Gottschlich:

„*Die Ergebnisse der noch relativ jungen Fachdisziplin der Psycho-Neuro-Immunologie machen deutlich: psychische Zustände wie Stress, Trauer, Einsamkeit, Enttäuschungen, seelische Spannungen und Depressionen schwächen die körpereigenen Abwehrkräfte, während Freude, Zufriedenheit, Entspannung, das Gefühl der Sinnerfüllung eigenen Tuns, das Gefühl, geliebt und geachtet zu werden, diese Abwehrkräfte stärken. Der Verlust menschlicher Beziehungen, das Leben in auf Dauer gestörter Kommunikation und sozialer Isolation kann sogar – wie Untersuchungen in den USA, Schweden und Finnland belegen – tödliche Folgen haben.*" (Gottschlich 2003, S. 2)

Auch die Traumatheorie hat einen wissenschaftlichen Ansatz gefunden, um Auswirkungen von seelischen Erlebnissen auf die Regulation und die Körperfunktionen zu belegen. Die Umkehr davon durch Heilung mithilfe der Arzneitherapie, wie sie die Homöopathie kennt, ist noch ein offenes Feld.

Nach langem Ringen um eine Formulierung für meine Patienten habe ich folgendes Bild gefunden: Was erwarten wir uns von einer homöopathischen Arznei? – „*Die Arznei stärkt Ihre Selbstheilungskräfte, indem sie deren Blockaden aufzulösen vermag.*"

Der Begriff der Blockade stammt aus der Regulationsmedizin und wird heute im Volksmund gerne verwendet. Die Patienten sind mit dieser einfachen Erklärung meist zufrieden. Bei Bedarf kann ich weiter ausholen: „*Im Laufe des Lebens, oft in langer Dauer, haben sich Blockaden in Teilbereichen der Eigenregulation gebildet. Diese zeigen sich in Form von Beschwerden und Krankheiten. Einmal betrifft dies mehr die seelische, ein anderes Mal mehr die körperliche Ebene. Beide Ebenen hängen immer eng zusammen. Solche Blockaden kann die homöopathische Arznei lösen. Wenn das gelingt, steht Ihnen Ihre volle seelische und leibliche Energie für Ihr Leben wieder zur Verfügung."*

10.4.2 Unterdrückung versus Verdrängung

In der Homöopathie steht für die regulative Blockade der Terminus: Unterdrückung oder Suppression. Diese wird als Motor für die Entstehung der chronischen Krankheiten angesehen.

Unterdrückung geschieht zuerst durch Manipulation an Haut und Schleimhaut (Hahnemann 1838, CK), im späteren Verständnis insbesondere durch Medikamente und Impfungen.

Aus den Krankengeschichten von Traumapatienten wird offensichtlich, dass Unterdrückung auch seelisch bedingt sein kann: Ein überwältigendes Seelenerlebnis kann nicht angemessen mitgeteilt und verarbeitet werden und wird verdrängt. Seine krankmachende Energie wird, gemäß dem Modell der Unterdrückung, auf eine andere Ebene, die unbewusste, vegetative Ebene der Lebenskräfte, verschoben.

Dort prägt sie sich im Sinne von Blockaden in verschiedenen Mustern ein. Es folgen krankmachende Auswirkungen auf die Selbstheilungskräfte, auf das Immunsystem und auf die Befindlichkeit als Basis des Körper- und Selbstgefühls. Es beeinträchtigt die körperliche Vitalität, aber auch die angemessene Selbstwahrnehmung. Diese besteht aus den Fähigkeiten: sich selbst zu spüren, die eigenen Gefühle wahr- und anzunehmen, richtig zu reagieren, sich angemessen zu positionieren, Grenzen zu setzen. Auf diesem Weg gibt es direkte Auswirkungen auf die seelische Befindlichkeit.

✱ **Merke: Psychische Ätiologie bzw. Traumata können Unterdrückung bewirken und chronische Krankheit auslösen. Hier kommt der homöopathische Begriff der Unterdrückung dem psychotherapeutischen Begriff von Verdrängung sehr nahe.**

Somatopsychisches Heilen

Diese Ausführungen versuchen der Frage zu begegnen: Wie kann die Homöopathie als Regulationsmedizin, die auf den Leib und seine unbewussten Lebensvorgänge wirkt, so deutliche Auswirkungen auf das Gemüt und das Verhalten haben? Das entspräche einem „somatopsychischen" Heilen. Für den Traumapatienten im Besonderen stellt sich sodann die Frage: Kann die homöopathische Arznei auch ohne das ärztliche Gespräch gezielt wirken und heilen? Die Antwort muss, gestützt auf mannigfache Erfahrung, wie sie in den Kasuistiken nachzulesen ist, grundsätzlich lauten: Ja, die regulative Simile-Arznei kann bei Patienten mit Psychotrauma Heilung bewirken. Denn eine gesunde und gesundete Regulation setzt alle persönliche Energie des Menschen frei.

Auf die Bedeutung des begleitenden therapeutischen Gesprächs, das die regulativen Vorgänge auf der kognitiven Ebene unterstützt, wurde schon mehrfach hingewiesen. Es ist ein Therapiekonzept, das der Krankheit einen sinnvollen und notwendigen Rang auf dem Weg zur persönlichen Entwicklung und Selbstfindung zuordnet. Denn ohne Beschwerden würde sich der Patient nicht auf den Weg machen, sein Leben zu ändern.

10.4.3 Gesundheit

Die Arznei als Simile versetzt die gesamte Regulation in ihr Gleichgewicht, sie löst die unbewussten Blockaden auf. Eine Heilung dieser Art fassen Patienten in Worte wie: *„Ich fühle mich wohl. Ich fühle mich gesünder, ruhiger und lebendiger. Ich bin viel aktiver und spüre meine Kraft."* Wird das Befinden in dieser Weise angesprochen, so erwartet sich der Homöopath als Folge davon eine Genesung auf allen Ebenen, bis hin zu den organischen Krankheiten.

✱ **Merke: Gesundheit lässt sich folglich erfassen als die uneingeschränkte Verfügbarkeit der Eigenregulation, die sich im Unbewussten der Lebensvorgänge vollzieht. Auf dieser Ebene wirkt die homöopathische Arznei.**

Eine solche Gesundheit schafft die Basis für ein ausgewogenes Gefühls- und Verstandesleben des bewussten Menschen. Gesund ist derjenige, der authentisch, selbstbestimmt und beseelt, in der vollen Kraft seiner Persönlichkeit und seiner Konstitution, im Leben steht und es gestaltend bewältigt.

Theoretische Grundlagen

11 Einleitung zu den methodologischen Grundlagen 42
12 Ätiologie, die Materia medica und das Repertorium 44
13 Arzneien für das Psychotrauma 50
14 Traumabegriff 57
15 Trauma im psychologischen und psychiatrischen Kontext 60

11 Einleitung zu den theoretischen Grundlagen

Jutta Gnaiger-Rathmanner

Aitios, Causa, Trauma – alle 3 Begriffe sind in der zeitgemäßen Medizin geläufig: Sie handeln von den Anfängen bzw. Ursachen von Krankheiten:

Aitios – griechisch: Ursache, Schuld; daraus leitet sich „Ätiologie" ab.
Causa – lateinisch: Ursache, Grund.
Trauma – griechisch: Verletzung, Wunde.

Der Begriff Causa hat zweifache Bedeutung:
- Warum sind Sie krank, das „Cur?" – Causa kann die innere Ursache von Krankheit bedeuten, als Causa prima oder Causa fundamentalis. Die Suche nach der Causa, der Ursache, gilt als der Königsweg der klinischen Medizin. Das klassische Modell dafür sind die Infektionskrankheiten mit ihrer Ursache, den Mikroorganismen. Das Optimum ist eine monokausale, geradlinige Erklärung solcher Art. Das heißt, **einer** Ursache folgt **eine** Wirkung, gemäß den mechanischen Gesetzen der Physik.
- Seit wann sind Sie krank? Wann hat das Leiden begonnen? – Eine Variante von: „Quando?". Causa als äußerer Anlass eines Geschehens wird „causa excitans", „causa externa" (Kent) oder auch Gelegenheitsursache (Bönninghausen) genannt. Als Ätiologie behandelt sie den Anfang und das auslösende Moment einer Krankheit, das den Anstoß für die Krankheit gibt.

Diese beiden Begriffe sind für das Vorgehen in der Homöopathie sehr wichtig und werden in jedem Lehrbuch zitiert, aber uneinheitlich und ungenau verwendet.
 Genneper und Wegener (2011, S.89) zählen beim Thema Fallaufnahme unter „Cur?" Ätiologie und Causa in einem Atemzug auf, ohne sich um eine Unterscheidung zu bemühen. Auch andere Lehrbücher bleiben in dieser Frage unklar. Oft wird dabei Bönninghausen als Quelle genannt.
 Die Recherche der Originaltexte führt von Hahnemann über Bönninghausen (1835, 1845, 1860) und Kent (siehe Künzli 1973) zu P. Schmidt (1968, 1974). Dieser hat erstmals die Bedeutung der **Ätiologie** für die Homöopathie eindeutig festgelegt und von der **Causa prima** abgegrenzt. Letztere Causa prima verweist in ihrer Dimension weg von den Phänomenen hin zum Miasma. Unter dem Begriff **Miasma** entwickelte Hahnemann seine Theorie, um die Herkunft der chronischen Krankheiten zu erklären (Hahnemann 1838; Gnaiger 1987, 2010). Weitere Ausführungen dazu müssen in diesem Buch aus Platzgründen unterbleiben.

> ✱ **Merke: Definition der Ätiologie für die Homöopathie:**
> Ätiologie ist der äußere Anlass, der äußere Anstoß des Krankheitsgeschehens als Auslösung. In diesem Sinne steht Ätiologie an seinem Beginn. Nur das lässt sich mit den Sinnen wahrnehmen und erfahren. Das ist das beobachtbare Phänomen in der Zeitachse und damit begnügt sich konsequenterweise die Homöopathie. Sie verzichtet zunächst auf eine fassbare Causa im Sinne von Ursache.

Ätiologie als Anstoß von außen kann von einem nur geringen Reiz bewirkt werden, der auf eine individuelle Schwachstelle des Menschen trifft. So kann es vorkommen, dass eine oft scheinbar unbedeutende Ätiologie den Menschen krank macht, d.h. zur Krankheit umstimmt. Ein anderer Mensch, getroffen von denselben Umständen, aber mit anderer innerer Reaktionslage ausgestattet, bleibt davon unberührt.
 In den folgenden Kapiteln werden die Quellen für die Ätiologie sowohl im Repertorium als auch in den Arzneimittellehren erforscht. Die Ätiologie erhellt in vielen Fällen das Verständnis einer Arznei. Einige namhafte Traumaarzneien werden danach genauer untersucht: Carcinosinum, Natrium muriaticum und Opium.

Der homöopathische Ansatz unter dem Aspekt der psychischen Ätiologie wird von Frau Gnaiger-Rathmanner dargestellt. Die Traumatheorie wird von Frau Mayr beleuchtet.

12 Ätiologie, die Materia medica und das Repertorium

Jutta Gnaiger-Rathmanner

Vereinzelte Angaben zur Ätiologie finden sich in einigen Arzneimittellehren wie Clarke und Hering. Eine Systematik dazu erscheint zuerst im Repertorium von Barthel/Klunker. Heute wird die Ätiologie in der Sparte „Gemüt – Beschwerden durch" geführt. Dabei lassen sich die primären Auslöser des Traumas von den seelischen Folgen auf das Trauma unterscheiden. Diese Rubriken haben neuerdings besonders viele neue Einträge erfahren, wie etwa das Spezialthema der Bindungstraumata durch Mutter und Vater. Der Wert dieser Rubriken wird unterschiedlich beurteilt.

Clarke/Vermeulen. In der beliebten Arzneimittellehre von Clarke gibt es für jede Arznei den Vermerk auf die Ätiologie, „causation" genannt. Vermeulen hat dies für seine Arzneimittellehre übernommen.

Dort gibt es die Abteilung „Ursache", ein an sich wertvoller Aspekt. Für Natrium muriaticum steht z.B. unter „Ursache": „Enttäuschung. Schreck. Wutanfall. Masturbation. Kopfverletzung. Chinin. Brot. Fett. Wein. Saure Nahrung. Salz." Im Repertorium ist dasselbe unter „Beschwerden durch" bei den Gemütssymptomen und bei den Allgemeinsymptomen – „Speisen und Getränke" zu finden. Das heißt, diese „Ursachen" entpuppen sich als Ätiologie und Modalitäten.

Hering. Hering macht bei einigen Arzneien am Ende der Gemütssymptome den Vermerk: „Beschwerden von". Als Beispiel steht:
- bei Staphysagria: „Beschwerden von Unwillen und Verdruss, oder von verhaltenem Ärger",
- bei Opium: „Beschwerden von außerordentlicher Freude, Schreck, Ärger oder Scham. Nach dem Schreck bleibt noch die Furcht vor dem Schreck",
- bei Phosphoricum acidum: „Beschwerden in Folge von Gram, Kummer, Heimweh oder unglücklicher Liebe".

Kent. Die meisten Materiae medicae entbehren einer eigenen systematischen Rubrik zur Ätiologie. So auch die frühen Repertorien: Im Standardrepertorium nach Kent findet sich die Ätiologie nur als Unterrubrik, z.B. „Zorn, Beschwerden nach Zorn".

Boger. Ähnlich verhält es sich bei Boger, dem Bearbeiter des Repertoriums von Bönninghausen: „Mind – Anger, effects of" oder im Kapitel „Aggravation and Amelioration in general" unter „emotions agg." mit Unterrubriken wie „anger, vexation agg." etc.

Barthel/Klunker. Das Herausarbeiten von „Ailments from" oder „Beschwerden infolge von" als eigene – ausgedehnte – Spalte unter den Gemütssymptomen wurde meines Wissens im Synthetic Repertory von Barthel und Klunker, Erstausgabe 1973, eingeführt und hat seither Schule gemacht. „Infolge von" betont dabei den Anfang und Auslöser eines Geschehens, phänomenologisch, im Gegensatz zu einer Ursache.

Neuere Repertorien. Erst die neuen Repertorien geben zum Psychotrauma ergiebig und systematisch Auskunft. Ich beziehe mich auf das Radar-Programm. Dort finde ich die seelische Ätiologie im Kapitel „Gemüt" unter „Beschwerden durch". Durch viele Nachträge moderner Homöopathen ist es zu einer Fundgrube geworden für Ärzte, die biografisch arbeiten und genau auf dieser Ebene viel Information von ihren Patienten erhalten.

Vereinzelte Angaben finden sich weiterhin – wie in den alten Repertorien – als Modalität, meist in kleinen Rubriken: Manie nach geistiger Anstrengung, Delirium durch Ärger und Verdruss,

Weinen über frühere Beleidigungen, Weinen über Enttäuschungen, Weinen durch Tadel etc.

Die Rubriken der seelischen Ätiologie im Repertorium, „Beschwerden durch", sind alphabetisch gereiht. Sie lassen sich bei genauem Hinsehen unterteilen in:
- die primären Auslöser des Psychotraumas,
- die seelischen Folgen auf das Trauma.

12.1 Primäre Auslöser eines Psychotraumas

Beim Durchforsten aller Rubriken zum Thema „Beschwerden durch" lassen sich viele Angaben im Sinne von primären Auslösern für ein Psychotrauma finden. Diese sind in ▶ Tab. 12.1 zusam-

▶ **Tab. 12.1** Primäre Auslöser eines Psychotraumas im Repertorium.

Repertoriumsrubriken	Anzahl der Arzneien
Gemüt – Beschwerden durch – Missbrauch, Misshandlung; nach	57
Gemüt – Beschwerden durch – Missbrauch, Misshandlung; nach – sexuellem Missbrauch; nach	48
Gemüt – Beschwerden durch – Missbrauch, Misshandlung; nach – sexuellem Missbrauch; nach – Kindern; bei	16
Gemüt – Beschwerden durch – Bevormundung	39
Gemüt – Beschwerden durch – Bevormundung – Kindern, bei	24
Gemüt – Beschwerden durch – Bevormundung – Kindern, bei – elterlicher Bevormundung; bei langer Geschichte übermäßiger	11
Gemüt – Beschwerden durch – Bevormundung – Kindern, bei – elterlicher Bevormundung; bei langer Geschichte übermäßiger – harte, raue Erziehung	3
Gemüt – Beschwerden durch – Bevormundung – lange Zeit, für	11
Gemüt – Beschwerden durch – Vernachlässigung; durch	25
Gemüt – Beschwerden durch – Vernachlässigung; durch – Mutter; durch die	14
Gemüt – Beschwerden durch – Vernachlässigung; durch – Vater; durch den	11
Gemüt – Beschwerden durch – Tod von geliebten Personen	36
Gemüt – Beschwerden durch – Tod von geliebten Personen – Kindern; bei	23
Gemüt – Beschwerden durch – Streit, Streitigkeiten	21
Gemüt – Beschwerden durch – Uneinigkeit, Zwietracht – Eltern; zwischen den eigenen	16
Gemüt – Beschwerden durch Verantwortung	4
Gemüt – Beschwerden durch – Vorwürfe	9
Gemüt – Beschwerden durch – Grobheit anderer	20
Gemüt – Beschwerden durch – Sorgen, Kummer	25
Gemüt – Beschwerden durch – Ablehnung, Zurückweisung	13
Gemüt – Beschwerden durch – Verachtung; verachtet zu werden	32
Gemüt – Beschwerden durch – Kränkung, Demütigung	78
Gemüt – Beschwerden durch – Tadel	32
Gemüt – Beschwerden durch – Ehre, verletzte	21
Gemüt – Beschwerden durch – geistige Anstrengung	69
Gemüt – Beschwerden durch – Schock; seelischen	45
Gemüt – Beschwerden durch – Verletzungen, Unfälle; Gemütssymptome durch	14

▶ **Tab. 12.2** Ergebnis der Repertorisation.

carc.	nat-m.	staph.	ign.	nux-v.	lyc.	sep.	plat.	med.	sulph.
25/34	21/35	18/39	18/33	17/27	15/22	13/17	12/18	11/14	11/13

mengefasst. Die dazugehörigen Arzneien finden sich in der ▶ Tab. 12.2.

Über die Arzneien, die in dieser Repertorisation ganz vorne stehen, wird in den folgenden Kapiteln ausführlich zu lesen sein. Der Kenner der Homöopathie wird erkennen, dass sich im Repertorisationsergebnis (▶ Tab. 12.2 und ▶ Tab. 12.4) viele typische „Kummerarzneien" befinden: Natrium muriaticum sive chloratum, Ignatia, Staphysagria. Interessant sind gerade auch solche Arzneien, die nicht auf Anhieb in dieser Reihe vermutet werden, wie Sepia succus, Nux vomica, Platinum metallicum etc.

12.2 Seelische Folgen auf das Psychotrauma

In den Rubriken „Beschwerden durch" lassen sich viele seelische Folgen auf ein Psychotrauma finden. Diese sind in ▶ Tab. 12.3 aufgelistet und zeigen in der Repertorisation das Ergebnis, wie in ▶ Tab. 12.4 ersichtlich.

Auch bei dieser Repertorisation erscheinen vorwiegend die bekannten Kummerarzneien in etwas geänderter Reihenfolge.

▶ **Tab. 12.3** Seelische Folgen auf ein primäres Trauma im Repertorium.

Repertoriumsrubriken	Anzahl der Arzneien
Gemüt – Beschwerden durch – Angst	19
Gemüt – Beschwerden durch – Eifersucht	12
Gemüt – Beschwerden durch – Entrüstung, Empörung	24
Gemüt – Beschwerden durch – Enttäuschung	53
Gemüt – Beschwerden durch – Erwartungsspannung	94
Gemüt – Beschwerden durch – Furcht	30
Gemüt – Beschwerden durch – Gemütsbewegungen	84
Gemüt – Beschwerden durch – Heimweh	11
Gemüt – Beschwerden durch – Reue	5
Gemüt – Beschwerden durch – Scham	11
Gemüt – Beschwerden durch – Schreck	85
Gemüt – Beschwerden durch – Unglücklichsein	23
Gemüt – Beschwerden durch – Verlegenheit	36
Gemüt – Beschwerden durch – Zorn	144

▶ **Tab. 12.4** Ergebnis der Repertorisation.

ign.	staph.	ph-ac.	nat-m.	carc.	op.	phos.	nux-v.	puls.	gels.
13/30	10/22	10/20	10/17	10/12	9/19	9/15	8/19	8/19	8/18

12.2.1 „Beschwerden durch Zorn" in seinen vielen Facetten

Zum Zorn gibt es viele Unterrubriken (▶ Tab. 12.5), die zeigen, wie komplex die Reaktionen und Gefühle sein können.

In der aufgelisteten Reihe finden wir diejenigen Arzneien, die im Kummer kraftvoll mit dem Hang zur Auflehnung reagieren (▶ Tab. 12.6). Viele davon zeichnen sich auch durch die Leistungsbetonung und ihren Ehrgeiz aus, was sich in diesem Zusammenhang als Kompensationsmechanismus erkennen lässt, wie Carcinosinum, Ignatia amara, Lycopodium clavatum, Aurum metallicum, Nux vomica, Platinum metallicum.

12.2.2 Zum Wert der Rubriken „Beschwerden durch"

Sankaran spricht Vorbehalte gegen die Angaben über die Ätiologie aus. Sein Argument lautet: Diese stammen nicht direkt aus den Arzneimittelprüfungen, sondern erst sekundär aus der klinischen Erfahrung (Sankaran 2005, S. 91).

Das Problem eines jeden Repertoriums gilt auch da: Die Rubriken sind nicht komplett, viele haben noch experimentellen Charakter, gerade was die Ätiologie betrifft. Es wird ein offenes System bleiben, wie die Vielfalt der Phänomene des Lebens, auch wenn es stetige Bemühungen der Revision gibt. (Goldmann 2010)

Diese Unsicherheiten nehme ich in Kauf, denn ich brauche die Angaben solcher Rubriken. Vonseiten der Patienten erfahre ich zunehmend mehr und mehr über die seelischen Auslöser ihrer Leiden: Sei es, weil die Patienten heute darauf sensibilisiert sind, oder sei es, weil sich meine Anamnesetechnik verfeinert.

Ich denke beispielsweise an die Rubriken:
- Beschwerden durch Bevormundung bei Kindern,
- Beschwerden durch Bevormundung für lange Zeit,
- Beschwerden durch Missbrauch, speziell durch sexuellen Missbrauch als Kind.

Hier stehen die Arzneien Natrium muriaticum, Ignatia und Staphysagria vorne als vertraute Arzneien für die seelische Kränkung. Wer hätte jedoch Podophyllum peltatum, Medorrhinum oder Naja tripudians unter den ersten vermutet? So bekomme ich die Möglichkeit und Anregung, betreffs bekannter Arzneien in neuen Zusammenhängen zu denken und ebenso neue Arzneien zu berücksichtigen.

▶ **Tab. 12.5** „Beschwerden durch Zorn" im Repertorium.

Repertoriumsrubriken	Anzahl der Arzneien
Gemüt – Beschwerden durch – Zorn – Angst, mit	31
Gemüt – Beschwerden durch – Zorn – Schreck; mit	23
Gemüt – Beschwerden durch – Zorn – stillem Kummer; mit	28
Gemüt – Beschwerden durch – Zorn – unterdrückten Zorn; durch	44
Gemüt – Beschwerden durch – Zorn – Entrüstung, Empörung; mit	19
Gemüt – Gefühle, Emotionen, Gemütsbewegungen – unterdrückte	26

▶ **Tab. 12.6** Ergebnis der Repertorisation.

carc.	ign.	lyc.	nat-m.	aur.	staph.	acon.	nux-v.	plat.	cham.
6/7	5/13	5/9	5/9	5/7	4/13	4/9	4/8	4/6	4/5

Originalrubriken aus dem Repertorium

Gemüt – Beschwerden durch – Bevormundung – Kindern, bei: Anac. Aur-m-n. Carc. cupr-act. erech. ferr-i. hyos. kali-i. *Lyc.* manc. med. naja nat-m. nit-ac. PODO. ruta sep. ser-ang. sil. *Staph.* symph. thuj. vanad. zinc.

Gemüt – Beschwerden durch – Bevormundung – lange Zeit, für: calc. carc. falco-pe. foll. *Ign.* lyc. *Mag-c. Mag-m.* sep. *Staph.* stram.

Gemüt – Beschwerden durch – Missbrauch, Misshandlung; nach – sexuellem Missbrauch; nach – Kindern; bei: acon. anac. arn. *Carc.* ign. kreos. lac-c. lyc. *Med.* nat-m. nux-v. op. *Plat.* sep. staph. thuj.

Die Rubriken zur Ätiologie sind eine Fundgrube für denjenigen Homöopathen, der Patienten mit Psychotrauma betreut. Wie sie für die Arzneifindung eingesetzt werden können und wie sich aus der Praxis Anregungen ergeben, die Daten für die Ätiologie zu erweitern und ergänzen, das lässt sich in den vielen Beispielen unter den Kasuistiken des Buches nachlesen.

12.2.3 Spezialthemen der seelischen Ätiologie

Die neue homöopathische Literatur arbeitet sich auf vielen Wegen zur Dimension der frühkindlichen Belastungen und Prägungen heran, da die Patienten von heute allerorts durch ihre Beschwerdebilder diesen neuen Fokus einfordern. Viele Einzelkasuistiken berichten darüber.

Primäre Bindung

Manche Autoren haben sich an die Erstellung neuer Rubriken und Themengruppen herangewagt. Zur **primären Bindung mit Mutter und Vater** etwa lassen sich viele Anmerkungen im Repertorium finden.

In der Rubrik „Beschwerden durch Vernachlässigung" stehen Ergänzungen unter dem Aspekt: Vernachlässigung durch die Mutter (14 Arzneien) und durch den Vater mit 11 Arzneien. Das sind Hinweise von F. Master im Radar.

Lac humanum wird als Arznei für die Folgen eines frühen Mutterkonflikts eingesetzt, wenn die Sehnsucht nach der Mutter, nach Schutz und Geborgenheit beim Erwachsenen dominiert (Becker 1996).

Lac caninum bekommt der Säugling, wenn er die Mutter entbehren muss, oder umgekehrt die Mutter, wenn sie ihren Neugeborenen in der aller ersten Phase der naturgegebenen symbiotischen Beziehung verliert (Gnaiger-Rathmanner 1991).

Natrium muriaticum ist die Arznei für Folge von Verlust einer Bindungsperson der späteren, bewussteren Jahre, etwa ab dem Alter von 3 Jahren. Es ist auch möglich, dass sich ein Kummer der Mutter während der Schwangerschaft auf das Ungeborene überträgt (Szabo 2008).

Folliculinum kommt dann infrage, wenn ein früher Konflikt mit und Rückzug von der Mutter mit Entfremdung von ihr vorliegt. Damit verbunden ist die Entfremdung von sich selbst, indem eine Opferrolle eingenommen wird (Ari 2011, Gnaiger-Rathmanner 2009).

Scholten verwendet Kategorien aus der Ätiologie: bei Mutterkonflikt wird die **Muriaticumgruppe** der Salzverbindungen empfohlen, bei Vaterkonflikt die **Carbonicumgruppe**. Dazu muss man sein Modell genau studieren. Grundlage bleibt die vertiefte Anamnese, die genau überprüft, ob ein solches Kriterium in der Geschichte des Patienten gut verankert und begründet ist. Es sollte nicht als Abkürzungsweg einer Begegnung benützt werden und das sorgfältige Gespräch ersetzen.

Die konzentrierten „Themen" der Arzneidarstellungen von Heé und Foerster für die homöopathische Behandlung von Jugendlichen enthalten eine Fülle wertvoller Angaben zur Ätiologie, präzisiert im jeweiligen Untertitel „*Lösung aus familiären Bindungen*". Bei jeder der 36 bearbeiteten Arzneien wird der Text griffig, z. B. zu **Carcinosinum**: „*Um sich abzulösen, fehlt die Geborgenheit und die Sicherheit, auch dann geliebt zu werden, wenn man sich mittels aggressiver Impulse in eine eigene Identität löst. Vorstellbar sind intellektuelle oder künstlerische Eltern, die vor allem auf ihre Selbstverwirklichung bedacht sind. Es kann sich auch um rigide, sehr strenge Familien handeln, in denen nur Leistung zählt.*" (Heé u. Foerster 2008, S. 78)

Zu **Ignatia**: „*Ignatia amara ist häufig bei Jugendlichen aus Elternhäusern mit hohen ethischen Idealen indiziert. … Ignatia ist eines der häufigsten Mittel für Jugendliche und Kinder, deren Mutter in der Schwangerschaft Ärger und Demütigung ausge-*

setzt war. Der Kampf der Mutter setzt sich auf das Kind fort. ... eher auf dem Boden von Vater-Tochter-Konflikten." (Heé u. Foerster 2008, S. 90)

Jeder Verhaltenszug ist aus dem Verständnis der Gesamtpersönlichkeit heraus beschrieben.

13 Arzneien für das Psychotrauma

Jutta Gnaiger-Rathmanner

Am Beispiel von Carcinosinum und Opium wird der Stellenwert der Ätiologie untersucht. Kurze Kasuistiken unterstreichen deren Bedeutung. Anhand der bekannten Konstitutions- und Kummerarznei Natrium muriaticum wird der Versuch unternommen, die Gemütssymptome aus dem Repertorium den Hauptcharakteristika aus der Traumatheorie gegenüberzustellen: Vermeidungsverhalten, emotionale Taubheit, Übererregung, Dissoziation und Flashback. Und alles kann auch ganz anders sein: eine letzte Kurzkasuistik.

Die Ätiologie – wo vorhanden – dient für die Arzneifindung als hochwertiges Symptom und kann direkt zur Simile-Arznei führen.

Es gibt Arzneien mit klarem Profil für die Ätiologie, die bei Patienten mit Psychotrauma besondere Beachtung verdienen. Hier seien 3 Beispiele dafür genannt.

13.1 Carcinosinum

Im vorangehenden Kapitel wurden die Rubriken der primären Auslöser von Psychotrauma aufgelistet. Welche Arznei steht an erster Stelle in dieser Repertorisation?

Es ist die Nosode Carcinosinum, eine Arznei, die erst seit 20 Jahren viel von sich reden macht (Hechtel 1989). Sie wird seither von vielen Homöopathen häufig und erfolgreich eingesetzt. Sie ist die erste Arznei, an die man denkt, wenn es sich um ein schweres Kindheitstrauma handelt.

Carcinosinum steht in 25 der 27 gewählten Rubriken (▶ Tab. 12.1, ▶ Tab. 12.2). Die 2 verbleibenden haben untergeordneten Rang. Das heißt, Carcinosinum steht für alle großen Kategorien von Kindheitstrauma.

Ergänzend dazu: In manchen kleinen interessanten Rubriken finden wir ausschließlich Carcinosinum oder als eine unter 2 Arzneien. Diese Rubriken sprechen in ihrem Wortlaut für sich selbst, sodass sie hier wörtlich übernommen werden (▶ Tab. 13.1).

Gerade am Beispiel von Carcinosinum lässt sich aufzeigen, wie unterschiedlich sich Patienten mit Psychotrauma präsentieren.

Zum einen: Gerade der Carsinosinum-Patient ist oft überkontrolliert, angepasst, opferbereit und voller Angst. Diese zeigt sich oft nur in der großen Anspannung und Unruhe, ohne Worte. Ein solcher Patient kann seine verborgene Seelenwunde nicht sofort preisgeben. Sie lässt sich erst durch die Kunst der Kommunikation und Begleitung erschließen, gedrängt durch die große innere Not, aber auch inspiriert „vom rechten Zeitpunkt am rechten Ort". Das heißt, Öffnung gelingt dann, wenn der Patient selbst die Kraft findet, die verdrängten Seelenbilder aus der Vergangenheit in seinem Tagesbewusstsein zuzulassen (s. folgende Kasuistik, Beispiel 1).

Zum anderen: Der Carcinosinum-Patient ist sehr sensibel und kann sich sehr wortgewandt geben. So kann es ebenso vorkommen, dass er seine Geschichte auf Anhieb erzählt, wie Beispiel 2 berichtet.

13.1.1 Beispiel 1

Säugling, 6 Monate

Der 6 Monate alte Säugling leidet unter nässendem Milchschorf am Kopf. Das Schlimme daran: Es juckt furchtbar, das Kind, so klein es ist, kratzte sich schon blutig. Nun beginnt es an den Armbeugen, die Diagnose Neurodermitis wurde schon ausgesprochen. Kortison half nur 4 Tage lang. Die erste Impfung hatte alles schlechter gemacht.

Das Kind ist ruhelos, es ist zärtlich, doch ungeschickt und ungestüm. Es kratzt andere Menschen, auch die Mutter. Schlaf ist gut, Stillen geht gut.

Der Vater hilft und tut sein Bestes.

Beide Eltern neigen zu einer leichten Form von Allergie.

▶ **Tab. 13.1** Kleine Rubriken mit Carcinosinum.

Repertoriumsrubriken	Anzahl der Arzneien
Gemüt – Beschwerden durch – Erwartungen seitens der Eltern; durch zu hohe	1
Gemüt – Beschwerden durch – emotional unterdrückt wird; dadurch, dass er	1
Gemüt – Beschwerden durch – Gelegenheiten, seine Möglichkeiten zu verwirklichen; durch Mangel an	1
Gemüt – Kummer, Trauer – untergräbt die Konstitution	2
Gemüt – Beschwerden durch – Unglücklichsein – Einfluss anderer; durch den	2
Gemüt – Beschwerden durch – Vaters; Abwesenheit des	1
Gemüt – Beschwerden durch – Verantwortung – früh übernommene; durch zu	1
Gemüt – Beschwerden durch – Missbrauch, Misshandlung; nach – Gewalt; durch – Kindern; bei	1
Gemüt – Beschwerden durch – Missbrauch, Misshandlung; nach – sexuellem Missbrauch; nach – Vergewaltigung	2
Gemüt – Kummer, Trauer – still – Entrüstung, Empörung; mit	3

Die innere Frage der Ärztin. Wo setzen wir an? Woher kommt diese Unruhe beim Säugling? So ein massiver Pruritus bei einem so jungen Kind?

Die Kindheit der Mutter. „Sie war nicht schön." Der Vater war Alkoholiker und gewalttätig. Die Mutter war herzkrank und überfordert. Angst, Scham, Schweigen nach außen, Alleingelassensein: diese Gefühle prägten die Kindheit. Seit dem Mädchenalter schon hatte die Kindesmutter Bilder einer eigenen Schwangerschaft und Ängste davor.

Die Schwangerschaft. Die junge Frau hatte viele Gedanken an ihre Kindheit, mit Grübeln und dem alten Gefühl von Verlassenheit, dazu quälende Zweifel, ob sie sich als Mutter bewähren könne.

Auswertung

Die Geschichte der Mutter wird in die Symptomatik der Anamnese des Kindes einbezogen. Es handelt sich um Mangel an Geborgenheit, Vertrauen und Halt. Als weitere Belastungen werte ich die Allergie und die Impfreaktion beim Kind.

Arzneimittelgabe und Verlauf

Verordnung: Carcinosinum 200.

Das hat „schlagartig" gewirkt. Für 2 Tage gab es nochmals einen großflächigen Ausbruch der Haut mit Bläschen, doch ohne Juckreiz. Dann war die Haut gut und die Unruhe verschwunden, nun schon 3 Monate lang. Das Kind hat auch sofort gut zugenommen, im Gegensatz zur Phase davor.

13.1.2 Beispiel 2

Frau, 68 Jahre

Eine 68-jährige, matronenhafte Frau leidet unter Depressionen, zunehmend in den letzten Jahren. Dazu leidet sie unter Belastungsdyspnoe und unter Bauchkrämpfen bei bekannter Divertikulose. Sie muss viel weinen, trotz vieler, guter Gespräche mit dem Mann und mit dem Psychotherapeuten.

Sie wirkt gelassen, ruhig, geordnet und gepflegt.

Sie schläft schlecht, mit vielen „gemischten" Träumen.

Sie beginnt über ihr Leben zu erzählen, mit milder Stimme und unaufdringlich. Sie ist ein Kriegskind, 1943 als viertes Kind ihrer Eltern geboren. Es gab Hunger. Die Mutter wusste sich nicht anders zu helfen, als ihre Kinder zum Stehlen anzuleiten. *„Wir waren verwahrlost und ohne Sitten. – Als Vater von Krieg und Gefangenschaft in Sibirien heimkam, war ich 4 Jahre alt. Ich erinnere mich an das Bild: Vater kam zur Türe herein. Mutter, hochschwanger von einem anderen Mann, ließ alles aus ihren Händen fallen, ging zur Türe hinaus und war seither nicht mehr gesehen. Dann begann ein schweres Leben für uns Kinder. Wir wurden aufgeteilt, kamen auf Pflegeplätze, wurden geschlagen."*

Auswertung

Wo setze ich an? So eine unglaubliche Geschichte. Depressionen sind hier wohl unausweichlich? Und trotzdem eine so milde, weiche, gütige Erscheinung!

Arzneimittelgabe und Verlauf

Verordnung: Ich versuche es mit Pulsatilla C12, 2× täglich. Nach einem Monat: keine Veränderung. Also: Carcinosinum 200.

Nach 6 Wochen geht es deutlich aufwärts, endlich. *„Der Absprung ist gelungen." „Wie wenn sich ein Knopf gelöst hätte."* Dabei zeigt die Frau auf ihre Herzregion.

Alles fällt leichter, die Träume sind verschwunden. Der Tag beginnt jetzt anders, aktiv und zuversichtlich. Sie ist wieder fit, kann ausgiebig wandern.

Immer noch quält Unruhe die Patientin: *„Es gibt niemanden, ich habe niemanden mehr, der meine Fragen zur Mutter und zur Kindheit beantworten könnte. In unserer Kindheit kam es oft vor, dass wir von einem Tag auf den anderen den Pflegeplatz wechseln mussten, Fragen war unerlaubt."* Sie leidet unter Schuldgefühlen, ohne zu wissen, warum.

Verordnung: nochmals Carcinosinum 200.

Einen Monat später berichtet die Patientin: Die Unruhe hat sich gelegt. Die bedrängenden Fragen blieben unbeantwortet, doch kann sie sie ruhen lassen. Sie erkennt, dass diese der Kindheit angehören, und fühlt sich befreit. Ich empfehle der Patientin noch ein paar weitere Schritte von Begleitung und Arzneibehandlung. Letztere war wohl entscheidend gewesen, denn das einfühlsame Gespräch hatte für die Patientin schon vorher, mit ihrem Ehemann, stattfinden können.

13.2 Natrium muriaticum

Natrium muriaticum oder chloratum, das Kochsalz, folgt im Ergebnis der Repertorisation dem Carcinosinum auf dem Fuß. Hier haben wir eine gut bekannte Arznei vor uns, die immer schon für „Folge von seelischem Verlust nach Todesfall oder Trennung" einerseits und für „Folge von Demütigung, Kränkung, Enttäuschung" andererseits eingesetzt worden ist. Sie kommt besonders in den Fällen zum Einsatz, da jede Kränkung in Form von altem, stillem Kummer nachwirkt und dieser den gesamten Habitus des Menschen prägt. Es war die Arznei für unsere Musterpatientin (▶ S. 6).

Die Musterpatientin ließ hinter ihrem gewandten Auftreten auf den „zweiten" Blick Zeichen von posttraumatischer Belastungsstörung erkennen: im Sinne seelischen Vermeidungsverhaltens in ihrer verkrampften Haltung und im Sinne von Dissoziation, indem eine Trauer mitschwingt, die sich nicht aus der aktuellen Situation erklären lässt. Wir haben die entsprechenden Rubriken dazu schon angeführt (▶ S. 32 ff.).

Den Patienten nach Psychotrauma kennzeichnen gemäß der Traumatheorie ganz bestimmte Verhaltensauffälligkeiten (▶ S. 63). Diese seien nun stichwortartig angeführt, um anhand der Arznei Natrium muriaticum beispielhaft zu untersuchen, mit welchen Symptomen sie sich im Repertorium wiederfinden lassen. Unter diesem Aspekt ist die Arznei wohl noch nie untersucht worden. Die Sichtung geschah mithilfe von Frau Mayr.

13.2.1 Vermeidungsverhalten

Symptome von Natrium muriaticum für Vermeidungsverhalten oder „avoidance":
- Gemüt – Geheimnistuerisch, verschlossen
- Gemüt – Gefühle, Emotionen, Gemütsbewegungen – beherrscht; vom Verstand, Intellekt
- Gemüt – Bewusstlosigkeit – häufige kurze Anfälle von Bewusstlosigkeit
- Gemüt – Geistesabwesend
- Gemüt – Berührtwerden – Abneigung berührt zu werden
- Gemüt – Angesehen, angeblickt zu werden – erträgt es nicht, angesehen zu werden
- Gemüt – Verlassen zu sein; Gefühl
- Gemüt – Entfremdet – Familie, von seiner

13.2.2 Emotionale Taubheit

Symptome von Natrium muriaticum, die der „emotionalen Taubheit" zuzuordnen sind:
- Gemüt – Gleichgültigkeit, Apathie – alles; gegen
- Gemüt – Gleichgültigkeit, Apathie – Wohlergehen anderer; gegen das
- Gemüt – Angst – abwechselnd mit – Gleichgültigkeit

- Gemüt – Hilflosigkeit; Gefühl der
- Gemüt – Gesellschaft – Abneigung gegen
- Gemüt – Wille – Verlust der Willenskraft
- Gemüt – Unbarmherzig
- Gemüt – Hass
- Gemüt – Hartherzig, unerbittlich
- Gemüt – Abscheu – Leben; gegen das

13.2.3 Übererregung

Symptome von Natrium muriaticum für die Übererregung oder Hyperarousal:
- Gemüt – Angst – Bett – treibt aus dem Bett
- Gemüt – Angst – Erwartungsspannung, durch – Verabredung, vor einer
- Gemüt – Angst – Gewissensangst
- Gemüt – Furcht – Gefahr, vor drohender
- Gemüt – Auffahren, Zusammenfahren – leicht, bei geringem Anlass
- Gemüt – Drogen – Verlangen nach – psychotropen Drogen; nach
- Gemüt – Furcht – treibt ihn von einem Ort zum anderen
- Gemüt – Heftig, vehement – abends – Kleinigkeiten, über
- Gemüt – Widerspruch – verträgt keinen Widerspruch
- Gemüt – Zorn – antworten muss; wenn er
- Träume – Ängstlich – aufschreit, so dass er
- Träume – Kämpfe
- Allgemeines – Angst, Empfindung allgemeiner körperlicher
- Allgemeines – Reizbarkeit, körperliche – übermäßig
- Gemüt – Empfindlich – Schmerz, gegen – außer sich vor Schmerzen; ist
- Allgemeines – Chorea – Bestrafung, durch
- Allgemeines – Konvulsionen – Schreck agg.
- Allgemeines – Zittern – äußerlich – Erregung – Gemütes; nach Erregung des

13.2.4 Dissoziation

Symptome von Natrium muriaticum für die Dissoziation – d. h., der Patient agiert gegen seine eigenen Interessen und Gefühle, er kann sich weder öffnen noch sein Inneres adäquat zum Ausdruck bringen:
- Gemüt – Geiz – Großzügigkeit gegenüber Fremden, Geiz in Bezug auf seine Familie
- Gemüt – Hypochondrie – Selbstmord; treibt zum
- Gemüt – Lachen – Ernstes, über
- Gemüt – Lachen – Weinen – gleichzeitig Lachen und Weinen
- Gemüt – Mürrisch – grundlos
- Gemüt – Schmutzig – alles; verschmutzt, verdreckt
- Gemüt – Sprache – beeinträchtigt, unnatürlich
- Gemüt – Tadelt sich selbst, macht sich Vorwürfe
- Gemüt – Traum; wie in einem
- Gemüt – Traurigkeit – genießt die Traurigkeit
- Gemüt – Traurigkeit – getröstet werden; kann nicht
- Gemüt – Trost agg. – Mitleid, Mitgefühl agg.
- Gemüt – Verwirrung; geistige – Identität; in bezug auf seine
- Gemüt – Wahnideen – verdammt; er sei
- Gemüt – Waschen – Verlangen zu waschen – Hände; wäscht sich ständig die
- Gemüt – Weinen – kann nicht weinen, obwohl er traurig ist
- Allgemeines – Veränderung, Wechsel – Symptome; Wechsel der

13.2.5 Pathologisches Wiedererleben

Symptome von Natrium muriaticum für das pathologische Wiedererleben oder Flashback, d. h. für Patienten mit Reaktionen, die aus der aktuellen Situation heraus nicht erklärbar sind:
- Gemüt – Verweilt – vergangenen unangenehmen Ereignissen; bei
- Gemüt – Beobachtet zu werden – agg.
- Gemüt – Denken – Beschwerden – agg.; Denken an seine Beschwerden
- Gemüt – Empfindlich – Grobheiten; gegen
- Gemüt – Erzählen der Symptome – agg.
- Gemüt – Furcht – engen Räumen; in – Zügen und geschlossenen Orten; Furcht vor
- Gemüt – Gedanken – zwingend, nötigen ihn, etwas zu tun
- Gemüt – Unanständig, unzüchtig – Sprache, anstößige – Koitus; beim
- Gemüt – Verweilt – vergangenen unangenehmen Ereignissen; bei
- Gemüt – Wahnideen – Visionen, hat – schreckliche – Schreck; durch
- Träume – Schrecklich – wahr – Erwachen wahr; erscheinen nach dem

- Träume – Verbrechen – Verantwortung gezogen wird; für die er zur
- Allgemeines – Beschwerden – begleitet von – Gemütssymptomen
- Allgemeines – Entblößen – Abneigung gegen
- Allgemeines – Lähmung – Schreck; wie durch
- Allgemeines – Ohnmacht – hysterisch
- Allgemeines – Schlag, Schock – elektrischer Schlag, wie ein – Schlaf – Einschlafen; beim – agg.
- Allgemeines – Schwäche – Ärger, Verdruss; nach

13.2.6 Fazit

Die Arznei Natrium muriaticum steht in der Homöopathie für das Psychotrauma: „Folge von Verlust einer Bindungsperson". Es ist möglich, unter den Gemütsrubriken viele typische Symptome der posttraumatischen Belastungsstörung zu finden.

Natrium muriaticum gilt als führende Arznei unter den „Kummerarzneien". Im Ergebnis der Repertorisation bezüglich Psychotrauma und seinen Folgen, wie etwa im ▶ Kap. 13 ausgeführt, erscheint es oft begleitet von anderen wichtigen Arzneien dieser Kategorie: Ignatia amara, Staphysagria, Phosphoricum acidum und Carcinosinum. Darunter reihen sich aber auch Polychreste, die gewöhnlich unter dem Aspekt des Psychotraumas kaum in Betracht gezogen werden: Lycopodium clavatum, Lachesis muta, Hyoscyamus niger und Stramonium, auch Sulfur und Calcium carbonicum.

13.3

Opium

Opium, der Schlafmohn, ist bekannt als eine Arznei für „Folge von Verletzung und seelischem Schock". Dabei ist es der Schock durch einen Unfall, aber auch „der Anblick eines Unfalls" kann bleibenden Schock bewirken.

Opium hat für das Psychotrauma große Bedeutung und ist im Repertorium unter vielen Rubriken zur **seelischen Ätiologie** zu finden:

Folgen von „Tod einer geliebten Person" und bei „seelischem sowie sexuellem Missbrauch bei Kindern", was als Hinweis für die Folgen frühkindlicher Wunden gelten kann. Es zeigt das besondere Trauma von „Scham, Verlegenheit, Vorwürfen und Tadel". Es ist bei den Folgen von „heftigen Gemütsbewegungen" zu finden, wie „Schreck, Zorn, Enttäuschung und Kummer".

Zum anderen ist Opium als Droge für das typische posttraumatische Reaktionsmuster im Sinne von **„emotionaler Taubheit"** homöopathisch geradezu prädestiniert: „Empfindungsverlust im Nervensystem, herabgesetzte Funktionen, schlaftrunkener Stupor, Schmerzlosigkeit, allgemeine Trägheit und Reaktionsmangel stellen die Hauptindikation von Opium dar" (Vermeulen 2000). Dazu kommt der schwere, benommene Schlaf.

„Reichlich Schweiß und Übererregbarkeit mit Spasmen sowie die Tendenz, dass alte Symptome wieder auftreten": Solche Symptome lassen wiederum eine **Übererregung** mit Neigung zu Flashbacks erkennen.

13.3.1 Beispiel

Frau, 34 Jahre

Eine Frau von 34 Jahren kommt akut. Sie hat sich eine schwere Weichteilverletzung am linken Knie zugezogen: ein Sportunfall vor 2 Tagen, schon unfallchirurgisch versorgt. Sie bekommt Arnica montana C 30 für die akute Verletzung.

Am vierten Tag nach der Verletzung findet der Verbandswechsel statt. Die Wundränder schauen blass aus, die Wunde sezerniert noch serös, die Haut ist kühl, schweißig. Sind es Zeichen für einen Reaktionsmangel im Wundbereich?

Die Patientin berichtet, nun nicht mehr gut zu schlafen. Sie ist erregt, wie unter einer Überdosis von Kaffee, mit Herzjagen. Vor ihrem inneren Auge wiederholt sich das Bild ihres Unfalls, der Moment, als sich der Sturz ereignete und sie sich hilflos dem Geschehen ausliefern musste. Des Weiteren haben sich die heftigen Schmerzen bei der Wundversorgung, als die Wunde inspiziert werden musste, tief in ihr Körpergedächtnis eingegraben. Auch das kommt immer wieder, nachts, anstelle des Schlafes.

Verordnung. Sie bekommt nun Opium C 30, 3 × 5 Globuli am ersten Tag, dann 1 × täglich.

Verlauf. Kontrolle 4 Tage später: Die Wundränder sind rosig und trocken, die Haut ist warm. Der

Schlaf ist jetzt gut. Am Tag der Opium-Einnahme hatte sich sofort zwingende Müdigkeit eingestellt. Rege Träume gibt es, doch nicht erinnerlich und nicht bedrängend.

Schlussbetrachtung

Ich frage bei dieser zarten, melancholischen Patientin besonders genau nach. Denn ich kenne ihre Vorgeschichte: Sie war einem schweren Kindheitstrauma erlegen. Noch heute ringt sie um ihr inneres Gleichgewicht. Nun hat sie diese akute Belastung gut überstanden.

Ich forsche nach weiteren Opium-Symptomen und erfahre: Sie braucht immer viel Schlaf, 8–10 Stunden und mehr. Bei Stress verfällt sie in einen Lähmungszustand „wie tot stellen". Bei Streit kennt sie nur eines: Rückzug und Depression. Opium C 30 empfehle ich ihr also auch für ihren weiteren Alltag, bei Bedarf zu einzunehmen.

Ich verweise auch auf die 2 Kasuistiken im nächsten Kapitel.

13.4
Jede Arznei ist eine potenzielle Traumaarznei

Im Grunde kann jede homöopathische Arznei, die als Simile und Konstitutionsarznei eingesetzt ist, die Seelenwunden eines Patienten erreichen und heilen.

Bei schweren Traumageschichten werden wir immer an Carcinosinum denken und es prüfen. Wir werden für eine offensichtliche Ätiologie die entsprechenden Rubriken zurate ziehen. Wir geben uns Zeit, mit dem Patienten den Weg des Dialogs zu gehen.

Schlussendlich kann der Fall eintreten, dass sich die Konstitutionsarznei, das Simile, unerwartet über ganz andere Symptome als die Ätiologie anzeigt, sodass alle Traumathemen links liegen bleiben.

Dafür spricht die folgende Krankengeschichte.

13.4.1 Beispiel

Frau, 37 Jahre

Eine heute 37-jährige Frau hat ein schweres Los hinter sich. Bei einem Amoklauf vor 5 Jahren hat ihr Ehemann das vierte gemeinsame Kind, einjäh-

rig, vor ihren Augen erschossen, und dann sich selbst. Sie leidet heute noch unter Adynamie und übermäßiger Erschöpfbarkeit. Trotz körperlicher Gesundheit liegt sie zu Hause mehr als den halben Tag und schläft nachts normal. Sie hat sich mit diesem Zustand arrangiert, scheint daran nicht sehr zu leiden. Über das Vergangene denkt sie nicht viel nach. Die posttraumatische Depression wird psychiatrisch behandelt.

Ich begleite sie seit Langem. Nach dem Drama hat sie alle Traumaarzneien, die homöopathisch indiziert schienen, erhalten: Aconitum napellus, Opium, Staphysagria, Lac humanum, Carcinosinum etc. Der Erfolg war spärlich geblieben.

Vor einem halben Jahr sah ich die Patientin wieder. Ich ließ ihr Erscheinungsbild entspannt auf mich wirken. So, wie ich sie seit ihren jungen Jahren kenne, wirkt sie auch heute: Ist sie nicht eine echte Phlegmatikerin, adipös, bequem, passiv, schlaff, mit sich und der Welt zufrieden, wenn sie nur in Ruhe gelassen wird? Am besten zu Hause? Steht nicht in dieser Patientin ein ausgesprochenes Calcium-Bild vor mir?

Frage: Mögen Sie lieber warme oder kühle Umgebung? – **Antwort:** *„Mir ist immer zu heiß, ich schwitze auch leicht."*

Ja, dann entscheide ich mich diesmal für Calcium sulfuricum.

Verordnung. Calcium sulfuricum LM 6, 1 × täglich.

Verlauf. Die Patientin schwört bis heute auf diese Arznei. Sie hat ihr einen merklichen Aufschwung verschafft, wie nie zuvor. Seither beginnt sie ihren Tag aktiv und gestaltet sich und ihr Umfeld viel besser. Sie wirkt nun heiter, aufrecht und vital. Bei der Versuchung eines Rückfalls hat sie mehrmals mit „ihrer Arznei" gute Hilfe erfahren.

Schlussbetrachtung

Was findet sich im Nachhinein als Ätiologie bei Calcium, dieser großen Arznei? Calcium sulfuricum bietet nichts Brauchbares. Calcium carbonicum, die nächste verwandte Arznei, überrascht mit einigen Hinweisen im Repertorium, die zur Vorgeschichte dieser Patientin gut passen. Wir finden hier „Beschwerden durch":

13 – Arzneien für das Psychotrauma

- den Tod eines Kindes,
- durch den Anblick eines Unfalls,
- durch die Grobheit anderer,
- durch traurige Gemütsbewegungen,
- durch Zorn, verbunden mit Schreck, mit Angst.

So lernen wir als Homöopathen über unsere kleinen und großen Arzneien, über die alt bekannten und die neuen, nie aus. Anhand des Psychotraumas sind wir angehalten, die Arzneimittellehre nochmals mit neuen Augen zu lesen.

> ✱ **Merke: Eines wird an diesem letzten, unkonventionellen Beispiel offenkundig: In der Homöopathie behandeln wir nicht das Trauma. Wir behandeln den Menschen mit seiner Veranlagung und mit seiner Konstitution; den Menschen, der auf eine Ätiologie mit seinen Möglichkeiten und Ressourcen individuell antwortet.**

Zugunsten der Ätiologie lässt sich auch in diesem Fall sagen: Sie dient dazu, dass der Patient uns sein Inneres zu erkennen gibt und dass uns seine Geschichte verständlich wird.

14 Traumabegriff

Rosemarie Mayr

Der Begriff „Trauma" hat im Laufe der Zeit – wie auch in der Medizingeschichte selbst – zunehmend Kontexterweiterungen erfahren. In diesem Kapitel werden sowohl die Begriffsverwendung als auch die historischen Hintergründe aus der Sicht der Psychiatrie geschildert.

14.1 Definition/Begriffsverwendung

Als Pars pro Toto seien 2 Definitionen des Begriffs „Trauma" herausgegriffen:
- Digitales Wörterbuch der deutschen Sprache:
  - **Trauma:** „durch Gewalteinwirkung entstandene Verletzung, Wunde". Griechisch *tráuma* (τραῦμα) „Verletzung, Verwundung, Wunde, Schaden, Niederlage" wird im Sinne von „Verletzung, Wunde" Bestandteil der lateinischen Wissenschaftssprache der Medizin.
  - In der 2. Hälfte des 19. Jhs. begegnet der Ausdruck auch in deutschen fachsprachlichen Texten und gilt danach in der Psychologie für „seelische Erschütterung, Schock" (Freud, Ende 19. Jh.).
  - **traumatisch:** „Verwundungen betreffend, davon herrührend" (Mitte 19. Jh.), „auf seelischer Erschütterung beruhend" (Anfang 20. Jh.); vgl. spätlateinisch *traumaticus*, griechisch *traumatikós* (τραυματικός) „zur Wunde gehörig, zu ihrer Heilung geeignet".
- Pschyrembel (261. Aufl. 2007):
  - **Trauma** (gr. τραῦμα): Verletzung. **1.** Akut, durch äußere Einflüsse (mechanisch, thermisch, chemisch, strahlenbedingt) entstandener körperlicher Schaden mit Zerstörung von Gewebestrukturen oder Funktionsstörung; z. B. Wunde, Polytrauma. **2.** Psychisches Trauma bei erheblicher seelischer Belastung und/oder unzureichender Bewältigungsmöglichkeit; s. Belastungsstörung, posttraumatische; Persönlichkeitsänderung andauernde nach Extrembelastung; Vulnerabilität.

> ✱ **Merke:** Im Allgemeinen wie im medizinischen Sprachgebrauch wird der Begriff Trauma also sowohl für körperliche als auch für psychische Verletzungen verwendet.

Tatsächlich sind beide Aspekte häufig miteinander verknüpft: eine schwere körperliche Verletzung kann psychische Probleme verursachen, umgekehrt können Psychotraumata (vor allem sequenzielle) zu körperlichen Verletzungen – dies zeigt sich am deutlichsten am Beispiel von Selbstverletzungen – aber auch vielen anderen gesundheitlichen Beeinträchtigungen führen.

Der Mensch verfügt über gewisse biologisch-physiologisch weitgehend „fest verdrahtete" Reaktionsschemata auf vitale Bedrohungen und Gefahren, seien diese vorwiegend physisch oder ausschließlich psychisch. Zugleich wird das subjektive Erleben durch die immer schon gleichzeitig ablaufende (!) Verarbeitung der aktuellen Sinneseindrücke, individueller Faktoren (Temperament, Resilienz, biografische Erfahrungen), dem Vorhandensein oder dem Fehlen verlässlicher Bindungspersonen sowie vom größeren Ganzen des (sub)kulturellen Umfelds und Zeitgeistes mitbestimmt.

14.1.1 Was wird durch wen als psychisches Trauma definiert und was nicht?

Vor dieser Frage stehen sowohl beruflich mit dem Thema befasste Personen wie Ärzte, Therapeuten, Betreuer sowie auch Juristen, Journalisten und nicht zuletzt jeder direkt oder indirekt Betroffene als Privatperson.

In der Regel wird hier Ärzten, Psychologen und Psychotherapeuten viel Definitionshoheit zugesprochen, doch auch die Meinung des eigenen Freundeskreises oder von Medienvertretern kommt hier zum Tragen.

Welche Folgen kann ein aus der Sicht der Erwachsenen belangloser Kummer eines Kindes, verursacht durch Familienangehörige, eine Kränkung durch den Partner oder am Arbeitsplatz, die das eigene Selbstwertgefühl unterminiert oder die chronische emotionale Nichtverfügbarkeit einer wichtigen Bezugsperson hervorrufen?

Im medizinisch-psychiatrischen Kontext wurden von Expertengremien Kriterien erarbeitet, die als Kriterien für traumarelevanten Diagnosen zur Anwendung kommen. Diese wurden in den Diagnosehandbüchern ICD-10 und DSM-IV zusammengefasst (s. u.).

14.1.2 Was wird als Trauma offiziell anerkannt?

Hier geht es um die Anerkennung einer Diagnose durch die Krankenkasse oder die Rentenversicherung mit entsprechenden Konsequenzen für die Finanzierung einer Rehabilitation oder fortlaufenden Physio-, Ergo- oder Psychotherapie bis hin zur Existenzsicherung. Der Gesetzgeber wiederum definiert, welche Einwirkung als Straftat (z. B. Körperverletzung, Misshandlung, Vergewaltigung, sexuelle Ausbeutung) gewertet und geahndet wird.

14.1.3 Welche individuellen und welche kollektiven Bewältigungsstrategien stehen den Betroffenen zur Verfügung?

Wie groß ist die Resilienz der Einzelpersönlichkeit? Welche unmittelbaren Bindungspersonen (Eltern, sonstige Familienangehörige, Freunde, Kollegen) standen und stehen dem/der Betroffenen bei? Sind entsprechende Behandlungsmöglichkeiten (medizinisch und/oder psychotherapeutisch), soziale bzw. juristische Hilfsangebote vorhanden, bekannt und erreichbar?

14.1.4 Wo positioniere ich mich selbst als Mitbetroffener, Miteinbezogener – sei es als Angehöriger, Freund oder professioneller Helfer in einem Kontext, in dem es um Trauma geht?

Welche Weltanschauungen, Überzeugungen und eigene Erfahrungen leiten das Verhalten der Helfer im privaten und beruflichen Kontext? Diese sind ihrerseits eng miteinander verflochten und äußern sich im Verhalten mehr oder weniger (un)bewusst bzw. (un)reflektiert je nach Persönlichkeitsstruktur, Lebensgeschichte, Ausbildung und prägender Soziokultur. Der Bogen spannt sich hier von den Lernerfahrungen in der Familie und im Freundeskreis im Umgang mit Kränkungen und Verletzungen über explizite und implizite Lerninhalte, wie sie in psychologisch-psychotherapeutischer oder pädagogischer Ausbildung vermittelt werden, bis hin zum Einfluss des gerade vorherrschenden Zeitgeistes bzw. der gesellschaftlichen Werte.

Hierzu ein ganz kurzer Blick auf die Geschichte des Traumabegriffs selbst.

14.2 Geschichte des Trauma(begriff)s – ein Exkurs aus der Sicht der Psychiatrie

Religion. Diverse Religionen betrachteten, und tun dies teilweise immer noch, sowohl kollektive Katastrophen als auch individuelle Krankheit oder Leid als Strafe der Götter (oder später in unserem Kulturkreis des christlichen Gottes), als Folge moralisch unzulänglichen Verhaltens. Erst nach und nach wurde diese Kausalverknüpfung im Lauf der Geschichte relativiert.

In Europa wurde bis zum Ende des 17. Jahrhunderts zwischen seelischen, geistigen und körperlichen Prozessen nicht genau unterschieden. Der Mensch wurde noch als ein relativ wenig in sich strukturierter Teil eines größeren Ganzen verstanden, weitgehend definiert durch seine Stellung in der Gemeinschaft und dem Menschenbild der etablierten Religionen. Etwa seit der Aufklärung entwickelte sich allerdings eine zunehmend differenziertere Betrachtungsweise für diese Zusammenhänge und damit auch für die Korrelationen zwischen Glück und Unglück, Gesundheit oder Krankheit.

Entsprechend dieser soziokulturellen Entwicklung präsentierte sich in weiterer Folge, besonders ab dem 19. Jahrhundert, auch das Phänomen Trauma von neuen, bisher unbekannten Aspekten aus. Dies machte Erweiterungen und teilweise Neudefinitionen des bisherigen Verständnisses des Traumabegriffs notwendig. Die Zusammenführung der verschiedenen Sichtweisen, Definitionshoheiten und Interessenslagen war (und ist) keine leichte Aufgabe.

Medizinischer Diskurs. Im medizinischen Diskurs ging es zunächst vor allem um die Themen neurologisch-biologische Ätiologie vs. tiefenpsychologischer bzw. psychosozialer Ursachen diverser Beschwerdebilder (Hysterie, Neurosen; Fischer-Homberger 2000). Parallel dazu befassten sich Forensiker und Kriminologen mit den Folgen von Misshandlung, Tötung und sexueller Ausbeutung von Kindern und deren Spätfolgen (Sachsse 1998). Gerade in diesem Themenbereich zeigten sich die Auswirkungen tradierter Machtstrukturen, nicht nur auf die von einem Trauma Betroffenen als zu Betreuende und Versorgende oder zu Verwahrende, sondern auch auf die Forscher selbst. Dies wurde insbesondere am Beispiel Freuds vielfach in der Literatur aufgezeigt:

„Einer der Schüler von Charcot, Sigmund Freud, war zu Beginn seiner Karriere noch davon überzeugt, dass die hysterische Symptomatik der von ihm behandelten Oberschichtfrauen weniger von einer ererbten Vulnerabilität verursacht wurde, sondern durch ein sexualisiertes Trauma in der Kinder- oder Jugendzeit. Bis auf den Täterkreis, den er vor allem durch Dienstboten und Kinderfrauen vertreten sah, beschreibt Freud in seinem frühen Vortrag ‚zur Ätiologie der Hysterie' erstaunlich treffend die Dynamik des sexualisierten Kindesmissbrauchs. Privat äußerte er, dass er in Wirklichkeit vor allem unter den Vätern die Täter vermute. Nun war dies keine Position, mit der man im patriarchalen Wien des späten 19. Jahrhunderts Karriere machen konnte. Um seine junge Wissenschaft, um die Psychoanalyse zu schützen, revidierte Freud seine Theorie schließlich dahingehend, dass sich hysterische Symptome eher auf frühkindliche innerpsychische Konflikte, verursacht durch sexuelle Fantasien und Wunschvorstellungen, zurückführen lassen. Aus der Verführungstheorie wurde die Triebtheorie." (Turmes 2005, S. 55)

Dieses Episode aus der Wissenschaftsgeschichte wurde und wird bis in die jetzige Zeit noch kontrovers diskutiert (Gerisch u. Köhler 1993; Masson 1995, Fischer-Homberger 2000, Turmes 2005) und zeigt exemplarisch, wie sehr herrschender Zeitgeist und soziokulturelle Machtstrukturen im Konflikt mit Erkenntnissen und/ oder Eigeninteressen der Forscher eine sich als objektiv und neutral präsentierende Wissenschaft prägen.

Neben der Wissenschaft im engeren Sinne spielten zunehmend die Interessenslagen der Versicherungen eine Rolle, als im Zuge der Industrialisierung Schadensersatzansprüche (z. B. „railway-spine") geltend gemacht wurden (Fischer-Homberger 2000).

Vor allem aber brachten die psychischen Symptome der Soldaten im 1. Weltkrieg („Kriegszitterer" und „shell shock") und später die Beobachtungen im 2. Weltkrieg neue Aspekte hinzu. Seit dem Vietnamkrieg nahm die Forschung schließlich auch die psychischen Folgen, die bei Helfern und Zeugen beobachtet wurden, zusätzlich in den Blick (▶ **Kap. 15.3**; Birbaumer 2009, Bleich et al. 1986, Fischer-Homberger 2000, Turmes 2005).

15 Trauma im psychologischen und psychiatrischen Kontext

Rosemarie Mayr

Die komplexen Zusammenhänge zwischen Traumatisierung und deren Auswirkung auf die Psyche, das Vegetativum und den Körper wurden und werden intensiv von verschiedenen Disziplinen her erforscht. Neben Neurobiologie, Psychiatrie, Psychologie und Psychotherapie sind auch Beiträge aus der Pädagogik, Philosophie, Soziologie, Anthropologie wie auch der Ethikforschung, Theologie und Politologie gefragt, um ein möglichst umfassendes Verständnis zu erarbeiten.

Im Rahmen dieses Kapitels kann nur ein ganz kurzer Überblick für den täglichen Praxisgebrauch über die heutigen Vorstellungen von Psychotrauma, seine neurobiologischen Auswirkungen, die Klinik und Diagnostik sowie (anderer) Therapiemöglichkeiten (als der homöopathischen) gegeben werden.

15.1 Häufig verwendete Einteilungsschemata und Begriffe

Schon der kurze Abriss unter dem Absatz „Geschichte" (▶ S. 58 f.) zeigt auf, dass ein Begriff, ob er nun wissenschaftlich oder im (Berufs-)Alltag gebraucht wird, nach Definitionen, Einteilungen und kontextuellen Einordnungen verlangt, um ein tieferes Verständnis für das Thema zu bekommen und in der Folge effiziente Hilfe und Unterstützung anbieten zu können.

Die bekanntesten und gebräuchlichsten sind die Einteilungen nach L. Terr (1991) und J. G. Allen (2005).

15.1.1 Einteilungsschema nach L. Terr (1991)

Typ 1. Einmaltrauma – Unterbrechung der Normalität: Dazu zählen Ereignisse, die plötzlich und unerwartet über eine Person hereinbrechen: z. B. schwere Unfälle, Überfallenwerden, Vergewaltigung, Schicksalsschläge wie z. B. der unerwartete Verlust eines geliebten Menschen durch Tod oder Verlassen werden etc.

Typ 2. Mehrfachtrauma – traumatische Normalität: Hier handelt es sich um wiederholte Traumatisierungen über längere Zeiträume, wie Kriegsereignisse, Verfolgung, Gefangenschaft, Geiselhaft, körperliche und/oder sexuelle Misshandlungen, schwere Vernachlässigung etc.

15.1.2 Einteilung nach J. G. Allen (2005)

Allen unterteilt in:
- unpersönliches Trauma: Naturkatastrophen, technische Katastrophen, Krieg, Verfolgung, Terrorismus etc.,
- interpersonelles Trauma: plötzlicher Verlust eines Angehörigen, Vergewaltigung, Stalking, Mobbing etc.,
- Bindungstrauma: Vernachlässigung, körperliche und oder sexuelle Misshandlung etc.

Je nachdem, ob ein Trauma als individuelles oder kollektives Schicksal erfahren wird bzw. ein einmaliges Ereignis darstellt oder aber eine wiederholte Erfahrung, wird dies tendenziell die Symptomatik prägen. In der Praxis werden sinnvollerweise beide Schemata kombiniert und zwischen Einfachtraumata persönlicher (z. B. plötzlicher Tod einer nahen Bezugsperson) und unpersönlicher Art (z. B. Unfall) sowie Mehrfachtraumata persönlicher Art (wiederholte körperliche Misshandlung oder sexueller Missbrauch) und unpersönlicher Art (z. B. Krieg, gesellschaftliche Ausgrenzung) unterschieden.

15.1.3 Weitere Einteilungen

Vor allem Beobachtungen an traumatisierten Helfern oder Zeugen von Gewalt lenkte die Aufmerksamkeit auf die **kategoriale Unterscheidung von der Unmittelbarkeit des Erlebens her** (Daniels 2003 u. 2006):

- **primäre** oder **viktimale** Traumaerfahrung: „am eigenen Leib",
- **sekundäre** oder **partizipative** Traumaerfahrung: als Zeuge/in des traumatischen Geschehens,
- **tertiäre** oder **indirekte** Traumaerfahrung: Schilderungen Betroffener oder Berichterstattung durch Medien.

15.2 Symptomatik und Neurobiologie

Um das Überleben eines Individuums und damit auch einer Art zu sichern, haben sich im Laufe der Evolution gewisse Strukturen und Funktionen genetisch etabliert. Gleichzeitig ist die Hirnentwicklung – je nach Spezies in mehr oder minder großem Ausmaß – ein sich selbst organisierender und durch Interaktion mit der Außenwelt gelenkter Prozess. Keine andere Säugetierart kommt mit genetisch so geringfügig festgelegten Reaktions- und Verhaltensmustern zur Welt wie der Mensch.

Genetisch festgelegt sind lediglich:
- Geschlecht und wesentliche Körpermerkmale,
- basale Funktionen zur Regulation der körperlichen Vitalfunktionen inklusive Reaktionsmuster für das Überleben (Flucht- und Kampfreaktion, Totstellreflex/Dissoziation),
- Programme für Wachstum und Reifung des Organismus,
- die Fähigkeit zur Strukturbildung,
- Bindungsbedürfnis und Erkundungsbedürfnis.

Neuroplastizität. Die lange Reifungszeit des Homo sapiens ermöglicht ein hohes Ausmaß an Neuroplastizität d.h. Lern- und Anpassungsfähigkeit. Dadurch kann sich der Mensch an unterschiedlichste klimatische Verhältnisse anpassen oder die verschiedensten Kulturen ausbilden, deren Strukturen ihrerseits wieder auf ihn zurückwirken. Dementsprechend kann und muss er sich im Mikrokosmos der Familie und unmittelbaren Umgebung ebenso zurechtfinden wie in der Gesellschaftsordnung, in der er lebt. Er wird durch diese also einerseits (mit-)geformt und wirkt seinerseits auf dieselbe in geringerem oder höherem Ausmaß im Sinne eines Rückkopplungsprozesses ein.

Lebensbedrohliches Ereignis. Tritt nun ein unter Umständen lebensbedrohliches Ereignis ein, wird selbst beim Erwachsenen auf die stammesgeschichtlich (phylogenetisch) älteren robusteren Notfallprogramme zurückgegriffen (Besser 2005).

Ein subjektiv als existenziell bedrohlich empfundenes Ereignis – sei die Gefahr nun physischer oder psychischer Natur – löst im Organismus zunächst eine sympathikusmediierte Übererregung (physiologische Vorbereitung auf Kampf oder Flucht) aus.

Traumatische Zange. Sind Verteidigung (**F**ight) oder Flucht (**F**light) nicht möglich, führt dies in weiterer Folge zu einer parasympathikusmediierten Erschlaffung (Totstellreflex), die sich als Erstarrungs- bzw. Schockzustand (**F**reeze) äußert (Hüther et al. 2010). Dazu kommt, dass das Erlebte unvollständig und unzusammenhängend im Gehirn abgespeichert wird (**F**ragment). Der betreffende Mensch ist in eine „traumatische Zange" geraten (Huber 2000, Hüther et al. 2010; ▶ Abb. 15.1).

Anders ausgedrückt bedingt dieses biologische Notfallprogramm eine Einengung der sensorischen Wahrnehmung (Thalamus), schränkt die räumlich-zeitliche Einordnung der Ereignisse (Hippokampus) ein und behindert die assoziativen und integrierenden Funktionen des Bewusstseins (kortikale Funktionen). Die sensorischen Erlebnisdetails werden nur mehr fragmentarisch abgespeichert. Das Erlebte kann später nicht mehr in einem zusammenhängenden Ganzen im Gedächtnis abgerufen werden: Versprachlichung (Broca-Zentrum) und Kontextualisierung (Hippokampus und Frontalhirn) gelingen nur mehr unzureichend (▶ Abb. 15.2).

Traumanetzwerke. Während die Eindrücke des Erlebten einerseits „zersplittert" (d.h. ohne ausreichende Einordnung in einen für das reflektierende Bewusstsein fassbaren, größeren Gesamtzusam-

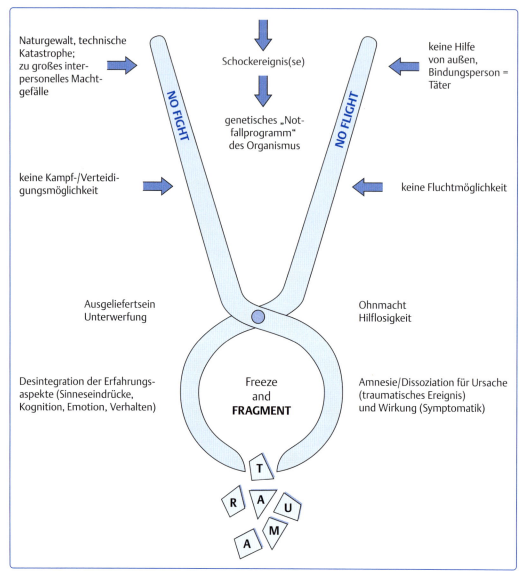

▶ Abb. 15.1 Traumatische Zange.

menhang) abgelegt werden, werden diese „Splitter" andererseits doch nach dem Prinzip „neurons that fire together wire together" (Hebb 1949) eng miteinander verknüpft. Durch diesen Mechanismus können „Traumanetzwerke" im Gehirn entstehen, die umso stabiler sind, je stärker die Aktivierung emotionaler Zentren und die damit einhergehende Ausschüttung neuroplastisch wirksamer Botenstoffe (v. a. Katecholamine) sind bzw. je häufiger die Reaktivierung erfolgt (Hüther et al. 2010).

Letzteres geschieht nicht nur durch neuerliche traumatische Erlebnisse sondern kann – je nach Ausmaß der ursprünglichen Fragmentierung der Erinnerung – auch durch (von einem Traumakontext) unabhängige Trigger ausgelöst werden. Beispiele hierfür wären etwa der Geruch verschmorender Autoreifen, die jemand im Hinterhof verbrennt (Erinnerung an einen schweren Autounfall) oder Tonfall oder Gesichtsausdruck einer unbekannten Person (die an den Täter erinnert). Solch ein Sinneseindruck wirkt dann als Aktivator

15.2 – Symptomatik und Neurobiologie

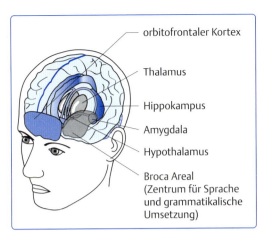

▶ **Abb. 15.2** Aktivitätsniveau maßgeblicher Hirnzentren bei Traumatisierung:
↓ Orbitofrontaler Kortex (vordere Großhirnrinde): zuständig für moralische Entscheidungen, Handlungsplanung, „Beobachter"; beim gesunden Erwachsenen ist der präfrontale Kortex in der Lage, die Amygdala herunterzuregulieren.
↓ Thalamus: das „Tor zum Bewusstsein"; wichtige Schaltstelle für aus der Peripherie ankommende Sinneseindrücke sowie von der Großhirnrinde kommenden motorischen Efferenzen; reguliert die Oszillation des Schlaf-Wach-Rhythmus.
↓ Hippokampus: „Archivar des Gedächtnisses": verlagert Inhalte des Kurzzeitgedächtisses ins Langzeitgedächtnis.
↑ Amygdala (Mandelkern): Alarmgeber; alles, was als potenziell gefährlich eingeschätzt wird, erzeugt Angst; vergleicht neue Informationen mit bereits Erlebten und färbt sie emotional ein.
↓ Hypothalamus: übergeordnetes Steuerungszentrum für das vegetative Nervensystem.
↓ Broca-Areal: Sprachzentrum für sprachlich-grammatikalische Umsetzung.

für ein derartiges Traumanetzwerk, das eine ganze Kaskade physiologischer Prozesse und Verhaltensweisen im Sinne von Kampf, Flucht und/oder Dissoziation in Gang setzt. Dies wiederum kann für einen außenstehenden Beobachter in einer gegebenen, scheinbar neutralen Situation ziemlich unangebracht wirken und Unverständnis bis hin zu Ablehnung hervorrufen.

15.2.1 Klinische Symptomatik von Traumafolgestörungen

Während Einmaltraumata in den meisten Fällen zu einer akuten Belastungsstörung führen, die auch ohne formale Behandlung nach einigen Stunden oder Tagen wieder abklingen kann, entwickeln andere unter Umständen erst nach längerer Latenzzeit ein posttraumatisches Stresssyndrom oder eine andere traumabezogene Störung. Wiederholte Traumaeinwirkungen hinterlassen immer Folgestörungen – wobei das Ausmaß derselben vom Lebensalter der Betroffenen, der Intensität, der Frequenz und Dauer der Bedrohungen, der Gewalterfahrungen oder der chronischen Vernachlässigung und auf der positiven Seite der Bilanz vom Vorhandensein unterstützender Bezugspersonen, die über einen längeren Zeitraum zur Verfügung stehen, sowie dem Temperament und der Resilienz der Betroffenen abhängt.

Traumatrias

In der Praxis lässt sich eine Traumafolgestörung verlässlich anhand des Syndroms der „Traumatrias" erkennen. Die einzelnen Faktoren können anteilsmäßig verschieden stark repräsentiert sein, doch sollten alle 3 Aspekte vorhanden sein, um die Diagnose einer Traumafolgestörung im psychiatrischen Sinn stellen zu können. Diese finden sich dementsprechend, je nach Diagnose verschieden gewichtet, in den diagnostischen Handbüchern (ICD-10, DSM-IV-R – s. u.) wieder.

Traumatrias:
- Hyperarousal
- Wiedererleben
- Vermeidung/Verdrängung

Symptomatik. Im klinischen Alltag präsentiert sich diese Trias u. a. als: Flashbacks, Albträume, psychotische Zustände (Wiedererleben), Unruhe, Gereiztheit, Schreckhaftigkeit, Angst, Panikattacken, Schlafstörungen, Albträume, Risikoverhalten (Hyperarousal), Vermeidungsverhalten, Konzentrationsstörungen, Leistungsabfall. Darüber hinaus können depressive Zustandsbilder, somatoforme Störungen, Zwangsstörungen, soziale Ängste, Kontakt- und Beziehungsstörungen, selbstverletzendes Verhalten, Substanzmissbrauch, Suchtverhalten (Vermeidung/Verdrängung) bis hin zu schweren Persönlichkeitsstörungen oder dissoziativer Identitätsstörungen (s. u. unter Diagnoseschemata) das Bild ergänzen.

15.2.2 Diagnoseschemata und klinische Symptomatik

Wie weiter oben bereits angeführt bemüht man sich seit Jahrzehnten, medizinische und psychiatrische Diagnosen vergleichbar(er) zu machen. Im deutschsprachigen Raum bzw. den meisten europäischen Ländern wird gemäß dem **ICD** (International Code of Diseases) diagnostiziert. Neben der offiziellen WHO-Version gibt es eine spezielle deutsche Version, die ICD-10-GM (German Modification) aus dem Jahr 2004, die in der 10. Revision im Jahr 2008 veröffentlicht wurde. Diese Revision wird durch das DIMDI (Deutsches Institut für Medizinische Dokumentation und Information) jährlich überarbeitet und aktualisiert. Im November 2010 folgte die ICD-10-GM Version 2010.

Im folgenden Abschnitt, der den Diagnoseschemata in der Psychiatrie gewidmet ist, wird daher primär auf das ICD-10 (an der nächsten Version, dem ICD-11 wird gearbeitet – s.o.) Bezug genommen. Im Falle der Borderlinestörung wird auch die – allgemein bekanntere und unmittelbar anschaulichere – Version des DSM-IV zum Vergleich gegenübergestellt.

Traumarelevante Diagnosen im ICD-10-Schema

- **F 43.–** Reaktionen auf schwere Belastung und Anpassungsstörungen
- F 43.0 Akute Belastungsreaktion
- F 43.1 Posttraumatische Belastungsstörung
- F 43.2 Anpassungsstörungen
- F 43.8 Sonstige Reaktionen auf schwere Belastung
- F 43.9 Reaktion auf schwere Belastung, nicht näher bezeichnet
- **F 44.–** Dissoziative Störungen
- F 44.- Dissoziative Amnesie
- F 44.1 Dissoziative Fugue
- F 44.2 Dissoziativer Stupor
- F 44.3 Trance- und Besessenheitszustände (außerhalb des kulturell/religiösen Kontexts)
- F 44.4 Dissoziative Bewegungsstörungen
- F 44.5 Dissoziative Krampfanfälle
- F 44.6 Dissoziative Sensibilitäts- und Empfindungsstörungen
- F 44. 7 Dissoziative Störungen [Konversionsstörungen], gemischt
- Kombinationen der unter F44.0–F44.6 beschriebenen Störungen
- F 44.8- Sonstige dissoziative Störungen [Konversionsstörungen]
- F 44.80 Ganser-Syndrom
- F 44.81 Multiple Persönlichkeit(sstörung)
- F 44.82 Transitorische dissoziative Störungen [Konversionsstörungen] in Kindheit und Jugend
- F 44.88 Sonstige dissoziative Störungen [Konversionsstörungen]
    - psychogen: Dämmerzustand, Verwirrtheit
- F 44.9 Dissoziative Störung [Konversionsstörung], nicht näher bezeichnet

Die unter „**F45–** Somatoforme Störungen" aufgelisteten Syndrombilder können als Folge bzw. als Begleitsymptom von Psychotraumata auftreten, können jedoch auch andere Auslöser (z.B. eine vorausgegangene chronische körperliche Krankheit) haben.

- **F 60.–** Spezifische Persönlichkeitsstörungen
- F 60.3 Emotional instabile Persönlichkeitsstörung
- F 60.30 Impulsiver Typ
- F 60.31 Borderline Typ
- **F 62–.** Andauernde Persönlichkeitsveränderungen nicht infolge einer Schädigung des Gehirns
- F 62.0 Andauernde Persönlichkeitsveränderung nach Extrembelastung

15.3 Übersicht traumareaktiver Entwicklungen

Die folgende Grafik zeigt die Zusammenhänge bzw. Verbindungen zwischen verschiedenen traumabezogenen Störungen – gemäß heutigem Verständnis (▶ Abb. 15.3). Übergänge von einer Form in eine andere (z.B. akute Belastungsreaktion → PTSD: Posttraumatic Stress Disorder) sowie Überlappungen (etwa PTSD oder Persönlichkeitsstörung als Traumafolge mit den Komorbiditäten Depression, Angst, Somatisierung usw.) sind möglich.

Im Folgenden wird – zum raschen Nachschlagen – eine kurze Darstellung der häufigsten traumarelevanten Diagnosen, wie sie im ICD-10

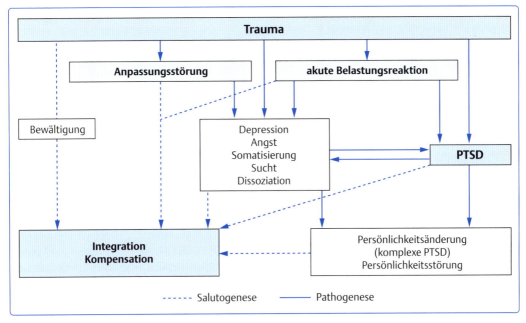

▶ **Abb. 15.3** Zusammenhänge zwischen den traumabezogenen Störungen (nach: Flatten et al. 2011; mit freundlicher Genehmigung von Dr. G. Flatten).

kodiert und beschrieben sind, wiedergegeben. PTSD und Borderlinepersönlichkeitsstörung werden als die wichtigsten Vertreter genauer dargestellt.

15.3.1 Akute Belastungsreaktion (F 43.0)

Eine vorübergehende Störung von beträchtlichem Schweregrad, die als Reaktion auf eine außergewöhnliche körperliche und/oder seelische Belastung auftritt und im Allgemeinen innerhalb von Stunden oder Tagen abklingt, längstens innerhalb von 4 Wochen. Es muss ein unmittelbarer und klarer zeitlicher Zusammenhang zwischen einer ungewöhnlichen Belastung und dem Beginn der Symptome vorliegen. Man kann in den aufgelisteten Symptomen gut die Traumatrias wiedererkennen. Je nach Schwerpunkt der Symptomatiken ergeben sich dann die verschiedenen Diagnosen.

15.3.2 Posttraumatische Belastungsstörung (PTBS/PTSD) F 43.1 (ICD-10)

Eine verzögerte oder protrahierte Reaktion auf ein belastendes Ereignis oder eine Situation außergewöhnlicher Bedrohung. Die Störung folgt dem Trauma mit einer Latenz, die Wochen oder Monate (selten mehr als 6) dauern kann.

Das syndromale Störungsbild ist geprägt durch:
- sich aufdrängende, belastende Gedanken und Erinnerungen an das Trauma (Intrusionen) oder Erinnerungslücken (Bilder, Albträume, Flashbacks, partielle Amnesie),
- Übererregungssymptome (Schlafstörungen, Schreckhaftigkeit, vermehrte Reizbarkeit, Affektintoleranz, Konzentrationsstörungen),
- Vermeidungsverhalten (Vermeidung traumaassoziierter Stimuli),
- emotionale Taubheit (allgemeiner Rückzug, Interesseverlust, innere Teilnahmslosigkeit).

Im Kindesalter begegnen uns teilweise veränderte Symptomausprägungen (z.B. wiederholtes Durchspielen des traumatischen Erlebens, Verhaltensauffälligkeiten, z.T. aggressive Verhaltensmuster).

Die Symptomatik kann unmittelbar oder auch mit (z. T. mehrjähriger) Verzögerung nach dem traumatischen Geschehen auftreten (Late-Onset-PTSD).

Zur Epidemiologie. Die Häufigkeit von PTBS ist abhängig von der Art des Traumas.
- ca. 50 % Prävalenz nach Vergewaltigung,
- ca. 25 % Prävalenz nach anderen Gewaltverbrechen,
- ca. 50 % bei Kriegs-, Vertreibungs- und Folteropfern,
- ca. 10 % bei Verkehrsunfallopfern,
- ca. 10 % bei schweren Organerkrankungen (Herzinfarkt, Malignome).

In Deutschland liegt die Lebenszeitprävalenz für PTBS in der Allgemeinbevölkerung bei 1,5–2 %. Die Prävalenz subsyndromaler Störungsbilder ist wesentlich höher. Es besteht eine hohe Chronifizierungsneigung (www.awmf.org).

> **Posttraumatische Belastungsstörung – Kriterien: F 43.1 (ICD-10)**
>
> A. Die Betroffenen sind einem kurz oder lang dauernden Ereignis oder Geschehen von außergewöhnlicher Bedrohung oder mit katastrophalem Ausmaß ausgesetzt, das nahezu bei jedem tief greifende Verzweiflung auslösen würde.
> B. Anhaltende Erinnerungen oder Wiedererleben der Belastung durch aufdringliche Nachhallerinnerungen (Flashbacks), lebendige Erinnerungen, sich wiederholende Träume oder durch innere Bedrängnis in Situationen, die der Belastung ähneln oder mit ihr in Zusammenhang stehen.
> C. Umstände, die der Belastung ähneln oder mit ihr im Zusammenhang stehen, werden tatsächlich oder möglichst vermieden. Dieses Verhalten bestand nicht vor dem belastenden Erlebnis.
> D. Entweder 1. oder 2.
> 1. Teilweise oder vollständige Unfähigkeit, einige wichtige Aspekte der Belastung zu erinnern.
> 2. Anhaltende Symptome einer erhöhten psychischen Sensitivität und Erregung (nicht vorhanden vor der Belastung) mit 2 der folgenden Merkmale:
>   a. Ein- und Durchschlafstörungen
>   b. Reizbarkeit oder Wutausbrüche
>   c. Konzentrationsschwierigkeiten
>   d. Hypervigilanz
>   e. erhöhte Schreckhaftigkeit
>
> E. Die Kriterien B, C und D treten innerhalb von 6 Monaten nach dem Belastungsereignis oder nach Ende einer Belastungsperiode auf. (In einigen speziellen Fällen kann ein späterer Beginn berücksichtigt werden, dies sollte aber gesondert angegeben werden.)

15.3.3 Anpassungsstörungen (F 43.2)

Als Anpassungsstörungen werden nach der ICD-10-Klassifikation Zustände von subjektiver Bedrängnis und emotionaler Beeinträchtigung bezeichnet, die im Allgemeinen soziale Funktionen und Leistungen behindern und während des Anpassungsprozesses nach einer entscheidenden Lebensveränderung oder nach belastenden Lebensereignissen auftreten.

Die Belastung kann das soziale Netz des Betroffenen beschädigt haben (wie bei einem Trauerfall oder bei Trennungserlebnissen) oder das weitere Umfeld sozialer Unterstützung oder soziale Werte (wie bei Emigration oder nach Flucht). Sie kann auch in einem größeren Entwicklungsschritt oder einer Krise bestehen (wie Schulbesuch, Elternschaft, Misserfolg, Erreichen eines ersehnten Zieles und Ruhestand).

Die individuelle Prädisposition oder Vulnerabilität spielt bei dem möglichen Auftreten und bei der Form der Anpassungsstörung eine bedeutsame Rolle; es ist aber dennoch davon auszugehen, dass das Krankheitsbild ohne die Belastung nicht entstanden wäre.

Die Anzeichen sind unterschiedlich und umfassen depressive Stimmung, Angst oder Sorge (oder eine Mischung von diesen). Außerdem kann ein Gefühl bestehen, mit den alltäglichen Gegebenheiten nicht zurechtzukommen, diese nicht vorausplanen oder fortsetzen zu können. Störungen des Sozialverhaltens können insbesondere bei Jugendlichen ein zusätzliches Symptom sein.

Hervorstechendes Merkmal kann eine kurze oder längere depressive Reaktion oder eine Störung anderer Gefühle und des Sozialverhaltens sein.

Assoziierte Begriffe sind: Hospitalismus bei Kindern, Kulturschock, Trauerreaktion. Exklusive: Trennungsangst in der Kindheit (F93.0).

15.3.4 Dissoziative Störungen (Konversionsstörungen; F 44.–)

Das allgemeine Kennzeichen der dissoziativen Störungen oder Konversionsstörungen besteht in teilweisem oder völligem Verlust der normalen Integration der Erinnerung an die Vergangenheit, des Identitätsbewusstseins, der Wahrnehmung unmittelbarer Empfindungen sowie der Kontrolle von Körperbewegungen. Alle dissoziativen Störungen neigen nach einigen Wochen oder Monaten zur Remission, besonders wenn der Beginn mit einem traumatisierenden Lebensereignis in Zusammenhang steht.

Eher chronische Störungen, besonders Lähmungen und Gefühlsstörungen, entwickeln sich, wenn der Beginn mit unlösbaren Problemen oder interpersonalen Schwierigkeiten verbunden ist.

Diese Störungen wurden früher als verschiedene Formen der „Konversionsneurose oder Hysterie" klassifiziert. Sie werden als ursächlich psychogen angesehen, in enger zeitlicher Verbindung mit traumatisierenden Ereignissen, unlösbaren oder unerträglichen Konflikten oder gestörten Beziehungen. Die Symptome verkörpern häufig das Konzept der betroffenen Person, wie sich eine körperliche Krankheit manifestieren müsste. Körperliche Untersuchung und Befragungen geben keinen Hinweis auf eine bekannte somatische oder neurologische Krankheit. Zusätzlich ist der Funktionsverlust offensichtlich Ausdruck emotionaler Konflikte oder Bedürfnisse. Die Symptome können sich in enger Beziehung zu psychischer Belastung entwickeln und erscheinen oft plötzlich. Nur Störungen der körperlichen Funktionen, die normalerweise unter willentlicher Kontrolle stehen, und Verlust der sinnlichen Wahrnehmung sind hier eingeschlossen. Störungen mit Schmerz und anderen komplexen körperlichen Empfindungen, die durch das vegetative Nervensystem vermittelt werden, sind unter Somatisierungsstörungen (F 45.0) zu klassifizieren. Die Möglichkeit eines späteren Auftretens ernsthafter körperlicher oder psychiatrischer Störungen muss immer mitbedacht werden.

Inklusive: Hysterie, hysterische Psychose, Konversionshysterie, Konversionsreaktion; exklusive: Simulation (bewusste Simulation) (Z 76.8).

15.3.5 Emotional instabile Persönlichkeitsstörung (F 60.3–)

Eine Persönlichkeitsstörung mit deutlicher Tendenz, Impulse ohne Berücksichtigung von Konsequenzen auszuagieren, verbunden mit unvorhersehbarer und launenhafter Stimmung. Es besteht eine Neigung zu emotionalen Ausbrüchen und eine Unfähigkeit, impulshaftes Verhalten zu kontrollieren. Ferner besteht eine Tendenz zu streitsüchtigem Verhalten und zu Konflikten mit anderen, insbesondere wenn impulsive Handlungen durchkreuzt oder behindert werden.

Erscheinungsformen. 2 Erscheinungsformen können unterschieden werden:
- ein impulsiver Typus, vorwiegend gekennzeichnet durch emotionale Instabilität und mangelnde Impulskontrolle,
- ein Borderlinetypus, zusätzlich gekennzeichnet durch Störungen des Selbstbilds, der Ziele und der inneren Präferenzen, durch ein chronisches Gefühl von Leere, durch intensive, aber unbeständige Beziehungen und eine Neigung zu selbstdestruktivem Verhalten mit parasuizidalen Handlungen und Suizidversuchen.

Exklusive: Dissoziale Persönlichkeitsstörung (F 60.2).

❋ Merke:
- F 60.30 Impulsiver Typ. Persönlichkeit(sstörung):
  – aggressiv,
  – reizbar (explosiv).
- F 60.31 Borderlinetyp.

Borderlinestörung. Im ICD, dem Klassifikationssystem der Weltgesundheitsorganisation (WHO), ist die Borderlinepersönlichkeitsstörung eine Unterform der emotional instabilen Persönlichkeitsstörung: Der impulsive Typus dieser Störung ist geprägt durch mangelnde Impulskontrolle und unberechenbare Handlungen. Beim Borderlinetypus sind das eigene Selbstbild und das Beziehungsverhalten schwerer beeinträchtigt. Dieser entspricht in etwa auch der Definition der Borderlinestörung im DSM-IV, die sehr bekannt geworden ist und die das Krankheitsbild sehr anschaulich darstellt.

Kriterien der Borderlinepersönlichkeitsstörung nach DSM-IV

Mindestens 5 der folgenden Kriterien müssen erfüllt sein, wenn von einer solchen Störung gesprochen wird:
1. Starkes Bemühen, tatsächliches oder vermutetes Verlassenwerden zu vermeiden. Beachte: Hier werden keine suizidalen oder selbstverletzenden Handlungen berücksichtigt, die in Kriterium 5 enthalten sind.
2. Ein Muster instabiler, aber intensiver zwischenmenschlicher Beziehungen, das durch einen Wechsel zwischen den Extremen der Idealisierung und Entwertung gekennzeichnet ist.
3. Identitätsstörung: ausgeprägte und andauernde Instabilität des Selbstbilds oder der Selbstwahrnehmung.
4. Impulsivität in mindestens 2 potenziell selbstschädigenden Bereichen (z. B. Geldausgeben, Sexualität, Substanzmissbrauch, rücksichtsloses Fahren). Beachte: Hier werden keine suizidalen oder selbstverletzenden Handlungen berücksichtigt, die in Kriterium 5 enthalten sind.
5. Wiederholte suizidale Handlungen, Selbstmordandeutungen oder -drohungen oder Selbstverletzungsverhalten.
6. Affektive Instabilität infolge einer ausgeprägten Reaktivität der Stimmung (z. B. hochgradige episodische Dysphorie, Reizbarkeit oder Angst, wobei diese Verstimmungen gewöhnlich einige Stunden und nur selten mehr als einige Tage andauern.
7. Chronische Gefühle von Leere.
8. Unangemessene, heftige Wut oder Schwierigkeiten, die Wut zu kontrollieren (z. B. häufige Wutausbrüche, andauernde Wut, wiederholte körperliche Auseinandersetzungen).
9. Vorübergehende, durch Belastungen ausgelöste, paranoide Vorstellungen oder schwere dissoziative Symptome.

15.3.6 Häufige Begleiterscheinungen/Komorbiditäten

Im klinischen Alltag sind Ärzte und Psychologen/Psychotherapeuten außerdem mit folgenden weiter unten angeführten Krankheitsbildern befasst, die auf ein Psychotrauma in der Vorgeschichte hinweisen können, aber nicht müssen:
- Somatisierungsstörungen,
- Depression,
- Substanzmissbrauch → Substanzabhängigkeit,
- Essstörungen, andere nicht stoffgebundene Abhängigkeiten,
- Angst- und Panikstörungen.

Bei diesen Störungsbildern sind Übergänge in dauerhafte Persönlichkeitsveränderungen möglich (F62.0: nach Extrembelastung, F62.8: z. B. nach Trauerfall oder bei chronischem Schmerzsyndrom).

Cave

Übersehen eines Psychotraumas:
- bei lange zurückliegender Traumatisierung (z. B. körperliche und sexualisierte Gewalt bei Kindern),
- bei klinisch auffälliger Komorbidität (Depression, Angst, Somatisierung, Sucht, Dissoziation),
- bei unklaren, therapieresistenten Schmerzsyndromen (z. B. anhaltende somatoforme Schmerzstörung),
- bei misstrauischen, feindseligen und emotional-instabilen Verhaltensmustern (z. B. insbesondere bei Persönlichkeitsstörungen),
- bei schweren Organerkrankungen (z. B. Malignome, Patienten nach Intensivbetreuung).

15.4 Resilienzfaktoren

Der Begriff Resilienz (lat. resilire: zurückspringen, abprallen) wurde erstmals von Jack Block 1950 in die Psychologie eingeführt. Er umschreibt psychische Widerstandskraft oder Beweglichkeit des Menschen gegenüber biologischen, psychologischen und psychosozialen Entwicklungsrisiken bzw. die Fähigkeit, psychische Gesundheit trotz vermehrten Risikobelastungen aufrechtzuerhalten (Kaspar et al. 2008).

Nach heutigem Stand der Erkenntnis ermöglichen folgende 4 Cluster von Schutzfaktoren High-Risk-Kindern, kompetente und umsorgende Erwachsener zu werden:
- spezielle Temperamenteigenschaften,
- Fähigkeiten, ihre Gaben erfolgreich zu nutzen,

- unterstützende Betreuungsmuster und Schulerfolg,
- mindestens eine verlässliche Bezugsperson, die über längere Zeit zur Verfügung steht, sowie unterstützende Beziehungen im Allgemeinen.

Nach E. Werners Untersuchungen zeichnen sich resiliente Kinder vor allem durch folgende Eigenschaften aus:
- gute Problemlösefähigkeiten,
- hohe Sozialkompetenz (Kontaktfähigkeit, soziale Perspektivenübernahme und Empathie),
- Fähigkeit zur Selbstregulation,
- aktives und flexibles Bewältigungsverhalten (z. B. die Fähigkeit, sich aktiv Hilfe zu holen oder sich von einer dysfunktionalen Familiensituation innerlich zu distanzieren),
- eine vorwiegend optimistische, zuversichtliche Lebenseinstellung,
- internale Kontrollüberzeugung und realistischer Attribuierungsstil,
- hohes Selbstwertgefühl sowie Selbstvertrauen in die eigenen Fähigkeiten und
- Gefühl für Selbstwirksamkeit (Werner 2000).

Merke: Resiliente Persönlichkeiten akzeptieren, dass sie Schwierigkeiten haben oder sich in einer Krise befinden. Sie geben nicht ausschließlich sich selbst die Schuld für ihre Situation. Sie verharren nicht in der Opferrolle, sondern suchen nach Lösungen und holen sich dazu auch Hilfe.

15.5 Therapeutische Zugänge

Traumatherapie ist, wenn sie erfolgreich sein soll, multidimensional angelegt. Dabei wird in der Regel eine zeitliche Reihenfolge der Interventionen im biopsychosozialen Bereich eingehalten, die sich an der individuellen (bei Massenereignissen auch an der kollektiven) Situation und in weiterer Folge an der persönlichen Entwicklung, inneren Stärke und Kraft des Patienten orientiert sowie auch die soziale und ggf. kulturelle Situation mitberücksichtigt.

Je nach Art des Traumas bzw. der individuellen und der Gesamtsituation sind dabei folgende Themenbereiche in den Blick zu nehmen:
- Körperliche Sicherheit: Entfernung aus der unmittelbaren Gefahrenzone bei Unfällen, Naturkatastrophen, Erste-Hilfe-Maßnahmen: medizinische Versorgung, Schockbekämpfung, Notunterkünfte, Bereitstellung von Nahrung und Wasser.
- Gewährleistung der persönlichen und sozialen Sicherheit: Täterkontakt unterbinden, evtl. Begleitschutz (bei sexueller Gewalt, Misshandlung, Stalking etc.), sichere Wohnsituation (z. B. Frauenhäuser, Wohngemeinschaften für Kinder- und Jugendliche), Sicherung ausreichender finanzieller Ressourcen.
- Unterstützendes Umfeld, soziale Netzwerke: Freunde und Verwandte kontaktieren, Therapiesetting etablieren, Prozessbegleitung von Kindern und Jugendlichen; Unterstützung bei Behördengängen (z. B. bei Asylwerbern).
- Angemessene Behandlungsstrategien entwerfen und etablieren: ärztliche Behandlung, entsprechende Rehabilitationsmaßnahmen (z. B. nach Polytrauma, bei chronischen Erkrankungen, Behinderungen) wie Physio-, Ergo-, Psycho-, Kunsttherapien.
- Stärkung vorhandener persönlicher Ressourcen sowie Erarbeiten neuer. Psycho- und Sozialtherapie; philosophische Praxis.

Diese Aufzählung zeigt, dass je nach den Gegebenheiten die Schwerpunkte der Interventionen etwas anders zu setzen sind.

15.5.1 Psychiatrische und psychotherapeutische Therapiewege

Nachdem die in diesem Buch dargestellten Fälle fast ausschließlich den Bereich psychischer Traumen abhandeln, sei noch ein kurzer Überblick über die wichtigsten psychiatrischen und psychotherapeutischen Therapiewege gegeben.

Seit psychotherapeutische Prozesse mittels bildgebender Verfahren wissenschaftlich begleitet und damit auch ein Stück weit „materiell" belegt werden können, erhielten diese eine Aufwertung im Gesamtspektrum der Therapiekonzepte. Durch Verfahren wie fMRI, SPECT, PET, Traktografie, EEG, der Veränderung von Laborwerten und physiologischen Parametern lässt sich zeigen, wie erfolgreiche (Psycho-)Therapie Hirnstrukturen selbst auf makroskopischer Ebene beeinflusst (Schiepek 2003, Goldapple et al. 2004, Ochsner et al. 2004).

Parallel dazu wird mittels Psychopharmaka (ebenfalls) versucht, auf biochemischer Ebene quälende Symptome zu mildern.

In Studien konnte gezeigt werden, dass sowohl Psychotherapie alleine als auch Pharmakotherapie alleine Veränderungen zum Positiven bewirken können. Interessanterweise erfolgen diese Veränderung jedoch auf unterschiedlichen neurobiologischen Wegen (Stein 2002, Goldapple et al. 2004). Es wäre interessant herauszufinden, welche biochemischen Veränderungen und Modifizierungen neuronaler Netzwerke eine erfolgreiche homöopathische Behandlung bewirken kann. Es herrscht allgemeiner Konsens darin, dass Psycho- und Pharmakotherapie kombiniert werden sollen, um ein optimales Therapieergebnis zu erreichen.

Psychotherapie

Idealtypisch verläuft eine begleitende Psychotherapie in der angeführten Reihenfolge.

Stärkung der eigenen Ressourcen, Etablieren äußerer Unterstützung. Neben der Schaffung äußerer Sicherheit (s. o.) wird zunächst daran gearbeitet, den Patienten darin zu unterstützen, im Alltag eine gewisse emotionale Stabilität zu erreichen und zu halten. Dies ist v. a. bei psychisch schwer traumatisierten Patienten mit Impulskontrollstörungen, selbstverletzendem Verhalten oder dissoziativen Symptomen (Borderlinestörungen, dissoziative Persönlichkeitsstörungen oder andauernder Persönlichkeitsveränderung bei psychischer Erkrankung, s. o.) dringend zu beachten. Die eigentlichen traumatischen Erlebnisse können bzw. sollten – falls überhaupt – erst bearbeitet werden, wenn dieses Ziel bis zu einem gewissen Grad erreicht ist (Linehan 1996a u. 1996b). Anderenfalls kann durch die Erinnerung an die Ereignisse neuerlich die alte Symptomatik ausgelöst werden, was einer Retraumatisierung gleichkommt (Reddemann 2011, Linehan 1996a u. 1996b, Sachsse 2009, Huber 2009a u. 2009b).

Psychotherapien mit Traumainhalten. Erst wenn der Patient/Klient den Alltag gut bewältigen und seine dysfunktionalen Verhaltensmuster bis zu einem gewissen Grad steuern kann, ist es möglich, in der Psychotherapie mit den Traumainhalten zu arbeiten. Ziel ist es hierbei, die fragmentierten Erinnerungen zu einem Gesamtbild zusammenzufügen, um dieses wiederum in einen zeitlichen und kontextuellen größeren Zusammenhang stellen zu können. Erst diese Fähigkeiten können den bisherigen automatisierten dysfunktionalen Denk-, Fühl- und Verhaltensmustern gegensteuern, dem betreffendem Menschen neue Lebensqualität eröffnen, ihm zu einem besseren Selbstbild und Selbstgefühl verhelfen.

In einem weiteren Schritt wird über die eigenen Verluste, erlittenes Unrecht, versäumte Möglichkeiten, eigenes Fehlverhalten getrauert. Parallel dazu werden neue Verhaltensstrategien erarbeitet und geübt und neue Perspektiven in den verschiedenen Lebensbereichen (Partnerschaft, Freunde, Beruf, Freizeit) erschlossen.

Traumatherapie

Zum Repertoire des Traumatherapeuten zählen neben Zuhören und Präsentsein: imaginative Verfahren, Skills-Training, Achtsamkeitsübungen, Entspannungsverfahren, Sport/Martial Arts, Gruppenarbeit, Kunsttherapien.

In der Praxis haben sich in erster Linie imaginative, kognitiv-basierte und an der Verhaltenstherapie orientierte Verfahren bewährt, bei Monotraumen auch EMDR (s. u.). Darüber hinaus werden auch tiefenpsychologisch orientierte Therapieformen eingesetzt, wie die psychodynamische Therapie nach Kernberg (Kernberg 2011). Zu den im deutschen Sprachraum bekanntesten und verbreitetsten Therapieformen zählen:

- Dialektisch Behaviorale Therapie(DBT) nach Marsha Linehan (Linehan 1996a u. 1996b)
- PsychoImaginative Trauma Therapie (PITT) nach Luise Reddemann (Reddemann 2007 u. 2011)
- Mentalisation based Treatment (MBT) nach Peter Fonagy und Anthony Bateman (Bateman u. Fonagy 2008)
- Ego State Therapie nach John und Helen Watkins (Watkins u. Watkins 2003)
- Körper-, Ressourcen- und Systemorientierte Traumatherapie (KReST), Modell nach Lutz Ulrich Besser (Bausum et al. 2011)
- Somatic Experiencing nach Peter Levine (Levine 1999 u. 2011)

- Narrative Expositionstherapie (NET): von Maggie Schauer, Frank Neuner und Thomas Elbert an der Universität Konstanz entwickelt
- Schematherapie nach John und Helen Young (Young et al. 2008, Roediger 2009)
- Eye Movement Desensitization and Reprocessing (EMDR) nach Francine Shapiro (Shapiro 1999)

Diese Aufzählung ist keinesfalls vollständig. Über jede diese Therapieformen gibt es eine Fülle an Literatur (s. Literatur, ▶ S. 184 ff.). Auf eine genauere Beschreibung wird im Rahmen dieser Übersicht daher verzichtet.

Medikamentöse Therapie

Dass der Homöopath nach dem Ähnlichkeitsprinzip vorgeht, wird beim Leser dieses Buches als bekannt vorausgesetzt. Dem gegenüber wird die allopathische Vorgehensweise gestellt, die sich am Prinzip „contraria contrariis" orientiert.

Ähnlichkeitsprinzip in der Schulmedizin. Gelegentlich schleicht sich das Ähnlichkeitsprinzip jedoch auch in der Schulmedizin und auch in der Psychotherapie ein: Beispielsweise wird das Hyperaktivitätssyndrom ADHS u.a. mit Amphetaminen, also Aufputschmitteln, behandelt. Gewisse Patienten reagieren auf ein Präparat „paradox", etwa wenn ein Mensch auf ein Benzodiazepin überdreht, schlaflos oder (noch) ängstlich(er) wird. In der Psychotherapie wiederum wird bewusstes Dissoziieren geübt, um inneren Abstand vom Erlebten zu gewinnen und es so in einen größeren Zusammenhang einordnen zu können, während Dissoziation andererseits ein Krankheitssymptom darstellt.

Nicht nur der Homöopath, auch der Schulmediziner muss im Rahmen seines Systems in einem gewissen Sinn „individualisieren". Nicht jedes (allopathische) Medikament hilft bei jedem Patienten in gleichem Ausmaß bzw. überhaupt – im Hinblick auf die erwünschte Wirkung. Das kann an der verabreichten Wirksubstanz und/oder der galenischen Aufbereitung liegen. Es wird dann „nicht vertragen", entfaltet also im Organismus viele unerwünschte Wirkungen, dafür nur wenige oder keine erwähnenswerten therapeutischen Wirkungen.

Psychopharmaka

Die Behandlung mit Psychopharmaka ist im Allgemeinen ein äußerst kontrovers diskutiertes Feld. Konsens herrscht dahingehend, dass Medikation alleine sicherlich nicht ausreichend ist, um ein Psychotrauma adäquat zu verarbeiten. Ihr Einsatz ist somit rein symptomatisch. Sie sollen den Betroffenen den Alltag erleichtern, sie unter Umständen überhaupt erst „therapiefähig" machen, wie manche vertreten. Ein schwer traumatisierter Patient mit chronischem Schlafmangel, der bei jedem Geräusch hochschreckt und mit Aggressionsausbrüchen und oder Weinanfällen kämpft, wird ein stringentes, einigermaßen anspruchsvolles Therapieregime nicht lange durchhalten können.

Andererseits ist zu bedenken, dass Psychopharmaka eine Art „chemischen Schleier" über die Psyche legen, der seinerseits wiederum den Zugang zu Erinnerungen und Gefühlen behindert, die Merkfähigkeits- und Konzentrationsfähigkeit sowie die Aufmerksamkeit und die psychische Reagibilität beeinträchtigt und damit das Erarbeiten neuer Synthesen erschwert.

Hier sind sogenannte alternative oder komplementäre Zugänge eine ressourcenreiche Option: Homöopathie, Ayurveda, TCM, schamanische Methoden etc., sofern das Angebot seriös ist.

Substanzgruppen. Hier ein kurzer Überblick über die wichtigsten verwendeten Substanzgruppen der allopatischen Medizin (Teusch u. Gastpar 2011, Teusch 2000, Turmes 2005):
- **Antidepressiva** bei entsprechender Stimmungslage bzw. bei Depression als Komorbidität. Im Großen und Ganzen herrscht Einigkeit darüber, dass insbesondere Antidepressiva nicht spezifisch bei posttraumatischen Folgen wirken. Eingesetzt werden am häufigsten Selektive-Serotonin-Reuptake-Inhibitoren (SSRI), wie Sertralin, Fluoxetin, Citalopram, Escitalopram sowie auch NaSSA (Mirtazepin) oder SARI (Trazodon). Sie sollen vor allem bei Symptomen wie sozialen Ängsten, depressiver Verstimmung oder Essstörungen unterstützend wirken.
- **Neuroleptika** der neueren Generation werden zur Abmilderung von Flashbacks, pseudopsychotischen Symptomen und Impulsdurchbrüchen bzw. selbstverletzendem Verhalten und

Schlafstörungen eingesetzt. Häufig verwendete Substanzen sind hier Quetiapin, Risperidon, Olanzapin oder Ziprasidon.
- Sogenannte **Mood Stabilizer** zum Abfangen starker Stimmungsschwankungen, z. B. Valproat, Lamotrigin, Carbamazepin, Topiramat, die primär als **Antiepileptika** bekannt sind. Eine gewisse stimmungsstabilisierende Wirkung wird auch einigen der atypischen Neuroleptika wie Quetiapin, Risperidon, Olanzapin oder Ziprasidon zugeschrieben (s. o.).
- Schlafmittel aus der Neuroleptikareihe wie Chloprothixen, Prothipendyl oder Melperon.
- Bei somatoformen Schmerzsyndromen werden Substanzen wie Gabapentin oder Pregabalin eingesetzt.

> **Cave**
>
> **Höchste Vorsicht ist bei Benzodiazepinen aufgrund der hohen Abhängigkeitsgefahr geboten! Sie sollten nur unter strengster Indikationsstellung und möglichst nur im Rahmen stationärer Aufenthalte eingesetzt werden.**

Die Kasuistiken

16	Einleitung zu den Kasuistiken	74
17	Psychotrauma im psychiatrischen Sinn – Erwachsene	76
18	Psychotrauma im psychiatrischen Sinn – Kinder	92
19	Psychotrauma mit psychischen Symptomen	112
20	Psychotrauma mit Somatisierungsstörung	126
21	Traumapatienten mit Borderlineanteilen	152

16 Einleitung zu den Kasuistiken

Jutta Gnaiger-Rathmanner

„Wenn wir eine gelungene homöopathische Krankengeschichte vor uns haben, können wir im Rückblick auf den Patienten und seine Beschwerden sowie auf seine Simile-Arznei viel lernen."

Diese Anregung und Ermutigung verdanke ich dem homöopathischen Lehrer und Autor Dr. Martin Stübler aus Augsburg in den 80er-Jahren des vorigen Jahrhunderts.

Die vorliegenden Kasuistiken mögen für sich selbst sprechen. Die gut dokumentierte Einzelkasuistik, wie sie sich in der homöopathischen Praxis erfassen lässt, gilt bis heute als ein verlässlicher und brauchbarer Eckpfeiler in der medizinischen Forschung. Sämtliche Patientendaten wurden, teils in Absprache mit den Betroffenen selbst, verschlüsselt.

Die Einteilung der Kapitel erfolgt nach klinischen Diagnoseeinheiten in Zusammenarbeit zwischen homöopathischem und psychiatrischem Ansatz:

- Psychotrauma im psychiatrischen Sinne – Erwachsene
- Psychotrauma im psychiatrischen Sinne – Kinder
- Psychotrauma mit psychischen Symptomen
- Psychotrauma mit Somatisierungsstörung
- Traumapatienten mit Borderlineanteilen

Ordnung der Kasuistiken Jede einzelne Kasuistik ist nach der Arznei betitelt, die den Heilerfolg bewirkte. Das ergibt sich aus der Forderung in der Homöopathie, die **individuelle Arznei** für den kranken Menschen zu wählen, nicht für seine Krankheit.

Demgemäß findet sich bei jeder Kasuistik eine **Reihe von Krankheitsdiagnosen**, was die Komplexität der Patienten in der Medizin von heute unterstreicht. So entfaltet sich das bunte Bild der konkreten täglichen Arbeit in einer homöopathischen Allgemeinpraxis. Die Diagnosenliste gibt Aufschluss über die Reaktionslage des Patienten, soll aber nicht bedeuten, dass in jedem Falle alle „Krankheiten" in der beschriebenen Beobachtungszeit geheilt wurden.

Jede Arzneiwahl kann als Hypothese betrachtet werden: Das gewonnene Gesamtbild des Patienten einschließlich seines Psychotraumas wird einer Arznei mit ihrer Gesetzmäßigkeit und ihrer Ätiologie, soweit bekannt, zugeordnet.

Am Anfang jeder Kasuistik sind auch die psychischen **Traumathemen** angeführt. Diese sind geradewegs den Angaben des Patienten aus der biografisch orientierten Krankengeschichte entnommen, gemäß dem phänomenologischen Ansatz der Homöopathie. Das beinhaltet die Ätiologie. Am Schluss jeder Kasuistik wird die Klassifizierung aus der Traumatheorie als Gegenprobe angelegt. Als Maßstab gilt das „echte, eigentliche" **Psychotrauma** mit seinen genauen, strengen Vorgaben. Dabei zeigt sich, dass sich die psychische Ätiologie und das Psychotrauma in ein und derselben Kasuistik nicht genau zur Deckung bringen lassen. Das heißt, die psychiatrische Diagnose lautet oft nach eingehender Erwägung nicht „posttraumatische Belastungsstörung", sondern Depression, Angststörung etc.

Schlussbetrachtung. In der Schlussbetrachtung einer jeden Kasuistik wird der ursprüngliche Ansatz reflektiert und mit dem Verlauf und dem Ergebnis der Behandlung verglichen. Eine solche Zusammenschau ermöglicht eine neue, prozessorientierte Sicht der leiblich-seelischen Krankheits- und Gesundungsvorgänge, wie sie der Homöopathie eigen ist. Dabei wird auch der Versuch unternommen, für die Auswertung der Behandlungserfolge im Rahmen dieser gezielten Regulationsmedizin eine zeitgemäße, klinisch fundierte Sprache zu finden.

> **Merke:** Homöopathie hilft bei Patienten mit Psychotrauma und anderweitiger schwerer psychischer Ätiologie. Mit ihrem ganzheitlichen, wesenhaften Menschenbild und der individuellen, potenzierten Arznei bewährt sie sich und lässt sich in der Praxis erleben und überprüfen. Die Darstellung der Kasuistiken will dazu anregen, genaue Beobachtung mit klarer gedanklicher Reflexion zu paaren und die Erfahrungen in den medizinischen Dialog einzubringen. Nach wie vor bedeutet die Homöopathie gleichermaßen eine Bereicherung wie eine Herausforderung für die zeitgenössische Medizin, aber auch für die Frage nach dem Menschen in der Philosophie der Postmoderne.

Vorbemerkung zu den Fällen

Rosemarie Mayr

Die Autorinnen haben versucht, den Brückenschlag zwischen den beiden Weltbildern konkret umzusetzen. Da und dort zeigten sich Unterschiede, die wir bewusst stehenlassen wollen: Im landläufigen Sinne sprechen wir von einer traumatisierten Person, wenn sie in ihrer Vorgeschichte Ereignisse erlebte, die wir anderen in unserem Alltagsverständnis als traumatisch einordnen. Andererseits zeigt nicht jeder Mensch, der psychisch schwer belastende Ereignisse erlebt hat, zwangsläufig Symptome einer Traumafolgestörung mit „Traumadiagnose" laut Handbuch (also z. B. eine posttraumatische Belastungsstörung, eine Anpassungsstörung oder eine Borderlinepersönlichkeitsstörung). In einem solchen Fall kommen Resilienzfaktoren oder am anderen Ende des Spektrums etwa langjährige Verdrängung ins Spiel und der Patient präsentiert ein Beschwerdebild, das nicht primär auf eine traumatische Genese schließen lässt, etwa im Falle einer Depression, einer psychosomatischen Störung oder einer psychotischen Episode. Gleichzeitig sei an dieser Stelle nochmals daran erinnert, dass eben diese Störungen sehr wohl Komorbiditäten einer Traumafolgestörung sein können. In seltenen Fällen schließlich kann ein Patient Symptome einer Traumatisierung zeigen, ohne dass anamnestisch ein Trauma verifizierbar wäre. Es könnte sich hier um ein sogenanntes „Opferintrojekt" handeln (Sachsse 2009), d. h., der Betreffende „übernimmt" sozusagen ein Trauma eines Familienangehörigen und entwickelt ein entsprechendes Krankheitsbild.

Einige der hier dargestellten Fallbeschreibungen weisen wohl traumatische Erlebnisse in der Vorgeschichte auf, doch würde die psychiatrische Diagnose dennoch nicht auf eine der expliziten „Traumadiagnosen" lauten, da nicht ausreichend viele Kriterien erfüllt werden. Dies kann zum einen an der unterschiedlichen Gewichtung in der Anamneseerhebung des Psychiaters respektive des Homöopathen liegen oder auch am Alter des Patienten (Kleinkinder), wo andere Diagnosekriterien gelten.

17 Psychotrauma im psychiatrischen Sinn – Erwachsene

17.1 Vipera berus, die Kreuzotter

„Mich überfallen panische Ängste um die Heilung meiner Hand."

17.1.1 Kasuistik

Frau von 34 Jahren, 2 Kinder, verheiratet, Akademikerin.

Diagnose:
- traumatische Amputation des Fingerendglieds, rechter Mittelfinger,
- Zustand nach operativer Versorgung mit Rekonstruktion und Stiftelung,
- verzögerte Wundheilung,
- akuter Traumaschock.

Traumathemen:
- akuter Verletzungsschock mit Flashback,
- nervöse Erschöpfung.

Beobachtungszeitraum: 2 Monate.

Erstordination am 22. April 2009. Vor 3 Wochen geschah die Verletzung mit einer Küchenmaschine: Das Fingerendglied des rechten Mittelfingers wurde mitsamt dem Knochen abgetrennt. Es hing an einem kleinen Hautrest. Die Wunde wurde sofort operativ versorgt. Die Patientin hatte unmittelbar Arnica montana, Hypericum perforatum und Symphytum officinale eingenommen.
 Gleich nach der Verletzung erkrankte die Patientin an einer Bronchitis und einem akuten Pollinoseschub, heftig wie sonst selten, und rasch wieder abklingend. Der Patientin fällt auf, dass sie beides häufig und langwierig in der Kindheit durchgemacht hatte.
 Vor 1 Woche wurde der Gips abgenommen. Bei der Wundkontrolle einen Tag zuvor wurde Besorgnis ausgesprochen, da die gesamte Fingerkuppe schwarz verfärbt ist und sich scharf gegenüber dem Gesunden abgrenzt. Die Wundränder am Finger sind blass und kühl. Alles fühlt sich noch wund an. Besonders schmerzt der Finger beim Hängenlassen des Armes.
 „Neben den Schmerz am Finger ist der seelische Schock ganz präsent. Mich überfallen panische Ängste um die Heilung meiner Hand. Ich könnte weinen, und dabei krampft sich meine Herzgegend zusammen." So sagt die Patientin spontan und fährt fort: Zuvor habe sie unter großem beruflichen Stress gestanden. Jetzt, seit der Verletzung, sei ihr alles gleichgültig.
 Sie ist beeindruckt von einem Traum: Sie träumte von einem Schulkollegen, dessen Hand abgefault ist.

Aussehen, Verhalten und Kontakt. Die Patientin wirkt unruhig, gehetzt, geängstigt und sehr besorgt um ihren Finger. Sie hat ein bestimmtes, eher barsches und forderndes Auftreten. Sie wirkt kontrolliert und kritisch, in keiner Weise hysterisch oder geschwätzig.

Auswertung. Eine Akutverordnung bei drohender Gangrän: In der Rubrik des Repertoriums „*Allgemeines – Wunden werden schwarz*" finden sich 4 Arzneien: China officinalis, Lachesis muta, Trachinus draco, Vipera berus. Zusammen mit der Modalität: „schlimmer beim Hängenlassen des Armes" lande ich bei Vipera berus. Auch das geradlinige, barsche Auftreten der Patientin schließt die meist bevorzugte Schlange Lachesis aus.

Verordnung. Vipera berus D 30, je 5 Globuli täglich über 5 Tage.

Verlauf. Nach 1 Woche ist der Finger viel besser, viel weniger schmerzhaft und die Wundränder zeigen beginnende Durchblutung. Die Chirurgen sind zufrieden, die Fingerkuppe scheint gerettet.
 Die Patientin hat sich inzwischen auch einer Traumatherapie unterzogen. Ergebnis: Der Schock über die aktuelle Verletzung hatte alte Gefühle aufgewühlt: von einer Sportverletzung in der Jugend und der schweren Geburt ihres Kindes. Die

Frau wäre damals fast erstickt. „Alle diese Ereignisse waren mit derselben Angst in mir gespeichert, wie sie mich jetzt bei meiner Fingerverletzung wieder befallen hat. Diese Beklemmung von damals ist jetzt, durch die Behandlung, von mir gewichen."

Ich erkläre der Patientin, dass ein solch umfassender Erfolg nicht alltäglich sei und es sich lohnen würde, den Heilungsprozess im Bereich der Altlasten noch über ein paar weitere Schritte zu verfolgen. Diese Einladung auf eine weitere Ordination übergeht diese Frau. Sie verabschiedet sich rasch und unbeeindruckt.

2 Monate später. Meine Nachfrage 2 Monate später, im Gespräch mit dem Ehemann, der gerne und teilnehmend Auskunft über seine Frau gibt: Ihr Finger heilte ohne Defekt ab, die Fingerkuppe ist ganz rosig. „Damals war der Seelenzustand meiner Frau ganz schlimm, schon vor der Verletzung war sie so erschöpft." Jetzt ist sie seelisch ausgeglichen.

Schlussbetrachtung

Vipera berus hat die akute Symptomatik, die Wundheilungsstörung, zum Guten gewendet, vermutlich auch die Symptome des aktuellen seelischen Schocks.

Die präkordialen Ängste und das Aufflackern alter respiratorischer Beschwerden sind nicht direkt durch die aktuelle Fingerverletzung zu erklären. Sie erinnern die Patientin vielmehr an Zustände aus ihrer Kindheit und Jugend sowie an frühere Schmerzerfahrungen. Das akute Verletzungstrauma hat zu einer Exazerbation der somatischen Beschwerdemuster ebenso wie zu einer Aktivierung früherer Empfindungen geführt – diesmal nicht durch einen Arzneireiz, sondern durch das frische Trauma selbst: ein Wiedererinnern.

Der Patientin war das nicht bewusst, sie fand erst durch die Traumatherapie den emotionalen und kognitiven Zugang zum Ursprung dieser Reaktionen. Die Tatsache, dass Ängste und Unruhe so rasch und vollständig gewichen sind, darf der Arznei Vipera zugeschrieben werden. Sie hat dazu beigetragen, auch diese tieferen Schichten gezielt in ein neues Gleichgewicht zu bringen, im Sinne eines echten Simile.

Erst aus den Worten des Ehemanns erfahren wir von der anhaltenden Erschöpfung seiner Frau.

Offen bleibt die Frage: Welcher Mensch treibt sich mit welchen Motiven im normalen Alltag in einen derartigen Zustand? Die Patientin selbst ist zu einem vertieften Gespräch nicht bereit.

Psychiatrische Einschätzung
Rosemarie Mayr

Die **Traumatrias** ist erfüllt:
- Hyperarousal: Unruhe, Ängste, Albträume, vegetative Beschwerden (Herz krampft sich zusammen).
- Vermeidung/Verdrängung: seit dem Ereignis Gleichgültigkeit gegenüber dem vorher dominierenden beruflichen Stress.
- Wiedererleben: Die Angst vor dem möglicherweise drohenden Verlust des Fingers brachte alte Erinnerungen an frühere traumatische Erfahrungen wieder hoch; der Inhalt des Albtraums (verfaulte Hand).

Hier handelt es sich um ein akutes Ereignis. Die Beschwerden bestehen seit der Gipsabnahme eine Woche zuvor: Dies lässt eine Diagnose mit dem Schlüssel F 43.0 Akute Belastungsreaktion vermuten. Sollten die Symptome länger anhalten, wäre die Diagnose F 43.1 Posttraumatische Belastungsstörung in Betracht zu ziehen

Um festzustellen, ob oder inwieweit bereits vorher Symptome eines Burn-out-Syndroms oder einer Depression vorlagen, reicht die Datenlage nicht aus.

17.1.2 Vipera berus und die Ätiologie

Die heimische Kreuzotter. Vipera gilt als eine „kleine Arznei" unter den Schlangengiften. Es hat sich in dieser Kasuistik bei Wundheilungsstörung und Verletzungsschock, aber auch konstitutionell bewährt.

Besonders interessiert uns das Persönlichkeitsprofil der Patientin: Auffallend ist ihr übertriebener Arbeitseinsatz, gekoppelt an eine große Erwartungshaltung an sich selbst, an der sie zu scheitern droht und die sie in eine existenzielle Bedrängnis versetzt. Wie passt das zur Arznei Vipera?

Eine nachträgliche Repertorisation der Gemütssymptome (▶ Tab. 17.1) ergibt das in ▶ Tab. 17.2 aufgezeigte Ergebnis.

Vipera findet sich in allen diesen interessanten Rubriken und vergleicht sich in erster Linie mit Nux vomica. Das ausgesprochene Pflichtgefühl schließt Lachesis aus.

▶ **Tab. 17.1** Gemütssymptome.

	Repertoriumsrubriken	Anzahl der Arzneien
1	Gemüt – Ehrgeiz – erhöht, vermehrt, sehr ehrgeizig – Wettbewerb mit anderen, vergleicht sich mit ihnen; steht	21
2	Gemüt – Pflicht – zu viel Pflichtgefühl	38
3	Gemüt – Selbstvertrauen – Mangel an Selbstvertrauen	197
4	Gemüt – Erschöpfung; geistige	362
5	Gemüt – Verzweiflung – Schmerzen; bei den	36
6	Gemüt – Entmutigt – Schmerzen, durch	9
7	Gemüt – Qualvolle Angst	206

▶ **Tab. 17.2** Ergebnis.

	nux-v.	vip.	aur.	ars.	tritic-vg.	carc.	lach.	calc.	lyc.	verat.
	7/11	7/7	6/12	6/11	6/10	6/9	6/8	5/10	5/10	5/8
1	1	1	1	–	–	1	1	–	1	1
2	1	1	1	2	3	1	–	3	1	–
3	2	1	2	1	2	2	1	1	2	1
4	3	1	3	1	2	1	3	2	3	3
5	1	1	3	2	1	2	1	1	–	2
6	1	1	–	1	1	–	1	–	–	–
7	2	1	2	4	1	2	1	3	3	1

Viele Einträge zu den Gemütssymptomen im Repertorium sind der neuen Literatur entnommen.

Ätiologie im Repertorium. Zur Ätiologie von Vipera findet sich im Repertorium unter „Beschwerden durch" nur:
- Kränkung, Demütigung (Flick u. Klun 2008),
- sexuelle Erregung und sexuelle Exzesse (Quelle des Eintrags in der Repertoriumsrubrik: J. Becker).

Arzneimittelprüfung. Flick und Klun (2008) verdanken wir eine Arzneimittelprüfung. Im Originaltext steht ergänzend zum Genannten:
- Beschwerden durch Verachtung,
- durch boshaftes Verachtetwerden,
- Mangel an Selbstvertrauen, hält sich für einen Versager.

Familiengeheimnis, Tabuthema. Sneevliet (2004) stellte in ihrem Seminar in München mehrere Vipera-Kasuistiken vor. Sie hatten alle ein gehütetes Familiengeheimnis, ein Tabuthema gemeinsam: etwa die Scham wegen einer Vaterschaft aus einem Inzest oder aus sexuellem Missbrauch oder aus einer verbotenen Beziehung zu einem Priester.

17.2 Lac humanum, die Muttermilch

„Die Rolle der weiblichen Hauptfigur in dem Bühnenstück bringt mich an meine seelischen Grenzen."

17.2.1 Kasuistik

Frau von 43 Jahren, verheiratet, keine Kinder, Schauspielerin, das fünfte Kind von 6 Geschwistern.

Diagnose:
- rezidivierende Soorkolpitis,
- akute Zystitis,
- Schlafstörung.

Traumathemen:
- akute regulative Entgleisung,
- Kindheitstrauma,
- Vernachlässigung durch die Mutter,
- übergroße Verantwortung,
- harte Erziehung,
- Tod des Vaters.

Beobachtungszeitraum: 3 Monate.

Kurzordination am 6. Mai 2007. Seit Monaten leidet die Patientin unter Entzündungen im Unterleib, die vom Gynäkologen als Soorkolpitis diagnostiziert und schon mit mehreren gezielten Kuren behandelt wurden. Nun sind es Dauerbeschwerden geworden, die nicht mehr weichen wollen. In letzter Zeit kam sogar noch eine akute Blasenentzündung dazu. „Es ist schrecklich."

Dann wechselt die Künstlerin spontan die Ebene: „Es ist die schwere Rolle. Ich spiele die Hauptrolle eines Bühnenstücks und muss eine geschundene Frau darstellen, die durch die Not gezwungen ist, ihr eigenes Kind wegzugeben. Ich kann die Identifikation mit diesem Schicksal, die der Auftritt auf der Bühne verlangt, oft seelisch kaum ertragen. Das verfolgt mich auch in der Nacht. Ich erwache häufig, wie geschreckt. Ich komme völlig an meine Grenzen, war mehrmals nahe am Zusammenbruch meiner Kräfte. Ich wurde gewahr, dass ich daran alle Gefühle meiner eigenen Kindheit durchleben muss. Immer wieder war ich am Rande des Abspringens. Doch eine Bühnendarstellerin ist hart zu sich selbst. Sie gibt nicht auf. Es ist gut möglich, dass ich deshalb am Unterleib erkrankt bin."

Kindheit. Über die Kindheit berichtet die Künstlerin: „Die Mutter hatte 6 Kinder und war damit überfordert. Die 4 ersten kamen aus einer früheren Ehe, ich und mein Bruder stammen aus der zweiten Ehe. Zudem hatte Mutter als Kind ein schweres Flüchtlingsschicksal im Krieg überlebt. Mutter agierte mit Zuckerbrot und Peitsche. Ich musste immer viel arbeiten in der Familie, ich fühlte mich für die Ordnung im Hause zuständig. Wegen Überlastung der Mutter mit uns Kindern wurde ich zeitweise an eine befreundete Familie weggegeben. Ich habe als Kind mitbekommen, dass dies gegen den Willen des Vaters geschah. Mit 10 Jahren starb mein Vater. Da wurde alles viel schlimmer. Mutter hat mich nie verstanden und weder meine Begabung erkannt noch geschätzt. Aus Wut und Widerstand habe ich im Gymnasium viel gelernt, war sehr ehrgeizig und fleißig, mit sehr gutem Erfolg."

Auswertung. Die Patientin schildert ihre therapieresistenten Unterleibsbeschwerden, dann ihre aktuelle emotionale Überforderung und mündet bei der Frage nach ihrem inneren Bild vom Mutter- und Frau-Sein. Sie durchläuft dabei alle Phasen des Seelenkonflikts: Es ist die aktuelle intensive Beschäftigung mit einer unglücklichen Frau und ihrem Kind, diesmal anhand der Bühnenkunst. Es ist der Mangel an mütterlicher Unterstützung, an mütterlichem Verständnis und die Sehnsucht nach Geborgenheit als Kind. Es gibt keine Zeit für eine genauere Anamnese.

Arzneifindung. Es gibt die „Mutterarznei": Lac humanum. Das ist einen Versuch wert. So wird es auch der Patientin mitgeteilt.

Verordnung. Lac humanum 200.

Gespräch nach 3 Monaten. „Der Unterleib ist rasch gut geworden, obwohl ich dieses Frauenschicksal noch auf der Bühne darstelle. Ich bin daran durch alle dunklen Tiefen meiner eigenen Seele getaucht. Ich musste in dieser Rolle mein eigenes dreijähriges Kind so abstoßend behandeln, wie meine Mutter es mit mir tat. Es klingen ihre Worte in mir nach: ‚Der Engel wird Dich holen, wenn Du nicht schläfst.' Es gab immer wieder Phasen, wo ich von ihr eine große Ablehnung erfahren habe. Ich habe die letzten Monate auch viel von meiner Kindheit geträumt. Ich habe nun die Stärke gefunden, mich vom Schmerz zu lösen, ich kann meine Geschichte viel gelassener sehen. Ich fühle ich mich ein Stück weit befreit von dieser Belastung aus meiner Kindheit."

Verordnung. Lac humanum D 30 bei Bedarf, für den Fall eines somatischen oder seelischen Rückfalls.

Schlussbetrachtung

Die Patientin hatte eine schwere Kindheit mit einer unerreichbaren, überforderten Mutter und dem frühen Verlust des Vaters.

So wie eine Mutter anhand ihres Kindes nochmals mit ihrer eigenen Kindheitsgeschichte konfrontiert wird, so kann es auch einer Künstlerin in der Darstellung einer Frauenrolle ergehen. Die Möglichkeit der Heilung anhand eines dramatischen Miterlebens kannten auch die alten Griechen. Sie sahen die Aufgabe für ihre Dramen auf der Bühne darin, den Zuschauer durch dunkle Seelenbilder zu führen, um diese schlussendlich in Form der Katharsis, der seelischen Umkehr und Reinigung, aufzulösen.

Derartige Seelenkonflikte tauchen heutzutage in individuellen Lebenssituationen in der Biografie auf. Sie können bis in die Körperfunktionen und das Immunsystem stören und eine somatische Krankheit, wie die Soorkolpitis, verursachen: Das erfahren wir anhand dieser Krankheitsgeschichte. Die Lösung liegt in diesem Falle im ärztlichen Gespräch und in der Arznei Lac humanum, dem homöopathischen Simile.

Psychiatrische Einschätzung
Rosemarie Mayr

Die **Traumatrias** ist hier nicht erfüllt: Wiedererleben ist gegeben: Die Auseinandersetzung mit der Bühnenrolle lässt die Patientin Gefühle aus der Kindheit wiedererleben, Träume aus der Kindheit. Eine Hyperarousal bestand wohl als Kind (Schlafstörungen). Aktuell erfahren wir dazu nichts, man könnte nachfragen, ob die Träume aus der Kindheit Albtraumcharakter haben. Vermeidung/Verdrängung: Hierzu gibt es keine Informationen.
Für eine Traumadiagnose im engeren Sinn reicht die Datenlage also nicht.
Die therapieresistenten rezidivierenden Unterleibsbeschwerden (trotz Antimykotika und Antibiotika?) lassen eine somatoforme Störung des Urogenitaltrakts (F 45.37 nach ICD-10) vermuten.
Die Fähigkeit der Selbstreflexion und die Zielstrebigkeit sowie der Durchhaltewille dieser Patientin weisen auf eine starke Persönlichkeit mit guter Ressourcenlage hin.

17.2.2 Lac humanum und die Ätiologie

Lac humanum ist die Muttermilch einer einzelnen stillenden Frau, Lac maternum die Muttermilch von 9 stillenden Frauen, mehrmals entnommen vom 3. Tag bis zum 10. Monat.

Die Kasuistik zeigt auf, wie diese Arznei im Falle von schweren Entbehrungen bezüglich der Geborgenheit und der emotionalen Grundversorgung in der Kindheit hilft. Das Kind musste zu früh zu viel Verantwortung übernehmen.

> ✱ **Merke:** Lac humanum taucht dort auf, wo das Mütterliche zum Hauptthema wird: Muttersein, Mutterwerden, eine Mutter haben, sich nach der Mutter sehnen, sich von der Mutter lösen.

Je früher ein Trauma im Leben stattfindet, umso tiefer greift es in das Seelengefüge, in die Triebe und Instinkte, ein.

„Lac humanum aktualisiert … den Konflikt zwischen unserem Tiersein als ‚Säugetierart Mensch' und den Anforderungen unserer Kultur. Wann immer im Leben und in den Träumen folgende Themen hervortreten:

- Ernährung, Lust- und Triebbefriedigung, Liebesbedürftigkeit, sich im Leben nicht gut aufgehoben fühlen,
- Mamma, Mutterbrust, Muttermilch, Mutter und Kind, Stillen, Baby, Mutter-Gefühle,
- unsere individuelle Situation nach der Geburt wie Brutkasten oder UV-Lampe, Familiensituation, Vernachlässigung, und insbesondere Schädigung durch oder sogar Missbrauch in der Säuglingszeit.

Dann ist die Arznei Lac humanum sinnvoll." (Becker u. Ehrler 1996; S. 11 und S. 16)
Es hat sich bewährt bei klammernden, verwöhnten Kindern, bei symbiotischen Frauen und bei bindungsscheuen Männern (Smits 2002).

Ein berührendes Leitsymptom, nur für Lac humanum bekannt: Unter „Gemüt, getötet": Will lieber getötet als allein gelassen werden (Quelle des Eintrags in der Repertoriumsrubrik: R. Sankaran).

Ätiologie im Repertorium. Im Repertorium finden sich als Ätiologie nur die Stichworte:

- Beschwerden durch Vernachlässigung, insbesondere durch die Mutter (Quelle des Eintrags in der Repertoriumsrubrik: F. Master),
- Beschwerden durch Verlegenheit (Quelle des Eintrags in der Repertoriumsrubrik: R. Sankaran).

17.3
Mercurius solubilis, das metallische Quecksilber

„Ich meide jeden Streit, jede Gewalt, ich bin hilflos gegenüber Spott."

17.3.1 Kasuistik

Mann von 30 Jahren, Spengler, verheiratet, 3 Kinder, das fünfte Kind unter 7 Geschwistern, aus einem Dorf in einer entfernten Region Österreichs.

Diagnose:
- Nervosität mit Getriebenheit,
- Nachtschweiße,
- larvierte Depression.

Traumathemen:
- massive Gewalterfahrung als Kind,
- Streit der Eltern,
- Alleingelassensein und Verwahrlosung als Kind,
- seelische Überforderung als Kind,
- Verlust der Mutter durch Verlassen der Familie, später durch Tod.

Beobachtungszeitraum: 11 Jahre.

September 1996. *„Meine Nerven plagen mich, seit 25 Jahren. Ich war 5 Jahre alt. Damals war die Scheidung meiner Eltern. Mein Vater hat seine Ehefrau dazu gezwungen, Haus und Familie zu verlassen. Er war Bauer mit eigener Landwirtschaft.*

Ich hatte Sehnsucht nach der Mutter und besuchte sie heimlich, trotz Verbots und Drohungen meines Vaters. Ich hatte zur Mutter eine besondere Beziehung, wohl auch aus folgender Vorgeschichte: Mit 4 Jahren hatte mich mein Vater gezwungen, einen Stein gegen die Mutter zu werfen. Ich tat es. Sie schaute mich dabei an. Ihr Blick ließ mich verzweifelt weinen. Seither tat ich alles für sie.

Der Vater schlug die Mutter, er quälte sie, er trieb sie in den Tod. So habe ich es immer gedeutet. Sie starb, als ich 7 Jahre alt war, an Alkoholvergiftung.

Wir Kinder waren verwahrlost. Vater ließ uns Kinder nachts alleine, wir litten Qualen und Ängste. Vater schlug uns. Es wurde immer ärger. Er verprügelte uns regelrecht, Striemen blieben sichtbar zurück. Ich war sein besonderes Opfer, da ich mich zu wehren versuchte. Ich reagierte mit Einnässen, Einkoten.

Ich erlitt dies 15 Jahre lang. Vor 10 Jahren, im Alter von 20, verließ ich den Vater. Ich brach mit ihm völlig, wegen der Schläge. Vater drohte mir und versuchte auch, mich überallhin zu verfolgen.

Ich verließ die Heimat. Ein 70-jähriger Mann nahm mich damals an meinem neuen Ort auf … Bald habe ich geheiratet. Ich habe eine liebe, geduldige Frau, mit der ich gut und über alles reden kann. Wir haben 3 Kinder. Trotzdem kann ich keine innere Ruhe finden. Ich bin unruhig, getrieben. Ich bin immer unterwegs, immer in Eile. Es treibt mich auch herum, da ich nirgends nein sagen kann und mir dadurch zu viel aufbürde. Ich fühle mich immer als ein Einzelgänger, obwohl ich meine eigene Familie habe und liebe.

Wenn ich genau in mich horche, kann und muss ich feststellen: Ich habe Sehnsucht nach meiner Mutter bis heute. Ich weine beim Gedanken an sie. Gegenüber meinem Vater fühle ich Wut und Verachtung.

Ich muss mir eine Eifersucht auf meine Frau und meine Kinder eingestehen, die völlig unbegründet ist. Wenn es mir zu eng wird, explodiere ich, schreie und schimpfe ich ohne äußeren Grund. Danach habe ich regelmäßig ein schlechtes Gewissen meiner Frau gegenüber sowie quälende Ängste vor dem Alleinsein und vor dem Verlassenwerden von Familie und Geschwistern."

Leibsymptome. Er kann schlafen, doch quälen ihn Träume mit Gewaltbildern. Er will gar nicht darüber reden. Reichlicher Schweiß mit Hitze tritt tags und nachts auf.

Frage nach Alkohol? **Antwort:** Nein. – **Frage:** Nikotin? **Antwort:** 15 Zigaretten pro Tag.

Aussehen, Verhalten und Kontakt. Der Mann steht kräftig, maskulin, muskulös, mit breiten Schultern da. Er hat einen rundlichen Kopf, seine

Gesichtszüge wirken blass, gedunsen und traurig, die Mimik verhärmt und unbewegt, mit hängenden Mundwinkeln. Überspitzt gesagt, könnte man das Bild verwenden: Aussehen wie ein Boxerhund.

Er spricht wie in Trance, fließend, schnell, pausenlos, gehetzt. Dabei geschieht beim Gespräch ein ständiges Mitbewegen des Rumpfes, während die Extremitäten und die Gesichtsmuskeln beherrscht und ruhig bleiben.

Auswertung. Ein kräftiger, muskulöser Mann: Ein schweres Los, so gehetzt und getrieben durch das Leben gehen zu müssen. Aus dem aktuellen Leben lassen sich keine wesentlichen Konflikte erkennen. Erst die Schilderung der massiven Gewalterfahrung und Seelenqual während seiner ganzen Kindheit macht das aktuelle Erscheinungsbild verständlich.

Arzneifindung. Ich notiere mir die gewalttätigsten Arzneien mit maskulinem Habitus: Medorrhinum, Mercurius, Nux vomica, Stramonium. Ich entscheide mich für Mercurius als die destruktivste Arznei aus dieser Reihe, die dem syphilitischen Miasma zugeordnet ist. Zu Mercurius passen auch die Unruhe und der starke Schweiß mit Hitze.

Aus der Arzneimittellehre (Vermeulen 2000):
- heftige Impulse, andere zu töten,
- ruhelos und schweißig, ändert ständig den Ort.

Überprüfung der fassbaren Gemütssymptome durch die Repertorisation. Die Rubrik: „Beschwerden durch Gewalt" gibt es im Radar nicht. Die in ▸ Tab. 17.3 gezeigten Symptome wurden repertorisiert, das Ergebnis ist in ▸ Tab. 17.4 zu erkennen.

Ergebnis. Die Repertorisation zeigt Mercurius solubilis erst an 24. Stelle (▸ Tab. 17.4), und zwar unter den Rubriken: 1, 2, 4, 10, 11, 12, 13, 15 und 16. Dafür finden wir viele wichtige Vergleichsarzneien für den Patienten.

Ich entscheide mich dennoch für Mercurius, d.h., ich stelle die kräftige Konstitution sowie die Diathese aus der Kindheit des Patienten, die Destruktion, in den Vordergrund.

▸ **Tab. 17.3** Repertorisation.

	Repertoriumsrubriken	Anzahl der Arzneien
1	Gemüt – Hast, Eile	240
2	Gemüt – Geschäftig, betriebsam	155
3	Gemüt – Beschwerden durch – Missbrauch, Misshandlung; nach	58
4	Gemüt – Beschwerden durch – Bevormundung	40
5	Gemüt – Beschwerden durch – Bevormundung – Kindern, bei – elterlicher Bevormundung; bei langer Geschichte übermäßiger – harte, raue Erziehung	4
6	Gemüt – Beschwerden durch – Zorn – unterdrückten Zorn; durch	45
7	Gemüt – Gefühle, Emotionen, Gemütsbewegungen – unterdrückte	27
8	Gemüt – Beschwerden durch – Verachtung; verachtet zu werden	33
9	Gemüt – Beschwerden durch – Grobheit anderer	21
10	Gemüt – Reue	92
11	Gemüt – Eifersucht	86
12	Gemüt – Angst – Gewissensangst	125
13	Gemüt – Verlassen zu sein; Gefühl	188
14	Gemüt – Entfremdet – Familie, von seiner	32
15	Gemüt – Gesellschaft – Abneigung gegen	294
16	Gemüt – Furcht – Menschen; vor	133

▶ **Tab. 17.4** Ergebnis der Repertorisation.

	nat-m.	carc.	staph.	lyc.	hyos.	ign.	anac.	sep.	aur-m-n.	puls.
	15/31	15/16	14/26	13/22	12/24	12/24	12/20	12/19	11/21	11/19
1	3	1	1	1	1	2	2	1	2	2
2	1	1	1	2	2	2	–	2	1	1
3	3	1	2	1	2	3	1	3	–	1
4	1	1	2	2	1	2	2	1	2	–
5	–	1	–	–	–	–	–	–	–	–
6	2	1	3	3	–	2	1	1	2	–
7	1	1	3	1	–	2	–	–	–	–
8	3	1	2	1	1	–	–	1	2	–
9	3	1	3	2	1	–	1	–	–	1
10	1	1	1	–	3	2	1	2	2	2
11	1	1	2	1	4	1	1	1	2	2
12	2	2	1	–	2	2	3	–	2	2
13	2	1	–	1	2	2	2	1	2	3
14	2	–	1	1	–	–	1	2	–	1
15	4	1	3	2	2	3	3	3	2	2
16	2	1	1	4	3	1	2	1	2	2

Verordnung. Mercurius solubilis 200. Ich rate dem Patienten, das vertrauliche Gespräch über seine inneren Nöte mit seiner Frau zu suchen.

Verlauf. Kontrolle 2 Wochen später: „Die Aussprache in der Ordination wirkte beruhigend, tat im Moment gut. Auch das Gespräch mit der Frau ist gut, da kann ich weinen, was erleichtert. Sie ist so verständnisvoll. Echte Erleichterung ist seit 3 Tagen bemerkbar: Ich bin gelassener, weniger reizbar, weniger zornig.

Ich beobachte mich genau. Ich bin unzufrieden mit mir selbst, ich suche immer nach Bestätigung. Ich kann nicht verzeihen, kann nur schwer vergessen.

Ich halte mich daheim am liebsten im Keller, in meinem Bastelraum, auf. Ich bin gerne allein. Ich ziehe mich gerne zurück. Heute weiß ich, dass es aus Angst vor Verletzung geschieht.

Ich kann keine Gewalt sehen, ich meide deshalb das Fernsehen. Ich meide jeden Streit, jede Gewalt. Ich bin hilflos gegenüber Spott. Da sehe ich rot, verliere jede Kontrolle. Einmal hatte ich die Fassung verloren. Es war bei der Arbeit. Ich ärgerte mich und schimpfte mit meinem Chef. Die Kollegen mussten mich zurückhalten, sonst wäre ich gewalttätig geworden."

Auswertung und Verordnung. Der Patient kommt in Kontakt zu seinen Gefühlen. Das ist der Weg zur Heilung. Keine neue Arzneigabe.

März 1997, 6 Monate später. „Es ging 2 Monate lang gut. Insgesamt bin ich ruhiger und schwitze auch weniger. Ich habe keine schlimmen Träume mehr. Nun hat mich der Berufsstress wieder aus der Fassung gebracht, wohl auch der Erbstreit in meiner Herkunftsfamilie."

Verordnung. Mercurius solubilis 200.

November 2007, 10 Jahre später. Der Mann meldet sich nach langer Pause wieder: Er habe ein Hautproblem, das ihn seit 3 Jahren plagt. An beiden Oberschenkeln und prätibial treten Schübe eines heftig juckenden Ausschlags auf. Der Hausarzt konnte keine Allergie feststellen.

Er fragt: „Kann es mit dem Schwitzen unter dem Schutzanzug beim Eishockeyspiel zusammenhängen? Während der Spielsaison trage ich diesen häufig. Ich bin Schiedsrichter und reise jedes Wochenende zu einem Match."

Als Modalitäten lassen sich feststellen: anfallsartiges Auftreten, nur im Winter, was mit seinem Eishockeydienst zusammenfällt. Kühle Luft tut ihm und der Haut gut.

Frage: Wie geht es Ihnen mit der Unruhe? – **Antwort:** Er ist immer noch sehr erregbar. Er fügt spontan hinzu, dass er immer Angst um seine Familie habe, und zwar ohne Grund.

Auswertung. Juckende Hautausschläge, schlimmer bei Wärme: Da steht Mercurius ganz vorne. Die seelische Verfassung zeigt dieselben Züge wie früher.

Verordnung. Mercurius solubilis 200.

Verlauf. Nach 3 Wochen ist die Haut viel besser, obwohl er „6 Matches gepfiffen hat". Das heißt, die Haut ist stabiler geworden, trotz gleichbleibender Belastung.

Die innere Unruhe plagt ihn immer wieder. Da bemerkt er spontan:*„Ich werde meinem Vater nie verzeihen können."*

Seit 3 Jahren unterzieht er sich einer Psychotherapie. Der Patient ist seither ferngeblieben.

Schlussbetrachtung

Mercurius solubilis hat diesem Patienten in 2 Phasen des Lebens an Leib und Seele deutlich geholfen. Es ist damit für ihn als Simile bestätigt. Der Zugang zur Arznei baute auf der Geschichte aus den Kindertagen auf: massive Gewalterfahrung und grobe Vernachlässigung durch Vater und Mutter. Dieser destruktive Grundzug weist auf das syphilitische Miasma hin und führte von dort zu Mercurius.

> ✱ Merke: Die Kasuistik zeigt, dass die Diathese, oder das Miasma, ein Einstieg zur Arznei sein kann, wenn sie so deutlich zutage tritt. Die Diathese ersetzt hier den Stellenwert der Ätiologie an erster Stelle.

Daneben wurden auch charakteristische Symptome aus dem aktuellen Leben berücksichtigt, worin sich die Arznei bestätigte.

Diese Krankengeschichte ist ein Beispiel dafür, wie Gewalt, die in der Kindheit erfahren wird, ein ganzes Leben prägen kann. Das Trauma findet sich beim Erwachsenen in der nervösen Symptomatik gespeichert. Diese Krankengeschichte ist aber auch ein beeindruckendes Beispiel dafür, dass das eigene Familienleben im neuen Umfeld trotzdem gelingen kann.

Was kann als Ziel der Therapie in einem solchen Fall gelten? Homöopathie und Traumalehre stimmen hier überein: Die Lösung liegt im Erkennen und Annehmen der eigenen Geschichte, des eigenen Schicksals. Das kann gelingen im Blick auf „das eigene innere Kind" und auf die Zusammenhänge im inneren Erleben von damals bis heute. Es ist ein langer Weg. Darum ringt dieser Mann immer noch. Die Homöopathie vermag, die vegetative Regulation zu stärken. Dadurch bildet sich ein stabileres Körper- und Selbstgefühl aus, statt auf Störungsalarm zu funktionieren. Das Vertrauen zu sich selbst kann wachsen.

Psychiatrische Einschätzung
Rosemarie Mayr

Die **Traumatrias** ist hier eindeutig gegeben:
- Hyperarousal: Unruhe, Getriebenheit, Ängste; Affektdurchbrüche: „explodiert" mit und ohne von außen ersichtlichen Grund (muss im Rahmen eines Konflikts mit dem Chef von Arbeitskollegen körperlich [?] zurückgehalten werden um nicht gewalttätig zu werden).
- Vermeidung/Verdrängung: Kann nicht nein sagen, kann keine Gewalt sehen, im Zusammenhang mit der Familie (Mutter alkoholkrank) kann man evtl. auch die Alkoholabstinenz hier einordnen.
- Wiedererleben: Albträume mit sehr gewalttätigem Inhalt, schildert seine Erinnerungen sehr plastisch (Intrusionen, Flashbacks?), Ängste vor Verlassenwerden wie damals als Kind.

Es handelt sich hier um eine posttraumatische Belastungsstörung (F 43.1 nach ICD-10).

17.3.2 Mercurius solubilis und die Ätiologie

Eine kolloidale Lösung des reinen Metalls Quecksilber durch Verreibung. Es handelt sich um ein sehr giftiges Schwermetall.

Mercurius gilt seit Hahnemann als destruktive Arznei, als die Arznei für das syphilitische Miasma par excellence. Das zeigt die Liste von Erkrankungen aus dem Arzneimittelbild: Eiterungen mit Tendenz zur Ulzerierung, Abszessbildung und Chronifizierung, besonders an der Haut, an Drüsen, Knochen, Leber, Auge und Ohren. Iritis luetica, Neuralgien besonders nachts, chronisches Rheuma.

Die Kasuistik enthält keine der genannten somatischen Muster. Sie handelt von Gewalt, von Misshandlung, von großer Härte und von Missbrauch der Seele eines Kindes. Es war das destruktive Milieu in der Kindheit dieses Mannes, das für die Arzneiwahl als hochwertig herangezogen wurde.

Ätiologie im Repertorium. Zuerst sei die bekannte Ätiologie von Mercurius aus dem Repertorium nachgeschlagen. „Beschwerden durch":
- Beleidigungen, Beschimpfungen,
- Bevormundung,
- Uneinigkeit, Zwietracht zwischen den Eltern; zwischen den eigenen Freunden; zwischen seinem Vorgesetztem und den Untergebenen,
- Schock, seelischer Schreck,
- Enttäuschung, Kränkung, Demütigung,
- Verlegenheit, Betrogenwerden,
- Zorn mit Entrüstung und Empörung,
- enttäuschter Ehrgeiz,
- Erregung des Gemüts, Kinder sind zu bestimmten Zeiten krank,
- Erwartungsspannung, Gemütsbewegungen, Überraschungen,
- sexuelle Exzesse,
- Ichbezogenheit, Selbstüberhebung.

In dieser Liste lassen sich viele Aspekte finden, die zur Krankengeschichte gut passen.

Keine Rubrik „Beschwerden durch Gewalt". Es gibt im Repertorium keine Rubrik „Beschwerden durch Gewalt". Am nächsten reichen die in der Repertorisation der Kasuistik schon genannten heran (▶ Tab. 17.3 und ▶ Tab. 17.4). Das dortige Ergebnis zeigt die wichtigsten Vergleichsarzneien: Natrium muriaticum, Carcinosinum, Staphysagria und Lycopodium.

Originalrubriken aus dem Repertorium

Gemüt – Beschwerden durch – Missbrauch, Misshandlung; nach: ACON. am-m. ambr. anac. androc. ARG-N. ARN. ars. aster. aur-m. aur. bapt. bell-p-sp. berb. calc-p. cann-i. carc. caust. chin. coff. croc. cupr. cur. cycl. falco-pe. foll. hura *Hyos.* IGN. kreos. *Lac-c.* lac-f. lac-mat. *Lach.* lyc. *Lyss. Med. Melis. Naja* nat-c. *Nat-f.* NAT-M. nux-v. OP. *Orig.* oxyg. petr-ra. *Plat.* puls. SEP. *Staph.* stram. thuj. toxi. tub. ust. xanth.

Gemüt – Beschwerden durch – Missbrauch, Misshandlung; nach – Gewalt; durch: *Carc.*

Gemüt – Beschwerden durch – Missbrauch, Misshandlung; nach – körperlich: lyss.

Gemüt – Beschwerden durch – Bevormundung – Kindern, bei — elterlicher Bevormundung; bei langer Geschichte übermäßiger – harte, rauhe Erziehung: carc. kali-i. nit-ac.

Gemüt – Beschwerden durch – Grobheit anderer: acon. anac. bar-m. *Calc.* carc. cocc. *Colch.* ham. hyos. lac-c. *Lyc.* mag-m. med. mur-ac. NAT-M. nux-v. ph-ac. puls. STAPH. symph.

Gemütssymptome von Gewaltbereitschaft. Mercurius fehlt zwar in den genannten Rubriken, zeigt jedoch auffallende Gemütssymptome, die Gewaltbereitschaft anzeigen (Vermeulen 2000):
- Ruhelosigkeit und Angst gegen Abend, konnte weder sitzen bleiben, noch in irgendeiner anderen Stellung bleiben,
- Drang, die Person zu töten, die ihm widerspricht,
- Drang, jemanden zu ermorden oder Selbstmord zu begehen,
- krankhafte Impulse und Triebe, gewalttätig zu werden,
- streitsüchtig,
- Träume von Gewalt.

Aber auch die schwache, erschöpfte, defizitäre Seite gibt es bei Mercurius (Vermeulen 2000):
- extrem verschlossen,
- unbesonnen,
- teilnahmslos gegenüber allem, auch gegenüber den nahestehenden Personen,
- Abscheu gegenüber dem Leben,
- Angst treibt ihn zum Suizid.

> ✱ **Merke: Das Arzneimittelbild von Mercurius beinhaltet ein Verhalten voller Extreme mit skurrilen, destruktiven Zügen. Das lässt sich der Biografie eines schweren Traumapatienten zuordnen, vorausgesetzt, er bringt die entsprechende individuelle Konstitution mit.**

Aspekte aus der Traumatheorie. Wenn wir alle diese Gemütssymptome nicht nur dem Kleinkind, einem Psychosepatienten und einem „asozialen Charakter" zuschreiben wollen, sondern nach einem Verstehen solcher Verhaltensweisen suchen, dann können wir sowohl auf obige Krankengeschichte in ihren Zusammenhängen blicken als auch auf das Repertoire von Kenntnissen aus der Traumatheorie. Die wichtigsten Kriterien für den traumatisierten Patienten, der Gewalt erfahren musste, finden sich bei Mercurius wieder:

- Arousal: in der Ruhelosigkeit,
- pathologisches Wiedererleben: im Drang zu töten,
- Flashback: in den krankhaften Impulsen und Trieben,
- Vermeidungsverhalten: in der Teilnahmslosigkeit und Verschlossenheit.

> ✱ **Merke: Das Opfer von Gewalt findet in seinem Inneren ebenbürtige gewalttätige Impulse vor und muss sich mit diesen im Laufe seines Lebens intensiv befassen, um sie zu erlösen.**

Repertoriumsnachtrag. Im Repertorium werden die entsprechenden Nachträge zu Mercurius, dem wichtigen Polychrest, bald notwendig werden: In einer neuen Rubrik für „Beschwerden durch Gewalt", sowie in den schon bestehenden Rubriken, wie oben aufgezeigt, in denen Mercurius noch fehlt.

17.4 Opium, der Schlafmohn

„Mit drei Jahren bin ich in den Brunnen gefallen und wäre fast ertrunken."

17.4.1 Kasuistik

Frau von 50 Jahren, verheiratet, 4 Kinder, die Älteste von 4 Geschwistern, Architektin.

Diagnosen:
- Benommenheit,
- Rekonvaleszenz nach Meningoenzephalitis,
- Erschöpfungsdepression.

Traumathemen:
- Verletzungsschock mit Flashback,
- erhöhte vegetative posttraumatische Vulnerabilität,
- emotionale Vernachlässigung durch die Mutter,
- Ertrinkungsschock.

Beobachtungszeitraum: 8 Monate mit Rückmeldung nach 10 Jahren.

Erstordination am 5. Juli 2000. *„Im Grunde bin ich gesund. Dann kam die Meningoenzephalitis vor 5 Monaten, die ich noch nicht ganz überwunden habe. Es sitzt noch eine Angst in mir und mit meinem Energiehaushalt stimmt es noch nicht. Entweder bin ich überaktiv wie unter Zwang oder ich verfalle in einen apathischen Zustand, vor allem dann, wenn ich mich überfordert fühle. Dann fühle ich mich schwach und muss liegen.*

Im Februar 2000 machte ich eine richtige Enzephalitis durch. Es hat mit einem grippalen Infekt ohne Fieber begonnen. Es entwickelte sich eine Halbseitenlähmung links und eine Hörverminderung. Ich verfiel in ein Koma von 12 Stunden, erwachte davon mit kurzzeitiger Erblindung und dem Verlust des Körpergefühls. Ja, ich fühlte meinen Körper nicht mehr, und damit empfand ich mich desorientiert.

Ich bin wieder gesundet. Glieder, Augen und Ohren stehen mir wieder zur Verfügung. Doch einen Restzustand von dieser Missempfindung meinem Körper gegenüber beobachte ich immer noch … Knapp vor dieser Erkrankung war ich heftig erschüttert worden, ich erlebte ‚einen Schock'. Ich war mit dem Fahrrad gestürzt und zog mir schwere Prellungen zu. Das schmerzte sehr. Das erinnerte mich an meinen Mopedunfall im Alter von 22 Jahren. Damals ereignete sich ein ähnlicher Unfallhergang mit ähnlich schweren und schmerzhaften Folgen. Ich war damals von Kopf bis Fuß blau von Hämatomen.

10 Tage nach diesem Unfall, noch geschwächt, verfiel ich in einen Fieberzustand mit 38 Grad Celsius. Ich fühlte mich erschöpft und geschlagen, sonst gab es keine Symptome. Ich war gezwungen, 2 Tage lang zu liegen. Dann erholte ich mich. Doch morgens, nach dem Schlaf, befand ich mich noch für 5 Tage in einem Zustand von Desorientiertheit."

Bald darauf folgte die Meningoenzephalitis und die Krankenhauseinweisung. Dort wurde ein Computertomogramm des Schädels gemacht. Da war keine Läsion zu finden.

Weitere Beschwerden. „Immer wieder leide ich an Depressionen, mit großer Erschöpfung. Es lebt so viel Trauer in mir: Aus der Kindheit, dann eine unglückliche Jugendliebe, die endete, da der Freund plötzlich verschwunden war, ohne Abschied. Ich bin so empfindsam. Alles berührt mich viel zu tief, jede Nachricht von Erkrankung und Tod in meiner Umgebung. Im Vorfeld all dieser geschilderten Ereignisse dieses Jahres 2000 ist ein guter Freund an einem Karzinom verstorben, das hat mich übermäßig mitgenommen. Auch jetzt beim Erzählen werde ich ganz traurig." – Da weint die Patientin leise.

Sie fährt spontan assoziierend fort: „Mit 3 Jahren bin in den Brunnen in unserem Garten gefallen. Man hat mich dort, unter Wasser liegend, aus Zufall gefunden. Das war bedrohlich, ich bin beinahe gestorben. Eigenartig dabei ist, dass sich dies knapp nach der Entbindung meiner Mutter zu ihrem zweiten Kind, als Hausgeburt, ereignet hatte."

Kindheit. „Meine Mutter war mit ihren 4 Kindern zu Hause. Sie war in ihrer Ehe sehr unglücklich. Die Eltern waren so verschieden. Meine Mutter war sensibel, melancholisch und introvertiert, mein Vater dagegen gesellig, aktiv, unternehmerisch und beruflich erfolgreich.

Mutter hat immer geweint, seit ich mich erinnern kann. Von Vater hat sie mich ferne gehalten mit der Geste: ‚Männer sind böse.' Mein Vater gestand mir knapp vor seinem Tod, dass ihm Mutter nie erlaubt hatte, mich als Kleinkind zu berühren oder zu tragen. Diese Mitteilung hat mich sehr getroffen und sehr geschmerzt. Dazu gehört die Tatsache, dass Mutter als Kind sexuellen Missbrauch erfahren musste. Nur deshalb kann ich meiner Mutter verzeihen.

Ich habe vor 10 Jahren im Rahmen eines gestaltpädagogischen Seminars all dies nochmals innerlich hervorgerufen und durchlebt und daran eine große Erleichterung erfahren dürfen. Der präkordiale Druck von früher hat sich dadurch aufgelöst, ich bin seither erleichtert.

Die wichtigste Einsicht davon war: Ich bekam keine Unterstützung von Mutter. Es lebt das Gefühl in mir, dass sie nie für mich da war, obwohl sie zu Hause war.

Ich hatte nie eine Mutter, ich jage ihr deshalb ein Leben lang nach, noch immer. Meine eigenen Grundbedürfnisse dagegen überhöre ich bis heute, ich höre und erfülle nur die Wünsche und Befehle anderer."

Frühere Krankheiten. Mit 3 Jahren Ertrinkungsunfall, mit 17 Jahren Nierenkolik mit nachgewiesenen Nierensteinen, mit 28 Jahren die erste Geburt, eine Vakuumextraktion. „Ich erlebte dabei das Gefühl, sterben zu müssen."

Die zweite Geburt mit Not-Caesarea, als die Presswehen schon im Gang waren. Die folgenden 2 Geburten verliefen normal.

Aussehen, Verhalten und Kontakt. Die Patientin ist adipös, mit unkompliziertem, ruhigem Auftreten. Ihre Körpersprache wirkt reduziert, wie erstarrt. Es gibt nur wenige Ausdrucks- und Begleitbewegungen. Sie spricht allerdings leicht und flüssig, mit Nachdruck und mit klarer, gut modulierter Stimme. Sie berichtet über alles mit dem gleichen Ton der existenziellen Notwendigkeit und Unabwendbarkeit, doch ohne Drama. Sie tastet sich durch die Seelenschichten vor, wie traumwandlerisch von innen her gelenkt. Immer klingt ein unaussprechlicher Abgrund mit, der noch nicht ausgeschöpft erscheint, trotz aller bisherigen Schritte, Krisen und Bemühungen.

Der Blick wirkt wie entfernt, nach innen gekehrt. Die Mimik bleibt ungerührt und wenig bewegt, geht manchmal in Trauer und ein stilles Weinen über, manchmal öffnet sie sich auch zu einem heiteren Lachen.

Zusätzliche Bemerkung. Diese Frau ist in dem Tal, in dem sie lebt, bekannt als aus gutem Hause stammend. Sie ist sehr aktiv im Umkreis der Kirche und in der Hilfe für Migranten. Sie hat viele Kontakte mit Künstlern. Alle bezieht sie aktiv, konstruktiv und nachhaltig ein. Sie gilt als Person, die öffentlich Stellung bezieht und überall zupackt. Da gibt es also auch eine starke, sozial engagierte Seite ihrer Persönlichkeit.

Auswertung. Der sachlich gehaltene Bericht der Patientin enthält eine Abfolge vieler einschneidender Ereignisse in ihrem Leben, rückblickend von Kindheit an. Eines reiht sich an das nächste. Dabei schwingen viele offene Fragen mit, insbesondere die eine: Hängen alle diese Episoden in einer Weise zusammen?

Für den Zuhörer lässt sich feststellen, dass alle Ereignisse einen ähnlichen Grundtenor aufweisen. Jedes geht sehr tief, hat bedrohlichen, existenziellen Charakter.

Der erste Schock, unfallbedingt im Alter von 3 Jahren, ging sogar knapp am Tode vorbei. Er korreliert zeitlich mit der Seelennot des Kindes anhand der Geburt seines ersten Geschwisters. Dieser Schock wirkt noch sehr präsent, er scheint nicht verarbeitet zu sein. Die Mutter, insgesamt unglücklich und geschwächt durch die Geburt, hat ihrem ersten Kind vermutlich nicht angemessenen Trost zukommen lassen können. Es bleibt eine Wunde, wohl auch ein Gefühl der Verlassenheit zurück.

Die nächsten Stationen und Prüfungen des Lebens folgen. Die Patientin verfällt immer wieder in Zustände von Trauer, dann auch in Zustände des Ausgeliefertseins und der Lähmung, in einen Zustand von Schock, seelisch sowie unfallbedingt. Sie bezeichnet diesen Zustand als „desorientiert", als „Apathie". Es gipfelt in der Meningoenzephalitis vor einem halben Jahr.

Direkt im Vorfeld dieser letzten alarmierenden Krise gab es mehrere Belastungen:
- Schock und Schmerz nach einem Fahrradunfall
- Derselbe Unfall hatte ein Flashback eines alten Verletzungsschmerzes hervorgerufen
- Schwäche nach einem grippalen Infekt
- Trauer um einen Freund.

Hängen alle diese Episoden in einer Weise zusammen? Phänomenologisch ergibt sich in der biografischen Gesamtschau der Hinweis auf eine individuell und krankhaft geprägte Reaktionslage seit der frühen Kindheit. Diese kommt in all den geschilderten folgenden Lebenssituationen in gleicher Weise zum Tragen. Eine solche Hypothese würde auch die Reihe von Fehlreaktionen des letzten halben Jahres erklären: als späte Folgen bei erhöhter Vulnerabilität nach seelischem und körperlichem Kindheitstrauma.

Arzneifindung. Aus homöopathischer, ganzheitlicher Sicht können und müssen wir alle Daten der Biografie und des Beschwerdebildes ernst nehmen, ohne eine letzte Deutung vollziehen zu müssen. Nach der eingehenden Anamnese beeindruckt die Ätiologie ganz besonders – als hochwertiges Symptom: Folge von seelischem Schock, Folge von Unfallschock. Zum Zweiten die Daten, **wie** die Patientin auf diese Ätiologie reagiert: mit zerebralen Funktionsstörungen im Sinne von Lähmungs- und Ohnmachtsgefühlen. Das spricht nicht für Arnica, die Arznei für Unfallfolgen par excellence, sondern für Opium.

Vermeulen zitiert in seiner Arzneimittellehre Hahnemann über Opium:

„*Die Wirkung von Opium sei viel schwieriger zu beurteilen als von nahezu allen anderen Drogen. Die Folgen von Opium, wie sie sich in dem Empfindungsverlust des Nervensystems, den herabgesetzten Funktionen, dem schlaftrunkenen Stupor, der Schmerzlosigkeit und dem Torpor, der allgemeinen Trägheit und dem Reaktionsmangel zeigen, stellen die Hauptindikationen für die Droge im homöopathischen Gebrauch dar.*" (Hahnemann bei Vermeulen 2000)

„*Ohnmachtsanfälle begleitet von Schwindel, wenn er versucht, aus dem Bett aufzustehen, mit plötzlich wiederkehrender Lebhaftigkeit beim Hinlegen.*" (Vermeulen 2000, S. 1285)

Repertorisation der gesamten Symptome der Patientin. Die Symptome werden repertorisiert (▶ Tab. 17.5), das Ergebnis ist in ▶ Tab. 17.6 aufgeführt.

Aus der Repertorisation ergibt sich die klare Indikation für die Arznei Opium. Es folgt interessanterweise eine weitere Droge: Nux moschata, die Muskatnuss.

▶ **Tab. 17.5** Repertorisation der gesamten Symptome.

	Repertoriumsrubriken	Anzahl der Arzneien
1	Gemüt – Beschwerden durch – Schreck – zurückliegenden Schreck; durch länger	2
2	Gemüt – Beschwerden durch – Schock; seelischen	45
3	Gemüt – Beschwerden durch – Position; durch Verlust der	10
4	Gemüt – Verlassen zu sein; Gefühl – Isolation; Gefühl von	72
5	Gemüt – Verwirrung; geistige – Identität; in Bezug auf seine	77
6	Gemüt – Gleichgültigkeit, Apathie – alles; gegen	114
7	Kopf – Entzündung – Gehirn	77
8	Gemüt – Betäubung	315
9	Gemüt – Traum; wie in einem	110
10	Gemüt – Orientierungssinn – vermindert	64

▶ **Tab. 17.6** Ergebnis der Repertorisation.

	op.	nux-m.	phos.	merc.	nat-m.	puls.	sulph.	stram.	verat.	plat.
	10/18	7/12	7/12	7/10	7/9	7/9	7/9	6/11	6/10	6/9
1	1	–	–	–	1	–	–	–	–	–
2	2	1	–	1	1	1	1	–	1	1
3	1	1	–	–	–	–	–	–	–	2
4	1	–	1	1	–	1	–	1	–	1
5	1	1	1	–	1	1	1	1	1	–
6	2	1	2	2	2	2	1	–	1	2
7	2	–	2	2	–	1	1	1	–	–
8	3	2	3	2	1	2	2	3	3	1
9	3	3	2	1	2	–	2	3	2	1
10	2	3	1	1	1	1	1	2	2	2

Verordnung. Opium 200. Mitteilung an die Patientin: Homöopathisch behandeln wir die aktuellen Beschwerden, richten aber genauso den Blick auf die gesamte Leidensgeschichte, so wie sie sich eindrucksvoll dargestellt hat. – Die Patientin versteht und zeigt sich mit dieser Logik zufrieden.

Kontrolle am 7. August 2000, nach 4 Wochen. „Sofort nach der ersten Gabe war mein Kopf klarer, die Nebel haben sich gelüftet. Es ist mir leichter. Morgens fühle ich mich frisch." Keine neue Arzneigabe.

Kontrolle am 13. September 2000, nach einem weiteren Monat. „Ich fühle mich wie aufgerichtet, vom Kopf ausgehend. Ich kann mein Leben und meine Geschichte viel besser annehmen, bin gelassener und lockerer. Ein neues Symptom beunruhigt mich: Ich spüre einen leichten Schmerz in meinem linken Nierenlager wie vor vielen Jahren." Ist das eine Arzneireaktion mit Aufflackern eines alten Leidens? Keine neue Arzneigabe.

Kontrolle am 20. Oktober 2000, nach weiteren 6 Wochen. „Es geht mir gut. Ich erlebe meinen Alltag jetzt anders. Alles geht leichter. Es fühlt sich an wie im Moment der Geburt meines dritten Kindes.

Damals erlebte ich mich ganz gegenwärtig wie noch nie, mit der Ahnung, wie leicht Leben sein kann und könnte." – Da weint die Patientin.
„Mein Seelenzustand seit Kleinkindalter war bisher ein anderer: Ich fühlte mich wie eine blind Geborene. Ich lebte nicht, sondern reagierte nur auf die Umstände und Anforderungen um mich. Jetzt will ich mehr auf mich achten, mich dem Fluss des Lebens anvertrauen."

Verordnung. Opium M.

Rückmeldung im Februar 2001, 4 Monate später. Auf einer originellen Kunstkarte: *„Nochmals ein herzliches Danke für die ‚richtige Arznei', mein Leben ist viel leichter geworden."*

Jahre später. Noch Jahre danach erwähnte die Patientin mir gegenüber: *„Die Homöopathie damals hat mir viel geholfen, das war ein entscheidender Schritt für meine Gesundheit. Ich bin in und mit mir klarer. Ich spüre meine Kraft, ich stehe zu meinen Gefühlen."*

Schlussbetrachtung

Die Patientin hat nicht nur die Restsymptome nach der Meningoenzephalitis hinter sich lassen können, sondern konnte auch ein neues Lebensgefühl und ein neues Verhältnis ihrem Körper gegenüber entwickeln. Sie hat wieder Anschluss an und Vertrauen in ihre schöpferische Kraft gefunden.

Aus der ganzheitlichen Anamnese hatte sich die Anregung ergeben, alle markanten Krisen samt den darauffolgenden funktionellen Reaktionen in einen Zusammenhang zu stellen und daran die Arzneifindung zu orientieren.

So hatte die therapeutische Hypothese gelautet. Sie führte zum Simile Opium und bestätigte sich mit der Heilung.

Zielführend war die Betonung der Ätiologie:
- Folge von Unfallschock
- Folge von Schreck und
- Folge von Enttäuschung, Kummer
- Verlassenheitsgefühl

Psychiatrische Einschätzung
Rosemarie Mayr

Bei dieser Patientin findet sich eine Abfolge von körperlich bedrohlichen (Sturz in den Brunnen, Mopedunfall, Sturz mit dem Rad, Koma und neurologische Ausfälle bei Meningitis) Ereignissen sowie auch eine psychisch belastete Kindheit andererseits.

Traumatrias:
- Hyperarousal: „überaktiv wie unter Zwang".
- Vermeidung/Verdrängung: Apathie, wirkt (in der Anamnesesituation) wie erstarrt. Die Überaktivität und Apathie erwähnt sie allerdings nur als Folgezustand der Meningitis.
- Wiedererleben: Ein Unfall löst die Erinnerung an vorhergegangene aus; Nachrichten von Krankheit und Tod lösen intensive emotionale und vegetative Reaktionen aus (ob tatsächlich mit konkreten Erinnerungen bzw. im Sinne von Flashbacks aus der eigenen Biografie kommt nicht klar heraus, doch kann es die Patientin im Gespräch gut reflektieren) bzw. schwächen das Immunsystem derart, dass sie schwer erkrankt (Meningitis). Auf der anderen Seite bringt bewusstes, gelenktes Wiedererleben (Gestaltseminar) eine gewisse Erleichterung.

In der Zusammenschau von Vorgeschichte und Symptomatik könnte man hier eine posttraumatische Störung (F 43.1 nach ICD-10) zumindest vermuten.

Daneben finden sich Hinweise auf intermittierende depressive Zustände: Antriebsstörung, Affektverflachung abwechselnd mit Affektlabilität (weint leicht und viel) und Traurigkeit, vermutlich auch Konzentrationsstörungen; dies lässt an eine rezidivierende depressive Störung (F 33 nach ICD-10) denken.

Offensichtlich verfügt diese Frau jedoch auch über gute Ressourcen und Resilienz: Sie wird als starke, sozial engagierte und künstlerisch interessierte Persönlichkeit geschildert.

17.4.2 Opium und die Ätiologie

Die Arznei Opium ist der Milchsaft von Schlafmohn, Papaver somniferum, einer Papaveracee.

Ätiologie im Repertorium. Im Repertorium finden wir für die Ätiologie von Opium in Bezug auf die Patientin die im Folgenden geschilderten Angaben. Beschwerden von:

- länger zurückliegendem Schreck, Schreck bei Kindern,
- Schreck durch Anblick eines Unfalls,
- seelischer Schock,
- Erregung des Gemüts, auch bei Kindern – diese sind zu bestimmten Zeiten krank,
- Überraschungen, Verlust der Position,
- Enttäuschung, Kummer,
- Vorwürfe, Tadel, Beleidigungen und Beschimpfungen, Scham.

> **Merke:** Opium ist – neben Arnica und Aconitum – die große Arznei für seelischen Schock und Schreck angesichts eines Unfalls sowie dessen Folgen.

Opium ist auch eine Arznei bei seelischer Ätiologie. Es sticht hervor bei den Folgen von Vorwürfen und Scham. Bei Folge von Tadel zählt es sogar vierwertig. Diese Themen bedeuten eine Annäherung an die Erlebnisse des Kindes in einem anspruchsvollen und unglücklichen Elternhaus, in dem es sich alleingelassen fühlte und den Anforderungen nie genügen konnte.

18 Psychotrauma im psychiatrischen Sinn – Kinder

Jutta Gnaiger-Rathmanner

18.1 Staphysagria officinalis, der Rittersporn

Eine zarte Seele in einem kräftigen Leib.

18.1.1 Kasuistik

Junge von 7¾ Jahren, Eltern verheiratet, erster von 2 Jungen, aus einem Bergdorf.

Diagnose:
- Reizblase,
- Bauchkoliken,
- Ängste.

Traumathemen:
- akute seelische Überforderung,
- Gewaltatmosphäre,
- Ungerechtigkeit,
- Kränkung,
- mangelnde Unterstützung vonseiten der Autorität.

Beobachtungszeitraum: 4 Monate.

Erstgespräch am 4. Juni 2008. Die kräftige, resolute Mutter und ihren Sohn kenne ich schon seit Jahren. Heute berichtet sie aufgebracht: Das Kind geht in die erste Klasse, und zwar sehr gerne. Er ist einer der stärksten und größten Jungen dort. Trotzdem weiß er sich im sozialen Umgang manchmal nicht zu helfen. Vor einiger Zeit hatte er sich beklagt, dass ihm in der Schule das Jausenbrot weggenommen werde. Das wurde ernst genommen, es hatte eine Aussprache mit dem störenden Mitschüler gegeben. Dieser Vorfall ereignete sich vor 4 Monaten, im Februar 2008.

In den letzten Wochen ist das Kind mit ständigem Harndrang und mit massiven Bauchschmerzen auffällig geworden. Der Junge leidet unter Meteorismus, unter Obstipation und Tenesmen vor dem Stuhlgang. Er klagt über stetig wechselnde Beschwerden, im ganzen Körper wandernd.

Auch das Verhalten des Jungen hat sich verändert. Er weint viel, er klammert sich an den Vater. Er entwickelt Ängste um seine Gesundheit und um die Anwesenheit der Mutter. Neuerdings verweigert er die Schule, er hat Angst.

Der Urologe konnte keinen krankhaften Organbefund erheben.

Durch Umfragen bei den Mitschülern und deren Eltern ist die Mutter fündig geworden. Es gibt in der Klasse eine neue Situation: Im April 2008 kamen 3 Brüder einer Flüchtlingsfamilie aus Afghanistan an die Schule: 5, 9 und 10 Jahre alt. Alle 3 wurden seiner Klasse, der ersten, zugesprochen.

Diese 3 können kein Deutsch und können sich nicht einfügen. Sie sind ein eingeschworenes Team und terrorisieren ihre Umgebung, und zwar so geschickt und gezielt in unbeaufsichtigten Momenten, dass die Lehrer dessen nicht gewahr werden. Folglich wird dieses Problem von der Schule nicht erkannt, es wurde bisher trotz deutlicher Hinweise übersehen.

Aussehen, Verhalten und Kontakt. Er ist kräftig und groß, ein Abbild seiner Mutter. Er verhält sich ruhig, aufmerksam und zärtlich zu seiner Mutter. Diese beschreibt ihn als ein feinfühliges, harmoniebedürftiges Kind, eine Seite, die bei seiner kräftigen Statur oft übersehen wird. Er ist mutig, ein echter Draufgänger und Anführer. In letzter Zeit benimmt er sich zunehmend verschwiegen und verschlossen. Das macht er immer, wenn er enttäuscht wird und Kummer hat. Manchmal zeigt er dann ein versteckt herausforderndes Verhalten, er agiert provokant und listig aus dem Hinterhalt.

Frage: Wird der Junge manchmal wütend? – **Antwort:** „*Er ist hochempfindlich auf Ungerechtigkeit. Er braucht aber lange, bis er reagiert. Er beobachtet. Es kann bis zu einer Stunde dauern, bis er sich endlich wehrt und zurückschlägt.*"

Während des Gesprächs zeichnet der Junge vertieft. Er überrascht die Erwachsenen angesichts der direkten Aussage in seinem Bild, die seine Verletzung und Empörung bestätigt: Mit sicherem Kreidestrich malt er 3 hohe, spitze Berge. Der mittlere davon speit vulkanartig mächtiges Feuer und große schwarze Felsbrocken in die Luft. Der Himmel ist verdüstert von einer wirbelnden Wolke. Daneben darf noch die Sonne scheinen.

Leibsymptome. Guter Schlaf, allerdings nur im Bett neben der Mutter. Derzeit keine Träume, vor 1 Jahr jedoch Albträume. Trotz allem immer guter Appetit.

Familie. Die Mutter kommt sporadisch, braucht immer sofort einen Termin, benimmt sich gehetzt, aufdringlich und sehr fordernd. In den letzten Jahren gab es Familienprobleme mit Geschäftskonkurs und schweren Sorgen um die finanzielle Existenz.

Aus der Vorgeschichte. Während der Schwangerschaft mit diesem Sohn ist der Vater der Mutter verstorben. Das war für die Mutter eine große Belastung und Trauer. Im Alter von 4 Jahren war das Kind häufig unter Tränen erwacht und hatte sich beklagt: „Ich möchte den Opa haben. Er soll vom Himmel herunterkommen, ich möchte ihn kennenlernen."

Auswertung. In dem kräftigen, groß gewachsenen, vitalen Kind lebt ein zartes Gemüt. Es mutet an, wie wenn Körpersprache und Seele in einem Gegensatz stünden und nicht so leicht zusammenfänden. Erwächst daraus eine Hilflosigkeit im sozialen Verhalten, insbesondere im Umgang mit Aggression? Vielleicht sogar eine Angst vor der eigenen Kraft?

In der Familienanamnese finden sich Hinweise auf eine Vorbelastung im Sinne von Unsicherheiten und Sorgen.

Die somatischen, wandernden Beschwerden an Blase und Abdomen, teils heftig und anfallsartig, zeigen funktionellen, psychosomatischen Charakter.

Die Lokalisation bevorzugt den Bauch, wo die heftigen, aggressiven Gefühle empfunden und wohin sie abgedrängt werden.

Das Kind zeigt auch eine Verhaltensänderung: Es wird verschlossen, schweigsam. Das wertet die Mutter zu Recht als Alarmzeichen für eine verborgene Not des Kindes.

Als akute **Ätiologie** lässt sich Folgendes feststellen: emotionale Überforderung, Atmosphäre von Gewalt und Ungerechtigkeit, infolge mangelnder Unterstützung vonseiten der Autorität. Daraus resultieren Gefühle von unterdrückter Wut, von Ohnmacht, von Kränkung, möglicherweise auch von Verlassenheit, wie sie sich in der Trennungsangst äußern.

Arzneifindung. Als Arznei für die genannte Ätiologie steht in erster Linie Staphysagria. Ein Kennmerkmal dafür lautet: stiller Kummer, unterdrückte Gefühle, unterdrückter Zorn, und zwar mit der besonderen Note von: Zorn „mit Entrüstung, mit Empörung". Das weist auf die heftige innere, seelische Erregung hin, gemäß der kräftigen Statur.

Im Repertorium finden sich die Rubriken wie in ▶ Tab. 18.1 gezeigt. Das Ergebnis der Repertorisation geht aus ▶ Tab. 18.2 hervor.

Verordnung. Staphysagria D30 3×5 Globuli heute, dann einmal wöchentlich.

Anruf nach 1 Woche. Das Mittel war gut. Seit 2 Tagen allerdings wieder schlechter. Erneute **Verordnung**: Staphysagria D30, heute wieder 3×5 Globuli.

Mein Anruf im September 2008, 4 Monate später. Die Mutter berichtet: Im Juni, während der Schulzeit, war alles sofort deutlich besser, es war noch ein normales Schulleben möglich. Das war eine große Hilfe dank Staphysagria. Im Sommer war nun alles super, mit guter Laune, ohne Symptome. Es war auch ein guter Wiedereinstieg in die Schule, bisher beschwerdefrei.

Er schläft alleine in einem eigenen Bett, allerdings noch im Elternzimmer. Er ist weiterhin eher ein verschlossenes Kind. Dafür erzählt der kleine Bruder alles. Die Afghanenkinder sind nun getrennt in den Klassen, altersgerecht und unter besserer Aufsicht. Das Problem ist auf Betreiben der Eltern von der Schulleitung aufgegriffen worden.

▶ **Tab. 18.1** Repertorisation der Symptome.

	Repertoriumsrubriken	Anzahl der Arzneien
1	Gemüt – Beschwerden durch – Kränkung, Demütigung	78
2	Gemüt – Gefühle, Emotionen, Gemütsbewegungen – unterdrückte	26
3	Gemüt – Beschwerden durch – Zorn – unterdrückten Zorn; durch	44
4	Gemüt – Beschwerden durch – Zorn – Entrüstung, Empörung; mit	19
5	Gemüt – Beschwerden durch – Kummer	94
6	Gemüt – Beschwerden durch – Ehre, verletzte	21
7	Gemüt – Kummer, Trauer – still – Entrüstung, Empörung; mit	3
8	Gemüt – Beeindrucken, empfänglich für Eindrücke; leicht zu	54
9	Gemüt – Hilflosigkeit; Gefühl der	74
10	Gemüt – Ungerechtigkeit; erträgt keine	63

▶ **Tab. 18.2** Ergebnis der Repertorisation.

	staph.	carc.	nat-m.	ign.	lyc.	aur.	coloc.	nux-v.	aur-m-n.	ambr.
	10/26	10/15	9/19	8/16	7/13	7/11	6/15	6/10	6/9	6/8
1	4	2	3	3	3	2	4	2	2	1
2	3	1	1	2	1	–	–	–	–	–
3	3	1	2	2	3	1	3	–	2	–
4	4	1	2	–	1	2	3	2	–	1
5	3	1	4	4	1	3	2	2	2	3
6	2	1	2	1	–	1	–	1	1	–
7	1	1	–	–	–	–	2	–	–	–
8	2	3	2	1	1	1	–	2	–	1
9	1	1	1	1	3	–	–	–	1	1
10	3	3	2	2	–	1	1	1	1	1

Schlussbetrachtung

Bei dem Jungen gab es eine klare Auslösung für die vegetative und emotionale Störung. Das Kind war akut in eine Situation von seelischer Überforderung geraten, die psychosomatisch ausgelebt wurde. Gerade ein kräftiges Kind mit seinem heftigen Naturell kann in eine Zwickmühle geraten, wenn es angesichts der – übermächtigen – Bedrohung nicht zur Gegenwehr greift und sein Beziehungsgefüge nicht dem asozialen Muster: „Gewalt gegen Gewalt" opfern will. Es unterdrückt seinen Zorn, vermeidet aggressive Selbsthilfe, leidet aber auch darunter.

Wohl den Kindern, die tatkräftige Eltern haben, die das Kind gut beobachten, verstehen und unterstützen.

Psychiatrische Einschätzung
Rosemarie Mayr

Die **Traumatrias** ist hier nicht erfüllt: Es finden sich weder Zeichen für Hyperarousal noch für Wiedererleben, lediglich für Vermeidungsverhalten. Die Ängste (Angst um die Mutter, schläft nur, wenn diese bei ihm liegt, Klammern an den
▼

▼
 Vater) verbunden mit den Somatisierungstendenzen weisen auf eine emotionale Störung mit Trennungsangst im Kindesalter (F 93.0) hin. Diese Diagnose beinhaltet bereits das Auftreten somatischer Symptome als Kriterium.

18.1.2 Staphysagria und die Ätiologie

Stephanskörner, die Samen einer giftigen Ritterspornart, Ranunculacee oder Hahnenfußgewächs.

Gerade dieses Spannungsfeld von mildem Schweigen und innerem heftigem Aufruhr gehört zur Dynamik und zum Dilemma von Staphysagria: Folge von Kränkung bei kräftigem Naturell, aber zart empfindender Seele.

Entrüstung und Empörung als Ätiologie

Entrüstung und Auflehnung charakterisieren Staphysagria bei allen Gefühlsregungen. Das zeichnet diese „Kummerarznei" vor den anderen aus.

„Beschwerden durch Kränkung und Demütigung mit Entrüstung und Empörung": In dieser bemerkenswerten Rubrik steht Staphysagria alleine, vierwertig.

„Stiller Kummer mit Entrüstung und Empörung": Hier finden sich neben Staphysagria noch Colocynthis und Carcinosinum.

„Beschwerden durch Zorn mit Empörung": Diese Rubrik enthält neben Staphysagria andere Arzneien für das cholerische Temperament, für kräftige, heftige Naturen mit Neigung zu aggressiven Impulsen. Hier stehen Aurum, Nux vomica und Bryonia, auch Natrium muriaticum. Darunter findet sich auch die Arznei Mercurius, die der Junge schon im Alter von 3 Jahren bei einer Stomatitis acuta mit Erfolg erhalten hatte.

Originalrubriken aus dem Repertorium

Gemüt – Beschwerden durch – Entrüstung, Empörung: acon. ambr. *Ant-c.* aur-m-n. bell. bry. carb-v. carc. chinin-s. *Coloc.* ferr-p. ferr. gels. hecla *Ign.* ip. lac-leo. led. *Nat-m.* Nux-v. oci-sa. plat. sal-fr. STAPH.

Gemüt – Beschwerden durch – Zorn – stillem Kummer; mit: *Acon.* alum. am-m. ars. aur-ar. *Aur-m-n.* aur. bell. *Bry.* carc. cham. *Chin. Cocc. Coloc.* gels. hyos. IGN. LYC. nat-c. NAT-M. nux-v. *Ph-ac.* phos. plat. puls. STAPH. verat. zinc.

18.2
Opium, der Schlafmohn

„Schläft unser Kind zu viel?"

18.2.1 Kasuistik

Mädchen von 4 Wochen, geb. am 30. Juni 2007. Eltern in Lebensgemeinschaft, erstes Kind.

Diagnose:
- Schlaf-Wach-Rhythmus gestört,
- Stillprobleme,
- schreckhaft.

Traumathema:
- Schreck bei der Geburt,
- heftige Emotionen der Mutter.

Beobachtungszeitraum: 1¼ Jahre.

Juli 2007. Das Kind schläft viel, doch sehr unruhig. Wir Eltern fragen uns: Kommt die Unruhe von seinen Träumen? Kann es sein, dass unser Kind zu viel schläft? Und zu lange?

Jede Berührung lässt es aufschrecken. Schluckauf hat es häufig, anfallsartig, manchmal 15 Minuten lang.

Beim Stillen saugt es kräftig, doch dauert es lange, wegen häufiger Trinkpausen. Es schläft beim Stillen vorzeitig ein. Insgesamt erweckt das Kind oft den Eindruck, „als sei es nicht ganz da". So sagt die Mutter.

Der Darm ist oft gebläht.

Sonst zeigt es eine gute Entwicklung: Es kann den Kopf heben, kann lachen, die Augen fixieren, gut hören.

Zur Geburt. Sie erfolgte 10 Tage nach dem errechneten Termin. Sie verlief sehr schnell, dauerte 3 Stunden. Eine Episiotomie war notwendig. Insgesamt wurde die Geburt von der Mutter als „intensiv, aber gut" erlebt und eingestuft.

Das Kind hatte ein Gewicht von 3900 g, mit dem Apgar-Wert von 9/10/10.

Klinische Untersuchung des Säuglings. Auffallend waren das leicht gedunsene Gesicht und der etwas benommene, unerreichbare Blick des Kleinen. Der Moro-Reflex, der bis zum Alter von

3 Monaten als normal gilt, war sehr ausgeprägt, durchzuckte das ganze Kind.

Auswertung. Der insgesamt reife junge Säugling ist weder bei seiner vollen Energie noch in seinem Rhythmus. Er wirkt etwas wie außer sich, wie nicht ganz da.

Vielleicht hängt dies mit der raschen Geburt zusammen. Sie kann für das Kind einen Schreck bedeuten – oder für die Mutter, der sich dann auf das Kind auswirkt. Allerdings bleibt dies Vermutung, denn die Mutter sagt nicht viel.

Arzneifindung. Folge von Schreck oder von einem Schockerlebnis im Rahmen der Geburt, zusammen mit den Schlafsymptomen, der Schreckhaftigkeit und der vegetativen Erregung, die sich im Singultus bemerkbar macht, dazu der benommene Ausdruck: Das ist typisch für Opium.

Verordnung. Opium D 30 3 × 5 Globuli.

Nach 3 Tagen. Der Schlaf ist besser. Das Kind wirkt ruhiger, ist tagsüber wacher und aktiver geworden. Das Stillen gelingt zügig, alle 3–4 Stunden. Der Schluckauf tritt viel seltener auf. Erneute **Verordnung**: Opium D 30 in 1 Woche wiederholen.

Gespräch 1 Monat später. Frage an die Mutter: Haben Sie einen Schreck rund um die Geburt erlebt? – Vorsichtige, verlegene **Antwort**: *„Ja, vielleicht doch? Am Tag der Entlassung vom Krankenhaus, 5 Tage nach der Geburt, hatten wir Eltern einen Streit, erstmals in den 5 Jahren unserer Gemeinschaft. Es drehte sich um das Kind."*

Das scheint die Mutter sehr erschüttert zu haben. Die Mutter ist milde, schüchtern und wortkarg. Sie wirkt sehr gehemmt. Sie berichtet stockend und mit dem Ausdruck von Hilflosigkeit, mit großen, unsicheren Augen, dass sie selbst in der Kindheit häufige Trennungen vom Elternhaus erlebt hatte wegen mehrerer Augenoperationen. Das klingt aus dem Mund der Mutter wie eine geheime Botschaft.

Nachfrage im Alter von 16 Monaten. Das Kind entwickelt sich gut. Bei den 2 Impfungen bisher hat es normal reagiert. Wie empfohlen, hat es dafür jeweils Opium D 30 prophylaktisch bekommen.

Schlussbetrachtung

Hier ist ein Neugeborenes, das sich nach der Geburt nicht recht erholen und nicht recht aufwachen will. Andererseits weist es eine erhöhte Erregbarkeit auf.

Es stellt sich erst im Nachhinein im Gespräch mit der Mutter heraus, dass nicht das Geburtserlebnis selbst das irritierende Moment war, vielmehr die heftigen Emotionen im Ehestreit zu Hause. Dabei zeigt sich ebenso deutlich eine seelische Altlast der Mutter, die als Kind mehrmals Krankenhausaufenthalte erfahren musste. Was sie dabei erlebt hat, kann sie nicht benennen. Ihre Körpersprache und Redeweise deutet darauf hin, dass sie damals nicht viel Schutz erlebt hat und noch keine rechte Ausdrucksweise bis heute für ihre damalige kindliche Not gefunden hat. Solche stillen Wunden können die spontane Präsenz der Mutter gegenüber dem Kind einschränken und hemmen. Opium hat dem Kind für diesen ersten Schritt ins Leben geholfen.

Psychiatrische Einschätzung

Rosemarie Mayr

Als primäre Diagnosen wären hier aufgrund der Schreckhaftigkeit, des Singultus und der Probleme beim Stillen in erster Linie eine Regulationsstörung (400 nach ZTT) zu kodieren. (**Anmerkung:** Für Säuglinge und Kleinkinder von 1–3 Jahren wurde eine eigene diagnostische Klassifikation: „ZTT-DC: 0–3" [ZeroToThree-Diagnostic-Code] erstellt, die laufend überarbeitet wird.) Die Diagnose einer posttraumatischen Stressstörung lässt sich nicht sicher stellen, doch könnte man sie differenzialdiagnostisch aufgrund folgender Überlegungen/Interpretation in Erwägung ziehen:

Traumatrias:
- Hyperarousal: unruhiger Schlaf, sehr schreckhaft, z. B. übersteigerter Moro Reflex.
- Wiedererleben: Bei einem so jungen Säugling ein schwierig zu erfassendes Kriterium; die Eltern fragen sich, was er wohl träumt, doch dies ist objektiv nicht erfassbar.
- Vermeidung/Verdrängung: benommener, unerreichbarer Blick, „wie nicht ganz da".

18.2.2 Opium und die Ätiologie

Papaver somniferum, der Schlafmohn.

Es ist die Arznei für Folgen von Schock oder Schreckerlebnis der Mutter in der Schwangerschaft, in der Geburts- und Stillperiode. In dieser Zeit besteht eine große Empfindlichkeit auf alle Eindrücke sowie eine einmalige Symbiose zwischen Mutter und Kind. Das hat zur Folge, dass die Gefühle der Mutter barrierefrei auf das Kind übergehen und von seinem Vegetativum beantwortet werden.

Die Arznei Opium kann eine derartige Störung ausgleichen und heilen, sie macht aber auch aufmerksam, wie eine Anamnese für das Neugeborene angelegt werden kann und muss (zu Opium ▶ Kap. 13.3.1 und ▶ Kap. 17.4).

„Unbehandelte Opium-Beschwerdebilder bei Neugeborenen können im späteren Kindesalter und in der Pubertät zu Störungen führen, die neben den körperlichen auch psychische Aspekte haben." (Pfeifer 2011)

Im Vergleich dazu:
- Aconitum für Folgen von Schreck, Folgen von Geburtsschock beim Säugling. Dieser befindet sich in einem überreizten Alarmzustand.
- Chamomilla steht für „Versiegen der Muttermilch infolge von Zorn": das unruhige, gereizte, aufsässige Verhalten so mancher Säuglinge versteht sich als Gegenbild dazu.

18.3
Cuprum metallicum

Neben Cina und Carcinosinum.
„Es waren furchtbare Strapazen mit dem Baby."

18.3.1 Kasuistik

Junge von 1 Jahr, geboren Anfang November 2005, Eltern verheiratet, zweites Kind nach einer Schwester.

Diagnosen:
- Hyperexzitationssyndrom des Neugeborenen,
- Schlafstörung,
- Wahrnehmungsstörung,
- Status postkongenitaler Atemwegsinfektion,
- rezidivierende Infekte,
- akute Angina tonsillaris purulenta.

Traumathemen:
- Geburtstrauma,
- Atemnotsyndrom,
- Überforderung und Ängste der Mutter.

Beobachtungszeitraum: 2¼ Jahre.

Mai 2006. Das Kind ist 6 Monate alt, vor 3 Monaten fand die Übersiedlung der Familie von Wien zurück in die entfernte Heimat, ein Dorf in Vorarlberg, statt.

Das aktuelle Problem: Das Kind ist wieder einmal verkühlt. Es dauert seit 10 Tagen – mit Schnupfen, mit Husten und rasselnder Atmung, besonders nachts ist es schlimm. Bisher ist ein derartiger Infekt schon oft bedrohlich geworden, schon dreimal mussten deshalb Antibiotika eingesetzt werden.

Gelegentlich hat das Kind auch Bauchweh, etwa einmal pro Woche.

„Das zweite Problem, das uns Eltern noch mehr fordert, ist die Schlafstörung unseres Kindes. Es ist nachts stundenlang wach. Niemand kann uns helfen. Wir fragen uns: Leidet es unter Träumen?

Wir haben mit dem Kind viel mitgemacht: Es war eine furchtbare Geburt und danach folgten schwierige Umstände. Die ganze Familie hat sich daran erschöpft.

Seit der Übersiedlung in die Heimat vor 3 Monaten ist unser Leben ruhiger geworden, hier gibt es viel Hilfe aus der Großfamilie …"

Medizinische Vorgeschichte. Die Geburt des älteren Geschwisters war nicht einfach: eine Frühgeburt in der 32. Schwangerschaftswoche mit 1800 g Geburtsgewicht.

Die zweite Schwangerschaft mit dem Sohn stand von Anfang an unter einem schwierigen Stern. Zuerst belastete die massive Übelkeit von der 7.–14. Schwangerschaftswoche. Es folgten frühzeitige Wehen ab der 28. Schwangerschaftswoche. Dann, ab der 34. Schwangerschaftswoche, stellte sich eine EPH-Gestose mit Blutdruckwerten bis 190 mm Hg systolisch ein. Es musste medikamentös behandelt werden.

Die Geburt erfolgte spontan in der 35. Schwangerschaftswoche, trotz rigidem Muttermund ist sie medizinisch „normal" verlaufen. Das Geburtsgewicht war 2160 g, der Apgar-Wert ist mit 9/8/9 eingetragen, was vielleicht eine Instabilität in der

Anfangssituation erfasst. Die Lungen waren reif, das Neugeborene atmete spontan.

Es entwickelte sich jedoch in den ersten 5 Stunden eine Kurzatmigkeit, ein Atemnotsyndrom. Dies wurde als „Anpassungsschwierigkeit" und als „Lungeninfekt unklarer Genese" diagnostiziert, das Neugeborene musste auf die Intensivstation transferiert werden. Dort musste es 5 Tage lang beatmet werden. Die Entlassung nach Hause erfolgte nach 14 Tagen.

Originalbefunde aus der Neonatologie. Übernahme 7 Stunden post partum wegen anhaltender Respiratory-Distress-Symptomatik. Hyalines Membransyndrom Stadium III, auch Surfactant-Mangelsyndrom genannt. Hyperbilirubinämie. Kongenitale Infektion – im Bronchialsekret vergrünende Streptokokken. Neurologisches Konsilium:
- Verdacht auf Hyperexzitationssyndrom,
- sehr unreife Grobmotorik, von Massenbewegungen und abortiven Primitivreflexen dominiert, jedoch dem Gestationsalter entsprechend.

Subjektives Erleben der Mutter: Die Schwangerschaft war belastet durch die Sorge wegen der ersten Frühgeburt und wegen der geplanten Übersiedlung samt Hausbau in der damals entfernten Heimat. Das war „ein gewaltiger Stress", das häufige Reisen war notwendig, aber kaum erträglich.

Die Geburt wurde ausgelöst durch die Aufregung im Zusammenhang mit der EPH-Gestose und dem Bluthochdruck. Sie wurde als schwer und lang, anstrengend und verzögert erlebt, die Mutter beschreibt ihr Gefühl von damals: „Wir arbeiten wie wild."

Nach der Geburt sah alles gut aus, doch das Neugeborene entwickelte eine Atemnot und musste auf die Intensivstation verlegt werden, getrennt von der Mutter. Die Intubation wurde notwendig. Die Mutter entnahm daraus die Botschaft: „Mein Kind schwebt in Lebensgefahr." Als der Tubus einmal beim Kangarooing herausrutschte und das Kind sofort in den Schockraum gebracht werden musste, meinte die Mutter entsetzt, ihr Kind sei jetzt verstorben.

Nach der Entlassung nach Hause begannen die „*furchtbaren Strapazen*" mit dem Baby: „*Das Stillen war mörderisch*", das Kind ertrug keine Berührung, war schreckhaft und abweisend. Es litt unter Bauchkoliken, es weinte tags und nachts, es weinte immer. Damit verbunden litt es unter heftigsten Schlafstörungen. Das Kind schlief meist nur von 23–24 Uhr und von 4–5 Uhr. Dazwischen war es wach. In der 6. Lebenswoche meldete sich schon der erste Schnupfen, der erste Infekt.

Dazu kam die Wochenbettdepression der Mutter: Sie war für einige Wochen nicht ansprechbar, sie fühlte ich so sehr mitgenommen und wie abwesend vom ganzen Geschehen um sie.

Aktuelle Symptomatik. Da sind die Schlafstörungen. Sie haben sich seit dem Beginn etwas gemildert, doch gibt es noch keinen erträglichen Rhythmus.

Ganz schlimm ist im Alltag die große Berührungsempfindlichkeit des Kindes: normale Berührung der Haut löst Ängste aus, ja Panik. Besonders wenn Bauch oder Nacken berührt werden, wie das beim Wickeln sowie beim Aus- und Ankleiden unvermeidbar ist, erleben die Eltern jedes Mal ein Drama und haben größte Mühe.

Empfindlich reagiert das Kind auch auf jeden Kontakt, auf jede Annäherung, auf jeden lärmenden Kinderbesuch. Darauf muss die Familie derzeit völlig verzichten.

Der Kleine kann sich beleidigt zeigen. Er kann sich seltsam abweisend verhalten, er wendet dann den Blick von der Mutter ab. Das hält er bis zu 20 Minuten lang aus.

Es gab ganz frühes Fremdeln, schon seit dem 4. Lebensmonat.

Das Kind zeigt eine hypertone Gesamtspannung seiner Muskulatur. Das äußert sich in seiner Neigung zu überstrecktem Rücken mit nach hinten gezogenem Haupt. Anfangs ließ sich ein positiver Moro-Reflex mit kleinsten Reizen auslösen. Auch im Kieferbereich die Überspannung: Das Kind beißt die Mutter beim Stillen. Sonst geht es mit dem Stillen jetzt gut, es hat sich ein Rhythmus gefunden: alle 2 Stunden.

Während des Zahnens ist alles schlimmer. Das Kind wird passiv, wirkt wie krank und blass, benimmt sich übellaunig und ruhelos. Es will nur herumgetragen werden und schläft nur in den Armen eines Elternteils ein.

Die Atmung ist ruhig und regelmäßig.

Die motorische Entwicklung erweist sich laut der Physiotherapeutin als gut und normal.

Aussehen. Das Kind ist zart, es blickt aufmerksam, wirkt jedoch auffallend verhalten und ernst. In den Armen der Mutter ist es ruhig. Ich erspare dem Kind meine Untersuchung, denn medizinisch ist es gut betreut.

Familie. Die Mutter, Akademikerin, wirkt klug und vernünftig, kooperativ. Als Ergebnis des schweren Weges mit dem Kind ist sie eine Expertin im genauen Beobachten geworden. Sie benimmt sich entsprechend eigenwillig, kritisch und etwas hektisch. Sie hat gelernt, wie wichtig Rhythmus für das Kind und sie selbst ist. Zurück in der Heimat, hat sich das Familienleben entspannt und geordnet.

Auswertung. Mutter und Kind zeigen eine ähnliche Verfassung: sensibel, zart, erregt. Es ist eine Geschichte von äußerster Bedrängnis und dramatischen, heftigen Reaktionen.

So schildert die Mutter die Geburt und die Entwicklung des Kindes. So traumatisch die Mutter diese erlebt hat, so intensiv hat auch das Kind die Geburt wahrgenommen. Die emotionale Symbiose ist in diesem Lebensmoment so eng, dass wir vom emotionalen Erleben der Mutter direkt auf das Erleben des Kindes schließen können.

Streng medizinisch erscheint alles bereinigt, das Kind gedeiht altersgemäß und zeigt eine gute motorische Entwicklung. Auf der Ebene der Regulation lassen sich noch auffällige Symptome finden, die als Folge des Geburtsstresses erklärbar sind. Das Kind ist hyperton und überempfindlich. Es lacht nicht, sondern erwidert jeden Blick mit ernster Mimik. Der gesunde Rhythmus ist noch nicht gefunden.

Es finden sich Hinweise auf eine sensible Störung, insbesondere im taktilen Bereich und in der Eigenwahrnehmung des Körpers.

Die Mutter berichtet eindrücklich von der Berührungsempfindlichkeit ihres Neugeborenen – wie sich diese bei der täglichen Pflege des Kindes und beim Kontakterleben der Mutter auswirkt. Es hat immer eine tragische Note, wenn die primäre, elementare, nährende Beziehung zwischen Mutter und Säugling solcherart – unverschuldet und unbeeinflussbar – gestört ist.

Die Mutter hatte während der Schwangerschaft eine massive Überforderung durchlebt: die Übersiedlungsplanung und -durchführung über die große Distanz hinweg, auch wenn positiv motiviert.

Jetzt umgibt das Kind ein gutes, sicheres Kontaktgefüge sowie ein gutes therapeutisches Umfeld. Das sind entscheidende Faktoren für die Lebensordnung der jungen Familie und für die Genesung.

Arzneifindung. Es gibt 2 wesentliche Aspekte für die Ätiologie:
- Folge von Geburtstrauma,
- Folge von emotionaler Überforderung der Mutter während der Schwangerschaft.

Das Kind ist von zarter, übersensibler Konstitution, ebenso wie die Mutter. Die Berührungsempfindlichkeit fällt besonders auf. Es war ein Neugeborenes, das seine Umgebung von Anfang an mit Schreien und Schlafstörung an die Grenzen brachte. All das gehört zum Symptomenbild von Carcinosinum.

Carcinosinum ist ein Hauptmittel für das frühe Trauma, wenn Überforderung im Spiel ist, verbunden mit Entfremdung vom Nährenden und Tragenden des Lebens, d. h. Entfremdung vom primären Kontakt zu den Quellen des Daseins – bei großer Sensibilität und zarter, erregter Konstitution.

Aus der Arzneimittellehre. *„Das Neugeborene schreit viel und unerklärlich von Geburt an. … Es ist das erste Mittel bei Schlaflosigkeit in der Säuglingszeit"* (Hirte 2007, S. 844). Da steht nur noch Syphilinum zum Vergleich.

Verordnung. Carcinosinum 200, 3×5 Globuli für einen Tag. Antimonium tartaricum D 4 bei Bedarf, falls sich der Husten verschlechtert. Wiederaufnahme der Craniosacraltherapie.

Verlauf. Nach 2 Wochen berichtet die Mutter: *„Es geht uns gemischt."* Sie bezieht sich dabei auf den Schlaf. Eine Woche war es relativ gut, doch jetzt ist das Kind wieder stundenlang wach.

Frage: Wie steht es mit der Verkühlung? – **Antwort:** *„Ja, die war rasch und unkompliziert gut, kein Husten mehr. Aus der Nase entleert sich dickes Sekret."* Das ist im Sinne der Ausscheidungsphase als positiv zu bewerten.

Das Verhalten des Kindes zeigt Veränderung: Das Kind ist aktiver, neugierig, Berührung wird besser ertragen, das Greifen mit den Händen ist viel besser.

> ✱ **Merke:** Eine Ausscheidung bei Besserung des Allgemeinzustands ist ein positives Zeichen.

Verordnung. Carcinosinum M. Es lässt sich diskutieren, ob die neuerliche Gabe etwas zu früh und ungeduldig angesetzt war, motiviert durch die kritische Haltung der Mutter. Für interkurrente Zahnungskrisen wird Cina maritima D 12 empfohlen.

Nach weiteren 4 Wochen, Ende Juni 2006. Für 2½ Wochen war es sehr gut. Dann Zahnungsbeschwerden und Hustenintermezzo: Cina wurde mit Erfolg eingesetzt. Insgesamt gibt es jetzt bessere Nächte, aktiveres Zugehen auf die Umwelt, mit motorischen Fortschritten.

Die Craniosacraltherapie löste zudem eine heftige Reaktion aus: Auf die erste Behandlung vor einer Woche geriet das Kind in seinen alten Zustand: *„Ein Horror wie nach der Geburt"*, gemäß den Worten der Mutter. Schlaflos, jede halbe Stunde wach, unzufrieden, anfallsartiges Schreien, völlig überstreckt, Abwehr jeder entspannenden Maßnahme für das Kind: Es war das alte Lied. Es half nur eines: Herumtragen den ganzen Tag. Die zweite Sitzung gestern brachte die Entspannung.

Bemerkung. Viele Reaktionen und Veränderungen sind zu verzeichnen. Dabei scheint die gesamte Entwicklung eine gute Richtung zu nehmen. Die Craniosacraltherapie hat bewirkt, dass alte Beschwerden aufflackern, worauf ein Schritt zur Heilung gelingt. Das bestätigt: Die Heilungsgesetze nach Hering gelten für alle regulativen Methoden.

Verordnung. Keine neue Hochpotenzgabe, weiterhin Cina maritima D 12 bei Bedarf bis zu 5 × 5 Globuli täglich, weiteres Beobachten des Kindes.

Anruf nach 1 Monat, Ende Juli 2006. Der Schlaf ist viel besser. Es gibt nur noch Wachphasen von 10 Minuten, dabei ist das Kind leicht zu beruhigen. Cina wurde nicht mehr gebraucht.

2 Wochen später. *„Alles ist wieder schlecht"*, beklagt sich die Mutter, und meint insbesondere den Schlaf. Das Kind ist wieder stundenlang wach. Die Unruhe, das störende Beißen der Brust beim Stillen sind wieder da. Die Mutter ist sehr aufgebracht und geängstigt wegen all der schlechten Erfahrungen.

Frage: Wie geht es sonst? – **Antwort:** *„So manches ist viel besser geworden: Keine Verkühlungen mehr, die große Empfindlichkeit auf Berührung und Geräusche ist fast verschwunden. Das Nacktsein ist für das Kind jetzt ein Genuss, das Umkleiden geht reibungslos. Laute Kinderbesuche sind jetzt möglich."*

Die Familie ist entspannt, steht allerdings vor einer neue Frage: Der Hausarzt drängt zum Impfen.

Auswertung. Cina hat für die Zahnungsphase vermutlich geholfen. Carcinosinum wirkte in der Tiefe: auf das Immunsystem und auf die regulative Stabilität gegenüber der Reizverarbeitung wie Berührung, Lärm und Kontakt. Unterstützt wurde diese Besserung bestimmt auch durch die Craniosacraltherapie.

Ich fühle mich veranlasst, wegen des labilen Schlafes die Arznei nach gut 2 Monaten zu wechseln. Ich konzentriere mich auf den Aspekt des Geburtstraumas und des Hypertonus mit der sensorischen Übererregbarkeit: Cuprum metallicum.

Schon Imhäuser, die Pionierin unter den homöopathischen Pädiatern, hat für fast alle hypertonen, erregten, krampfbereiten Neugeborenen Cuprum empfohlen und mit viel Erfolg eingesetzt (Imhäuser 2003).

Aus der Arzneimittellehre zu Cuprum im Kindesalter (Hirte 2007, S. 868f.):

- „Folge von perinataler Hypoxie (Gesicht – Farbe – bläulich)."
- „Der Säugling ist unruhig, reizbar und schreckhaft. Er fremdelt früh und intensiv. … Bei Erregung und Schmerzen schreit er schrill und anhaltend."
- „Furcht, wenn sich jemand nähert. Starke Abneigung, angesehen oder berührt zu werden."

Der Nachweis im Repertorium ist in ▶ Tab. 18.3 verzeichnet, das Ergebnis in ▶ Tab. 18.4.

Ergebnis. Cuprum führt und steht vor der Arznei Cina, die das Kind bei Zahnungskrisen mit Erfolg

18.3 – Cuprum metallicum

▶ Tab. 18.3 Repertorisation.

	Repertoriumsrubriken	Anzahl der Arzneien
1	Kopf – Gezogen; der Kopf wird – hinten, nach	66
2	Rücken – Opisthotonus	67
3	Atmung – Asphyxie – Kindern, Neugeborenen; bei	16
4	Gemüt – Schreien – Kindern, bei	63
5	Gemüt – Berührtwerden – Abneigung berührt zu werden – Kindern; bei	16
6	Gemüt – Berührtwerden – Abneigung berührt zu werden – getragen zu werden; aber Verlangen	1
7	Gemüt – Liebkost zu werden; Liebkosungen – Abneigung	9
8	Gemüt – Angesehen, angeblickt zu werden – weicht den Blicken anderer aus	4
9	Gesicht – Ausdruck – bedrückt, gequält	19
10	Gemüt – Ernst	114
11	Gemüt – Unzufrieden	275
12	Gemüt – Beißen	101

▶ Tab. 18.4 Ergebnis der Repertorisation.

	cupr.	cina	stram.	bell.	cham.	nux-v.	ant-c.	op.	ant-t.	camph.
	10/15	9/16	7/14	7/13	7/12	7/12	7/11	7/11	7/10	6/10
1	2	2	2	2	2	2	–	2	2	1
2	3	2	3	3	2	3	–	3	1	2
3	–	–	–	2	–	–	2	2	3	3
4	1	2	1	1	2	2	1	1	1	1
5	1	1	–	–	1	–	2	–	1	–
6	–	2	–	–	–	–	–	–	–	–
7	1	2	–	–	1	–	2	–	–	–
8	1	–	2	–	–	–	–	–	–	–
9	1	–	2	–	–	1	–	–	–	–
10	1	2	–	1	2	1	1	1	–	–
11	2	2	1	1	2	2	2	1	1	1
12	2	1	3	3	–	1	1	1	1	2

erhalten hatte. Carcinosinum findet sich nur in den Rubriken 4, 11 und 12 und steht in der Repertorisation weit hinten. Das Repertorium bestätigt für Carcinosinum eine Abneigung gegen Berührung, aber nur in der allgemeinen, übergeordneten Rubrik.

Verordnung. Cuprum metallicum D 30, 3 × 5 Globuli, zweimal wöchentlich.

Beratung der Mutter: Mit dem Impfen abwarten. Therapeutisch befindet sich das Kind auf einem guten Weg, das heißt, die Regulation hat sich schon deutlich stabilisiert. Dies sollte noch ein paar Monate fortgesetzt werden, bevor die Impfung zumutbar ist.

Am folgenden Tag. Es war eine ganz schlimme Nacht. Das dürfte eine heftige Erstreaktion sein. Es gibt die Empfehlung von Geukens, die nächsthöhere Potenz derselben Arznei zu verabreichen, statt eines homöopathischen Antidots.

Verordnung. Cuprum metallicum 200, 2×5 Globuli.

Eine Akutordination nach 1 Monat, September 2006. „Wir haben eine Hochphase erlebt, das Kind war ausgeglichen, ja glücklich." So berichtet die sonst so kritische Mutter: guter Schlaf, gutes Krabbeln.

Seit 2 Tagen fiebert das Kind, bis 39,7°, remittierend gegen Abend. Das ist ganz neu, es gab noch nie ein Fieber bei allen bisherigen Infekten. Das Kind jammert laut, will nur herumgetragen werden, dann wieder liegt es da: heiß, rot, ruhig. Es hat weder Appetit noch Durst. Kühle Waden, heiße Füße fallen auf, das Gesicht heiß und blass, schwitzend.

Klinische Untersuchung. Rachen, Ohren, zervikale Lymphknoten sind frei, ein Harnsäckchen für die Harnprobe wird mitgegeben.

Am ersten Tag ein Versuch mit Pulsatilla D 12, am zweiten Tag mit Kalium carbonicum 200. Nichts hilft, das Kind wird nur noch unglücklicher.

Ab 16 Uhr wieder Fieberanstieg, Belladonna D 30 brachte einige Entspannung. Es folgte eine ruhige Nacht, es schien alles gut. Da ereignete sich um 5 Uhr früh etwas höchst Ungewöhnliches. Das Kind verfiel in einen Schreianfall, *„wie wir es im Alter von 3 Monaten mit ihm erleben mussten"*, mit ausgeprägtem Opisthotonus wie schon lange nicht mehr. Dann löste sich massiver, übel riechender Stuhl.

Nach 1 Woche. Es war ein generalisiertes Exanthem gefolgt, das 5 Tage dauerte. Im Rückblick bestätigt sich die Diagnose des Dreitagefiebers.

Die Mutter kommentiert das Erlebte: *„Es war anstrengend, wir mussten mit unserem Kind nochmals alles durchspielen, was wir schon überstanden glaubten. Das Schreien, die Verweigerung beim Umziehen, das stundenlange Herumtragen. Nun, seit 2 Tagen ist unser Junge wieder gesund."*

Die Mutter deutet dies als eine Art Flashback der überstandenen Nöte der ersten Monate mit dem Kind. Es war ausgelöst worden durch den Infekt, der erstmals in normaler Reaktionslage, mit Fieber, verlaufen war. Diese Erregungsphase könnte auch als Fieberdelir gedeutet werden. Doch schließt das eine das andere nicht aus und das Fieber selbst war schon am Ausklingen, als diese Krise aufgetreten war.

Die Mutter betont, das sei alles so aufregend und kräfteraubend gewesen, sie brauche jetzt eine Therapiepause, es werde ihr alles zu viel. Sie wolle die Homöopathie nicht mehr fortsetzen.

Verordnung. Cuprum metallicum D 12, 3×5 Globuli, für den Fall einer akuten Krise.

März 2007, nach 5 Monaten. Es ist gut gegangen. Das Kind, jetzt 16 Monate alt, ist lustig, neugierig, ausgeglichen und unbekümmert. Die Entwicklung ist normal: Gewicht und die Körpergröße bewegen sich im unteren Drittel. Nach gutem Krabbeln stellte sich das Gehen mit 13 Monaten ein.

Die Kontrollen beim Kinderarzt verliefen in allem zufriedenstellend und problemlos. Dieser hält nachträglich den gewählten Weg für gelungen, ja sogar die Verschiebung der Impfung.

Seit 2 Tagen stellte sich Fieber ein, bis 39,5°. Belladonna brachte diesmal keinen Erfolg. Vor 1 Tag wurde eine akute Angina tonsillaris purulenta vom Hausarzt festgestellt und ein Antibiotikum verabreicht. Der Infekt und der Allgemeinzustand haben sich seitdem gebessert, doch gesellt sich eine unerwartete, atypische Begleitsymptomatik hinzu: eine Krise der Atmung, am ehesten im Sinne einer psychogenen Hyperventilation, unüblich bei einer Tonsillitis. Die Mutter erinnert sich dabei an die postpartale Krise des Kindes.

Auswertung. Es ereignet sich ein ungewöhnlicher Verlauf einer eitrigen Angina unter Antibiotikagabe.

Cuprum hatte dem Kind vor 8 Monaten geholfen, bei den Schlafstörungen, begleitet von der Neigung zu heftigen vegetativen Überreaktionen funktioneller Art. Wie steht es um Cuprum bei der akuten eitrigen Angina tonsillaris? Das Repertorium zeigt zu meiner Überraschung Cuprum, die Arznei für eine vornehmlich neurogene Beschwerdepalette, auch bei der Rubrik der Eiterung der Tonsillen.

Verordnung. Cuprum metallicum 200 parallel zum laufenden Antibiotikum.

Anruf am nächsten Tag. „Abends wütete nochmals die Panik." Das Kind vollführte in seinem Erregungszustand heftige Gefühlsausbrüche, begleitet von Atemnot: Alles in allem das Bild von existenzieller Bedrohung. Danach wurde das Kind völlig ruhig, sogar mit normaler Nasenatmung, was dem Kind nur in absoluter Entspannung möglich ist. Eine viel bessere Nacht folgte.

1 Woche später, März 2007. Das Kind hat sich gut erholt, ist bei gutem Appetit, ist offen, freundlich und plaudert. Es wirkt lieblich, entspannt, es lacht und hat guten Blickkontakt. Es ist kaum mehr schreckhaft. Eine Berührung von mir zur Untersuchung lehnt es jedoch weiterhin strikt ab.

Resümee gemeinsam von Mutter und Ärztin.
Die eitrige Angina selbst verlief wie bei einem normalen Kind, das Antibiotikum hat gegen den Schmerz und die Entzündung geholfen.

Im Verlauf der Rekonvaleszenz, nach Abklingen des Fiebers, pfropfte sich eine individuell geprägte Fehlregulation auf. Symptome aus einer überstandenen lebensbedrohlichen Krise treten nochmals auf, als eine Art vegetativ gesteuerte Rückerinnerung. Da sind einerseits die Atembeschwerden, aber fast noch beweisender dafür ist die Wiederholung der ganzen Gefühlspalette von damals, so intensiv wie damals, bei der Mutter, aber vermutlich ebenso beim Kind.

September 2007, 6 Monate später. Das Kind bekam noch mehrmals Cuprum metallicum 200, besonders zum Zeitpunkt der Impfungen, auf die der Kinderarzt nun gedrängt hatte. Das reduzierte Impfprogramm mit Revaxis, dem Dreifachimpfschutz, wurde damit gut vertragen.

August 2008: mein Anruf. Es geht gut, gerade läuft das Sauberwerden. Der Junge, nun gut 2½ Jahre alt, ist immer heiter. Die Mutter gibt an: „Seine Laune hat sich um 180 Grad zum Guten gedreht, das sagen alle."

Er ist ein eigenwilliges und impulsives Kind.

Schlussbetrachtung

Es lassen sich 2 Traumaebenen in der Krankengeschichte von Anfang an verfolgen:
- Überforderung und Verunsicherung der Mutter, die während der Schwangerschaft begonnen hat und durch die Krise postpartal nicht zur Ruhe kommen konnte. Man kann rückblickend annehmen, dass dafür Carcinosinum beim Kind gut eingesetzt war.
- Zum Geburtstrauma: Es lässt sich nicht klar unterscheiden, welchen Anteil der physische Geburtsvorgang an der Destabilisierung des Neugeborenen ausmachte und was die Sorge und Aufregung des Umfelds bei ihm bewirkte. Es kann und muss das somatische und das seelische Erleben des Kindes bedacht werden.

> **✱ Merke: Aufgrund der naturgegebenen Symbiose von Mutter und Kind gilt: Alles, was die Mutter seelisch beim Geschehen des Geburtsvorgangs erlebt, können wir ohne Abstriche auch für das Kind annehmen. Das heißt: Die Seelenverfassung vonseiten der Mutter muss berücksichtigt werden, wenn Einblick in das Erleben des Neugeborenen gewonnen werden soll.**

Das Kind befand sich von Anfang an im Zustand der „Hyperexzitation" – einem permanenten Alarmzustand – mit erhöhtem Grundtonus, sodass jeder zusätzliche Reiz zur Störung des gesamten Systems geführt hatte. Das zeigte sich bei der täglichen Körperpflege, bei der Überreaktion auf die Anwendung der Craniosacraltherapie oder bei den Begleitreaktionen bei einer Angina tonsillaris.

Alle Ebenen zusammen machten das Beschwerdbild des Kindes aus. Gemäß dem phänomenologischen Zugang der Homöopathie wird die Entsprechung in der Arzneimittellehre gesucht. Cuprum hat als Simile den Heilvorgang angestoßen und war wirksam bei den neurologischen, hypersensitiven Symptomen sowie für die vegetative und immunologische Stigmatisierung.

Auf dem Weg dorthin waren Heilkrisen zu bewältigen. Sie folgten dem ersten Fieber, das – trotz der vorhergehenden häufigen Infekte – erst infolge der Regulationstherapie aufgetreten war. Zweimal hatte sich an einen Fieberzustand eine vegetative Krise angeschlossen, die sich als Wiederholung der Episoden aus der Vorgeschichte des Kindes erklärbar zeigten. Darauf folgte eine deutliche ganzheitliche Besserung, vegetativ und im Verhalten.

Im homöopathischen Sinne gilt ein solcher Ablauf
- von der Regulationsstarre zum Fieber,
- von vegetativen Fehlregulationen zum angemessenen Gefühlsausdruck

als Heilreaktion. Immer unter einer Voraussetzung: Es muss eine deutliche Besserung des Allgemeinbefindens sowie der somatischen Beschwerden folgen. Das war hier der Fall.

Je mehr es therapeutisch gelang, dem Säugling zu einer normalen Reaktionslage zu verhelfen, umso mehr konnte er sein wahres Temperament entfalten: zufrieden, lächelnd, harmonisch, lebhaft und offen; zärtlich, anschmiegsam und zugänglich für einen rhythmischen Tagesablauf. Dabei kommt sein energisches Wesen zum Vorschein.

Psychiatrische Einschätzung
Rosemarie Mayr

Bei einem so jungen Säugling ist die Zuordnung zur Traumatrias naturgemäß schwieriger als bei etwas älteren Kindern.
In erster Linie ist hier an eine Regulationsstörung (400 nach ZTT) zu denken, da sowohl Motorik, Sensorik als auch der Schlaf betroffen sind.
(**Anmerkung:** Für Säuglinge und Kleinkinder von 1–3 Jahren wurde eine eigene diagnostische Klassifikation: „ZTT-DC: 0–3" [ZeroToThree-Diagnostic-Code] erstellt, die laufend überarbeitet wird.)
Differenzialdiagnostisch könnte man durchaus auch eine posttraumatische Störung (100 nach ZTT) erwägen:
- Hyperarousal: Es bestehen gesteigerte Wachsamkeit (schläft sehr wenig), große Schreckhaftigkeit (gesteigerter Moro-Reflex).
- Vermeidung/Verdrängung: Erfüllt wird hier das Kriterium der beschränkten Bandbreite des Affekts („lacht nicht, erwidert jede Interaktion mit ernster Mimik").
- Wiedererleben: Dies ist bei einem so jungen Kind nur indirekt erschließbar; die oben beschriebene Störung im taktilen Bereich könnte man im Sinne eines Dissoziationsäquivalents einordnen.

Allerdings ist das Kriterium „Wiedererleben" hier recht spekulativ. Bei traumatisierten, intubierten Säuglingen ist fast immer eine Fütterungsstörung zu beobachten, was hier nicht beschrieben wird.

18.3.2 Cuprum metallicum und die Ätiologie

Das metallische Kupfer gehört zu den wenig giftigen Leichtmetallen.

Cuprum metallicum zählt zu den Arzneien für die Folgen von Geburtstrauma. Es umfasst die Folgen von Hypoxie, von perinataler Hirnblutung, von Meningoenzephalitis. Das Neugeborene neigt zu Zyanose, zu schnappender Atmung oder Apnoeanfällen. Es verfällt in Hypertonus, in eine vegetative Übererregbarkeit und in Krampfbereitschaft (Hirte 2007, Imhäuser 2003). Es können aber auch seelische Momente sein, die zur Irritation führen.

Ätiologie im Repertorium. Als Ätiologie finden sich im Repertorium unter „Beschwerden durch":
- Erregung des Gemüts, unterdrückte Erregung,
- geistige Anstrengung,
- Schreck,
- Furcht,
- Zorn, zusammen mit Angst, mit Schreck; unterdrückter Zorn,
- Bestrafung,
- sexueller Missbrauch.

Hochspannung und Extreme. Cuprum steht in einem großen inneren Spannungszustand. Daraus lassen sich viele Aspekte der Kasuistik ableiten (Hirte 2007, S. 868 ff.):
- widersprüchliche, heftige Symptomatik,
- unangemessene Begleitreaktionen,
- abweichendes Verhalten des Säuglings im Sinne eines „schwierigen Säuglings",
- alle Krankheiten verlaufen heftig, oft begleitet von Krämpfen und Spasmen in den betroffenen Körperteilen,
- anfallsartiger Wechsel zwischen den Stimmungen, auf kleinsten Anlass oder ohne erkennbaren Grund,
- plötzliche Wutausbrüche.

Die Arznei Cuprum ist wegen dieser Widersprüchlichkeit schwer zu fassen. Die ausgeführte Krankengeschichte hilft dazu, aus dem gegebenen Zusammenhang heraus zu einem Einfühlen und Verstehen der Cuprum-Dynamik vorzudringen – am Beispiel eines Säuglings.

Wenn Heilung gelingt und sich eine stabile Grundverfassung einstellt, dann kann sich das sensible Wesen von Cuprum segensreich entfalten: Die eine Phase davon gehört dem milden, nachgiebigen, angepassten, pflichtbewussten Wesenszug an, die andere der energischen, zielstrebigen Tatkraft.

18.4
Stramonium, der Stechapfel (gefolgt von Syphilinum)

„Die Mutter musste das Haus verlassen, das Kind haben wir behalten."

18.4.1 Kasuistik

Mädchen von 22 Monaten. Mutter alleinstehend, Kind wird von den Großeltern aufgezogen.

Diagnosen:
- Frühgeburt, Caesarea bei intrauteriner Dystrophie,
- Pavor nocturnus,
- cholerisches Temperament,
- schwieriges Temperament,
- chaotisches Bindungsverhalten,
- leichte motorische Retardierung,
- Adenoide mit Adenotomie Juni 2011,
- Sehstörung und Schielen.

Traumathemen:
- Verwahrlosung, Drogen und Alkoholismus der Mutter,
- schwache, brüchige primäre Bindungen,
- Trennung von Mutter und Vater.

Beobachtungszeitraum: 22 Monate.

Erstordination am 20. Januar 2010. Gespräch mit der noch jungen Großmutter im Beisein des Kindes: *„Wir Großeltern sind die erziehungsberechtigten Personen für das Kind. Das ist ein gerichtlicher Bescheid, da unsere Tochter völlig aus dem Rahmen fällt. Diese war immer schon schwierig. Sie lebte in der Drogenszene, woher auch der Vater des Kindes stammt."*

Schwangerschaft und Geburt. Die Schwangerschaft mit dem Kind war belastet durch Alkohol-, Zigaretten- und Drogenkonsum (Haschisch und Kokain), bis zum 5. Schwangerschaftsmonat. Das Kind gedieh nicht, es wurde eine Plazentainsuffizienz festgestellt. Da wurde die Mutter hospitiert. Nach 9 Wochen Krankenhausaufenthalt, d. h. 6 Wochen vor Geburtstermin, wurde wegen intrauteriner CTG-Veränderungen eine geplante Caesarea notwendig. Das Neugeborene wog 1885 g bei 42 cm Länge, mit einem Apgar-Wert von 9/9/10. Anfänglich gab es Zeichen von Atemnotsyndrom. Sonst zeigten sich keine Mängel. Es bedurfte nur 4 Tage Intensivbeobachtung. Das Neugeborene gedieh ab dann gut und konnte nach 14 Tagen zusammen mit der Mutter entlassen werden, in altersgemäß gesundem Zustand.

Die Mutter inszenierte sofort nach der Entlassung einen Alkoholexzess bis zur Bewusstlosigkeit. Daraufhin wurde das Kind seiner Mutter gerichtlich abgesprochen. Nach einem gescheiterten Versuch mit einer Pflegefamilie haben die Großeltern jetzt das Sorgerecht. Es wurde die Lösung ausgehandelt, dass die Kindesmutter trotzdem bei ihren Eltern im Haus bleiben dürfe.

Die Großmutter berichtet: *„So lebte sie mit dem Kind bei uns, übernahm aber keine Verantwortung. Sie beachtete das Kind gar nicht. Es gab viel Streit, mit uns und mit dem Kindsvater. Sie ist tyrannisch, ergeht sich in Wutanfällen, randaliert zu Hause. Sie nimmt auf nichts und niemanden Rücksicht. Es war für uns wie Psychoterror. Vor einem halben Jahr haben wir sie des Hauses verwiesen. Das Kind blieb bei uns. Es benahm sich mit uns von Anfang an vertraut, alles lief gut. Wir lieben uns. Erst mit uns hat es allmählich gelernt, zärtlich zu sein. Oft ist es zu Hause ganz unbeschwert und fröhlich."*

Die Tochter hat inzwischen wieder einen neuen Partner, mit dem sie eine symbiotische Beziehung hat, wie abhängig von ihm erscheint. Das Problem sind die Besuchszeiten der Mutter mit ihrem Kind, die im Besuchscafé einer therapeutischen Einrichtung stattfinden, 2 Stunden alle 2 Wochen. Die Großeltern bringen das Kind dorthin und übergeben es dort.

Danach ist das Kind für 8–12 Tage wie verwandelt. Es ist unausstehlich, zornig, aggressiv. Es tobt und schreit stundenlang. Auf den Versuch, es zu trösten, wird es noch wilder und schlägt um sich.

Andererseits kann es nicht alleine sein, kann sich nicht beschäftigen. Im Schlaf hat das Mädchen Anfälle von Schreien, mit hoher, schriller Stimme, es schlägt den Kopf gegen das Bett, schlägt um sich und stößt mit den Beinen. Dabei bekommt es einen roten, heißen Kopf und atmet schwer. Das dauert 30–45 Minuten.

Frage: Hat das Kind Ängste? – **Antwort:** „Möglicherweise nachts, ja. Das lässt sich nicht genau sagen. Hunde jedenfalls kennt sie von zu Hause und mag sie."

Aussehen, Verhalten und Kontakt. Das Kind wirkt kräftig und vital. Es ist großköpfig, hellblond und blauäugig, ist blass. Auf den ersten Eindruck hin wirkt es kindlich und lieblich, es sitzt entspannt und angeschmiegt auf dem Schoß der Großmutter. Mit der Zeit fällt seine ernste Mimik auf, etwas verspannt und verkrampft, mit zusammengekniffenem Mund. Der Blick ist prüfend, distanziert und wirkt somit frühreif und altklug. Bald entpuppt sich die Unruhe, das Kind schweift durch den ganzen Raum. Dabei bekommt es rote Wangen.

Bisherige Entwicklung. Die Ärzte gaben den Großeltern ihre Sorge zur Kenntnis: Es müsse ein großes Wunder geschehen, damit sich das Kind nach all den intrauterinen und perinatalen Belastungen normal entwickeln könne. Degenerative Stigmata finden sich glücklicherweise keine. Das Kind gedeiht bisher gut und wirkt im Allgemeinen gesund. Ab und zu gibt es einen akuten Infekt mit hohem Fieber.

Die Entwicklungsschritte: Statt Krabbeln bewegte es sich mit Sitzrutschen vorwärts, Gehen konnte es mit 17 Monaten, das entspricht korrigiert mit 15 Monaten. Früh begann es zu sprechen.

Phasen von Schielen fielen mit 1 Jahr zum ersten Mal auf. Bis zum Alter von 16 Monaten genoss das Kind eine Physiotherapie, wegen der motorischen Funktionsschwäche. Anfangs wollte es sich nicht berühren lassen. Die Impfungen wurden nach dem üblichen Plan verabreicht.

Auswertung. Es gibt viele Brüche im jungen Leben dieses Kindes und viele außergewöhnliche Belastungen. Das Kind hatte schon intrauterin Mangel erlitten, toxisch und seelisch bedingt, infolge der Drogen- und Alkoholsucht der Mutter. Das ist ein destruktives Umfeld.

Nach Vernachlässigung durch die Mutter und nach mehreren Trennungen wird es schließlich von den Großeltern gut und liebevoll aufgezogen. Da lernt es echte Beziehung.

Es ist weiterhin regelmäßig der chaotischen Welt der Mutter, wohl in dosiertem Ausmaß, ausgesetzt. Oft schon hat es erlebt, dass seine wichtige Beziehungsperson, die Mutter, seelisch weder erreichbar noch verfügbar ist, trotz physischer Anwesenheit. Das wäre auch für einen Erwachsenen eine unerträgliche, irritierende Situation.

Das Kind reagiert seiner Konstitution gemäß „sthenisch", d. h. vital und kraftvoll. Es zeigt seine Not unverkennbar, obwohl nonverbal. Damit gibt es der Umgebung eine Chance, ihm zu helfen.

Arzneifindung. Die vitale Konstitution, das impulsive, aggressive Verhalten, die nächtliche Hochphase des Ausbruchs mit Unruhe, Schreien und Schlagen sprechen für ein Nachtschattengewächs. Was wir dabei vermissen, sind die typischen Ängste, insbesondere vor Hunden.

In der Erregung wird es rot. Wenn es fiebert, dann intensiv und hoch. Belladonna rangiert hier zuerst. Belladonna zeigt solche heftigen, wilden Phasen, verhält sich aber im Intervall charmant und lieblich. Dieses Kind dagegen ist zu verkrampft und distanziert.

Die Schwere des Traumas spricht ebenfalls für die Folgearznei von Belladonna, nämlich Stramonium, das – bei gleicher kräftiger, roter Konstitution – viel mehr destruktive Züge trägt. Bei Stramonium bestätigt sich im Repertorium folgende Ätiologie, die sich kaum von Belladonna unterscheidet. „Beschwerden durch":
- Alkoholismus,
- Ausschweifungen,
- enttäuschte Liebe.

Damit lässt sich annähernd die Beziehungsproblematik der Mutter mit den daraus folgenden Defiziten beim Kind erfassen.

Verordnung. Stramonium 200, einen Monat später nochmals. Bei Fieber Belladonna C 30.

Am 20. August 2010, 6 Monate später. Die Anfälle nachts hatten sich rasch und deutlich gebessert. Sie treten viel seltener auf, das Kind ist dabei gut zu beruhigen. Die Tobsuchtsphasen nach einem Besuch bei der Mutter dauern wesentlich kürzer.

Das Kind behält sein schwieriges Temperament: Es ist dominant, ehrgeizig, manipulativ und listig. *„Es lügt häufig"*, sagt Oma. Doch von Lügen im eigentlichen Sinne kann man in diesem Alter noch nicht sprechen. Es ist fordernd, braucht immer Aufmerksamkeit. Es sagt gerne nein, ist sehr eigensinnig und gibt immer Widerstand. Es ist sensibel auf jede Ungereimtheit der Umgebung. *„Wann immer wir unaufmerksam und unklar sind, stellt sie uns provokant mit ihrem Verhalten auf die Probe"*, ergänzt die Großmutter.

Verordnung. Stramonium 200 nach der langen Pause wiederholt.

10 Tage später ein Anruf. Es gibt wilde Zornanfälle nachts, das Kind ist nicht zu beruhigen. Es muss etwas geschehen!

Auswertung. Ist das eine Arzneireaktion? Auf die Wiederholung derselben Hochpotenz? Wenn ja, wäre es als Bestätigung für die Arznei zu werten. Dann kann als Hilfe auf die nächsthöhere Potenzstufe gegriffen werden, um nicht auf eine andere Arznei, nämlich auf ein Antidot, wechseln zu müssen.

Verordnung. Stramonium M.

Anruf nach 1 Monat. *„Es hat sich alles aufgelöst. Wir finden unseren Weg."*

Kontrolle am 31. Januar 2011, 5 Monate später. Das Mädchen ist jetzt fast 3 Jahre alt, es verhält sich viel ausgeglichener. Es zeigt eine starke, unbeugsame Persönlichkeit mit guter Kontaktfähigkeit und großem Charme. Es ist fröhlich, sehr bestimmt und wehrhaft. Es liebt Regeln und Rituale und hält sich gerne daran. Es hat seine Rolle im Familienzusammenhang mit den Großeltern gefunden und fügt sich gut ein. Es ist gescheit, seine Geschicklichkeit ist mittelgut. Eines fällt auf: Es spricht immer, immer.

Nachts gibt es noch Probleme: Sie schläft alleine in ihrem Zimmer ein, verlangt ein kleines Licht im Zimmer. Nachts wandert sie zu Oma. Dort sucht sie engen Körperkontakt.

Das Schlimmste aber ist: Sie hat lange Wachphasen, besonders bei Vollmond. Sie benimmt sich, als ob Tag wäre, wandert im Haus herum, weckt alle auf, unterhält sich, spielt, verlangt nach Essen. Das kann, trotz Ermahnung zur Nachtruhe, stundenlang dauern. Ängste gibt es keine.

Seit Kurzem trägt das Kind eine Brille und bekommt ein gezieltes Sehtraining. Der Augenarzt hat mittelgradige Kurzsichtigkeit und Astigmatismus festgestellt. Auch das Schielen, das schon im Alter von 1 Jahr aufgetreten war, muss jetzt behandelt werden.

Seit einem halben Jahr hat das Schnarchen immens zugenommen. Laut HNO-Arzt bestehen große Adenoide und Tonsillen. Mit der Operation sollte noch zugewartet werden. Seit 1 Woche ist das Kind stark verkühlt, die Nase mit Borken ganz verstopft und ohne Sekretion. Das stört besonders nachts, beim Liegen. Das Kind schnarcht vermehrt und erwacht nachts selbst davon.

Auswertung. Die groben Erregungszustände und asozialen Züge des Kindes haben sich ausgeglichen. Das Kind konnte sich in die neue Lebensform einfügen. Stramonium hat neben dem Einsatz der Großeltern seinen Beitrag geleistet.

Jetzt entwickeln sich somatische Schwächen, die im Arzneimittelbild von Stramonium nicht mehr enthalten sind, insbesondere die Adenoide.

Die frühe Fehlfunktion der Augen, die massiven Adenoide, die trockene Rhinitis und die neue Form der Schlafstörung, wo die Nacht zum Tag wird, weisen auf eine neue Arznei hin: Syphilinum. Diese steht zudem für chaotische, destruktive Lebensformen sowie deren Folgen.

Die Repertorisation in ▶ Tab. 18.5 bestätigt die Vermutung. Das Repertorisationergebnis ist in ▶ Tab. 18.6 zu sehen.

Verordnung. Syphilinum 200, 3×5 Globuli einmalig.

Kontrolle am 4. April 2011, nach 2 Monaten. Zuerst hatten sich der Zustand der Nase und die nächtliche Unruhe für eine Woche verschlimmert. Danach gibt es seither keine ausgedehnten Wachphasen mehr. Die Borken der Nase sind weg, doch die Adenoide machen weiterhin Probleme: massives Schnarchen nachts. **Therapieversuch:** Syphilinum M.

▶ **Tab. 18.5** Repertorisation der neuen Symptome.

	Repertorisationsrubriken	Anzahl der Arzneien
1	Allgemeines – Familiengeschichte von – Alkoholismus – Kindern; bei – Kleinkindern; bei	3
2	Gemüt – Eigensinnig, starrköpfig, dickköpfig	154
3	Nase – Absonderung – Krusten, Schorfe in der Nase – wiederkehrend	1
4	Nase – Absonderung – Krusten, Schorfe in der Nase – kleben fest	3
5	Auge – Strabismus, Schielen – angeboren	1
6	Schlaf – Schlaflosigkeit – Kindern, bei	29
7	Allgemeines – Mond – Vollmond – agg.	72
8	Gemüt – Distanziert	59
9	Gemüt – Frühreife, altkluge Kinder	37
10	Gesicht – Ausdruck – alt aussehend – Kindern; bei	16
11	Allgemeines – Veränderung, Wechsel – Symptome; Wechsel der – ständig	30

▶ **Tab. 18.6** Ergebnis der Repertorisation.

	syph.	sulph.	bell.	puls.	carc.	phos.	sep.	tub.	hyos.	calc.
	11/12	6/9	5/9	5/8	5/7	5/7	5/7	5/7	5/6	4/9
1	1	–	–	–	–	–	–	–	–	–
2	1	2	3	1	1	1	1	2	2	3
3	1	–	–	–	–	–	–	–	–	–
4	1	–	–	–	–	1	–	–	–	–
5	2	–	–	–	–	–	–	–	–	–
6	1	1	2	1	3	1	–	–	1	–
7	1	3	2	3	1	3	2	1	1	3
8	1	1	–	–	–	–	2	–	1	–
9	1	1	1	1	1	1	1	1	1	2
10	1	1	–	–	–	–	1	1	–	1
11	1	–	1	2	1	–	–	2	–	–

Kontrolle am 18. Oktober 2011. Das Mädchen, nun 3½ Jahre alt, hat die Adenotomie und Tonsillenabschälung im Juni gut hinter sich gebracht. Seither ist die Atmung frei, die Nasenlöcher sind aber immer schorfig.

Es gibt neue Probleme: Ein massiv juckendes Ekzem in den Gelenkbeugen und am Fußrand; Einnässen tagsüber, nachdem das Kind schon am Tag trocken gewesen war.

Das Verhalten bleibt herausfordernd und extrem. Das Mädchen ist ungeduldig, impulsiv, tobsüchtig und beherrscht damit die ganze Familie. Die Anfälle dauern aber jetzt nur kurz. Es ist erfinderisch und listig. In der Spielgruppe ist es das eigensinnigste Kind.

Während des Gesprächs in der Ordination darf es malen. Mit kräftigen Zügen wird das ganze Blatt vollgemalt, die bevorzugte Farbe ist Rot.

Verordnung. Syphilinum 200 wiederholt.

Anruf am 17. November 2011, 1 Monat später. Die Nase ist frei, die Haut ist gut. Der Schlaf ist ruhig. Die Enuresis diurna macht dem Kind weiterhin zu schaffen, es leidet selbst so sehr darunter, dass es jetzt das Trinken verweigert.

Derzeit keine neue Arzneigabe.

Aussehen und Entwicklung des Kindes nach über fast 2 Jahren. Das hellblonde Mädchen, nun 3 Jahre und 8 Monate alt, ist groß- und rundköpfig und von kräftiger Statur, mit behänden Bewegungen. Es wirkt kindlich und gewinnend und überrascht mit seinem originellen, eigenwilligen Verhalten, ohne Kompromisse. Es zeigt sich keineswegs schüchtern und bleibt unbeeindruckt von Begegnung und Umgebung.

Ausgesprochene Stigmata lassen sich bis heute nicht entdecken, außer man rechnet den Sehfehler und die starken Augengläser als solche. Was im Über- und Rückblick auffällt, ist der wechselnde Eindruck, den das Kind hinterlässt. Es ist etwas Befremdliches, das sich schwer in Worte fassen lässt. Manchmal wirkt das Mädchen wie ein unbeschwertes, gewinnendes, neugieriges Kind. Manchmal hingegen hat es einen frühreifen, geradezu alt aussehenden Ausdruck mit einer etwas derben, verkrampften Mimik, einem schief gehaltenen Kopf und einem stumpfen Blick, wie aus weiter Ferne, wie verloren, wie „herausgefallen" aus dem Schutz und der Harmonie des Lebens.

Das Kind ist immer ernst, lächelt während unseres Gesprächs nie. **Frage:** Wie ist das zu Hause? – **Antwort:** Da könne es ganz unbeschwert und fröhlich sein.

Jedenfalls ist das kein sanguinisches Temperament, etwa im Sinne von Tuberculinum, sondern ein cholerisches – dazu passt die Farbe Rot beim Malen. Im eigenwilligen, distanzierten Verhalten lässt sich auch ein Hang zum Autismus vermuten.

Die Entwicklung verläuft unauffällig, das Kind bedarf keiner Sonderbetreuung. Motorisch ist es „mittelgut". Kognitiv, sensorisch und sprachlich gibt es keine Auffälligkeiten, außer der genannten starken Sehschwäche.

Schlussbetrachtung

Ein vitales Kleinkind, chaotische Verhältnisse während der Schwangerschaft und postpartal, heftige Reaktionen: Ein Lehrstück zur Arznei Stramonium. Das Kind kann mit seiner Hilfe, gepaart mit dem pädagogischen Einsatz der Großeltern, aus der triebhaften Impulsivität erlöst werden, kann Zuwendung wieder annehmen und damit neue, positive Erfahrungen machen. Das Unterbewusste mit den gespeicherten Ängsten wird entlastet, das zeigt der beruhigte Schlaf.

Die Verhaltensstörungen ließen sich mit Stramonium ausgleichen. Die sich entwickelnden somatischen Störungen riefen eine andere Arznei auf den Plan: Syphilinum half, die Schlafstörungen, den Schnupfen und die Ekzemphase auszugleichen. Mit den massiven Adenoiden gelang dies leider nicht.

Das Kind behält seinen dominanten, starken Charakter mit dem Hang zu Extremen. Es wird seine Umgebung noch oft und intensiv auf die Probe stellen, ihr damit aber auch die Chance geben, ihm Wohlwollen und Verständnis entgegenzubringen. Eine geradlinige, störungsfreie Entwicklung ist bei solcher Vorbelastung nicht zu erwarten.

Die Verletzung geschah ausgesprochen früh, schon intrauterin, und war neben der seelischen Katastrophe auch gepflastert mit toxischen Einflüssen wie Drogen und Alkohol. Hier sind die Nosoden indiziert, die tief in die Vitalregion einzuwirken vermögen.

Psychiatrische Einschätzung
Rosemarie Mayr

Traumatrias:
- Hyperarousal: Schreien und Toben, Schreien im Schlaf, Unruhe, Impulsivität, Kopfschlagen.
- Wiedererleben: Das Schreien im Schlaf lässt Albträume vermuten (hier müsste man nachfragen) – differenzialdiagnostisch ist hier auch an einen Pavor nocturnus (F 51.4) zu denken; tobt stundenlang nach den Besuchstreffen mit der Mutter.
- Vermeidung/Verdrängung: prüfend distanziertes Verhalten, „Blick auf Distanz", Angst vor dem Alleinsein.

Diese Symptomatik ist in der Zusammenschau mit der Vorgeschichte als posttraumatische Stressstörung zu werten. (**Anmerkung:** Für Säuglinge und Kleinkinder von 1–3 Jahren wurde eine eigene diagnostische Klassifikation: „ZTT-DC: 0–3" [ZeroToThree-Diagnostic-Code] erstellt, die laufend überarbeitet wird.)

18.4.2 Stramonium und die Ätiologie

Das frische Kraut von Datura stramonium, dem Stechapfel, eine Solanacee.

Die giftigen Alkaloide von Stramonium sind denen von Belladonna und Hyoscyamus sehr ähnlich. Sie bewirken vor allem Erregungszustände im ZNS und im Vegetativum.

Das Verhalten ist destruktiv mit Zerstörungswut, Raserei, Toben. Das Gesicht ist dabei kongestiv, hellrot, gedunsen, wie bei Belladonna, mit wildem, irrem Blick und weiten Pupillen.

Hyoscyamus ist ebenso erregt, doch ist das „Gesicht blass und eingefallen" (Stauffer 2002).

Clarke betont die bevorzugte Wirkung auf junge, plethorische Personen, besonders auf Kinder (Clarke 2001). Stramonium gehört zu den heftigsten, wildesten und vitalsten Arzneien der Arzneimittelehre. *„Einbrechen des Unbewussten ins Bewusstsein"* mit entsetzlicher Angst und Panik (Hirte 2007, S. 969). Das ist für das Verständnis der Traumatheorie ein interessanter Aspekt. Warum besteht diese Neigung?

Zum einen gibt es viele Hinweise bei Stramonium für eine belastete Geburts- und Frühgeborenenperiode wie: Hydrozephalus, Neugeborenenmeningitis, Hypertonus mit Opisthotonushaltung und Krampfneigung (Hirte 2007, S. 970). Das lässt vermuten, dass ein solches Kind mit einer sensomotorischen Störung belastet und in seiner Kontakt- und Ausdrucksweise eingeschränkt ist. Das bedeutet Ätiologie auf funktionell-neurologischer Ebene.

Zum anderen gibt es viele Angaben zur seelischen Ätiologie, die ein neues Verständnis für dieses Verhalten ermöglicht. Stramonium findet sich, wie schon erwähnt, im Repertorium unter „Beschwerden durch":

- Alkoholismus,
- Ausschweifungen,
- Liebe; enttäuschte.

Es sind noch viele weitere Aspekte für die Ätiologie angeführt:

- Erregung des Gemüts; auch religiöser Art,
- Gemütsbewegungen mit Heftigkeit,
- Schreck, Furcht,
- Gemütssymptome durch Verletzungen, Unfälle,
- Zorn, insbesondere verbunden mit Angst oder mit Schreck.

Dazu echte Psychotraumata wie:
- Beleidigungen, Beschimpfungen, Tadel, schlechte Nachrichten,
- Kränkung, Demütigung, Kummer, Unglücklichsein,
- Bevormundung, auch wenn sie für lange Zeit ausgeübt wird,
- Missbrauch, Misshandlung in der Ehe,
- sexueller Missbrauch, Misshandlung.

18.4.3 Syphilinum und die Ätiologie

Die Syphilisnosode, aus dem Schankersekret gewonnen.

Die Ätiologie der Nosode Syphilinum liegt im destruktiven Prozess, wie ihn das Krankheitsbild der Syphilis mit allen ihren Stadien bereithält und wie er in der Geschichte der Menschheit eingeschrieben ist. Hahnemann hatte sich als Modell dafür an der konkreten Syphilis orientiert (Springer 2003).

Diese Arznei steht heute für die Prägung durch Familiengeschichten von Krebs, von Autoimmunkrankheiten, von Aortenaneurysma und Arteriosklerose, von Missbildungen und vielen anderen Krankheiten mehr, die mit Destruktion von Gewebe und Vitalfunktionen einhergehen (s. auch Radar, unter dem Kapitel „Allgemeines").

Eine Ätiologie besonderer Art beschreibt Hirte: *„Oft handelt es sich um ein Früh- oder Mangelgeborenes einer alkohol- oder drogenabhängigen Mutter. Das Neugeborene ist klein, abgemagert, hat ein alt aussehendes Gesicht und einen auffallend schlechten Körpergeruch. Es schreit ununterbrochen, verzweifelt und jämmerlich, vor allem nachts, und kann durch nichts beruhigt werden"* (Hirte 2007, S. 979).

Eine seelische Ätiologie im eigentlichen Sinne ist für Syphilinum nicht angeführt. Sie fehlt hier wie bei vielen anderen Nosoden. Ausnahme dafür bilden Tuberculinum, Medorrhinum und Psorinum, wo Einträge zeitgenössischer Homöopathen wie Lamothe, Murphy, Vithoulkas, F. Master etc. unter „Beschwerden durch" vorliegen (Radar).

Man kann daraus schließen: Die Ätiologie bei den Nosoden ist tiefer in den Organismus eingegraben, ist Teil des genetischen – besser: epigenetischen – Programms geworden, das nicht nur der Seele, sondern der Leiblichkeit, ja oft auch dem physischen Körper und seiner Gestalt aufgedrückt ist.

✱ **Merke:** Das Psychotrauma wirkt im Laufe einer einzelnen Biografie als prägender Schicksalsfaktor. Hier gilt: Je früher es den Menschen in seinem Leben trifft, umso krankmachender – seelisch wie somatisch – wirkt es sich im Laufe des Lebens aus. Immer unter dem Vorbehalt, dass auch andere Faktoren mitspielen und dem Übel entgegenwirken können, wie etwa Konstitution, Qualität der primären Bindungen oder Resilienz.

19 Psychotrauma mit psychischen Symptomen

19.1 Staphysagria, der Rittersporn

Die Mutter: „Ich weiß mir nicht zu helfen."

19.1.1 Kasuistik

Junge von 11½ Jahren, letztes Kind unter 3 Söhnen, Eltern verheiratet, aus einem Bergdorf.

Diagnosen:
- Angststörung,
- Anpassungsstörung,
- Schlafstörung,
- periorale Dermatitis.

Traumathemen:
- akute Gewalterfahrung mit einem Gleichaltrigen.

Beobachtungszeitraum: 1 Monat.

Februar 2004. Als Hausärztin ist mir diese Familie seit vielen Jahren bekannt. Heute gibt es akute Not: Die Mutter kommt mit ihrem jüngsten Sohn. Dieser wird bedrängt von einem Mitschüler. Sie ist besorgt und weiß sich nicht mehr zu helfen, obwohl sie selbst Lehrerin ist und schon vieles versucht hat.

Der Sohn geht seit ½ Jahr in die Hauptschule. Er hat seither einen langen Schulweg. Dort gerät er unter großen Druck vonseiten eines ehemaligen Mitschülers. Dieser ist körperlich kräftig und benimmt sich nach allen Seiten hin gewalttätig. Er lauert ihrem Sohn außerhalb des Schulgeländes auf und schlägt ihn grundlos. Das ist schon wiederholt geschehen. Probleme gab es seit dem letzten Schuljahr, der 4. Klasse Volksschule. Dort tyrannisierte dieser Mitschüler die ganze Klasse. Da keinerlei Verständigung mit dessen Familie möglich war, musste dieser verwahrloste Junge damals aus der Klasse ausgeschlossen werden.

Der junge Patient ist kräftig und groß, dabei sonnig und friedliebend. Er ist gut aufgehoben in seinem Elternhaus und in der bäuerlichen Umgebung, die er liebt. Mit den gewaltsamen Angriffen eines Gleichaltrigen kann er nicht umgehen. Er weint, weiß sich keinen Rat, er ist verzweifelt. Er entwickelt Schlafstörungen und Panikattacken. Die Mutter kann ihn nicht mehr trösten. Zudem ist sein altes Hautleiden, die periorale Dermatitis, wieder massiv aufgeflackert. Der Notarzt hat schon Kortisonsalbe verordnet.

Viel mehr ist in der aktuellen Anamnese nicht zu erfahren. Der Junge sitzt traurig da, hört still zu und hat den Worten der Mutter nichts hinzuzufügen. Über seine tatsächlichen Gefühle äußert er nichts.

Auswertung und Arzneifindung. Ein kräftiger, gut zugänglicher, unkomplizierter Junge, der überall gut zupacken kann, kommt in eine Situation, in der er sich nicht zu helfen weiß.

Als Ätiologie lässt sich erkennen:
- emotionaler Stress,
- emotionale Überforderung,
- Erfahrung von Gewalt und
- von Ausgeliefertsein.

Was erlebt der Junge dabei? Es lässt sich vermuten:
- Kränkung,
- Wut, die er nicht ausleben kann, also unterdrückt,
- innerliche Empörung und Entrüstung,
- Hilflosigkeit und Ohnmacht.

Unter dieser Konstellation kommt die Kummerarznei Staphysagria in die erste Wahl.

Verordnung. Staphysagria D 30, 3 × 5 Globuli für den ersten Tag. Bei Bedarf in einer Woche wiederholen.

Verlauf. Nach 14 Tagen berichtet die Mutter: Das Kind ist sofort entspannter und lockerer geworden. Er hat viel weniger Ängste. Er macht sich sorglos auf den Schulweg, fühlt den Schutz im Kreis seiner Freunde und weiß sich zu helfen mit Witz und Spontaneität. Auch die Haut ist wieder gut.

Schlussbetrachtung

Das Ausmaß einer Bedrohung hängt nicht nur von den äußeren Gegebenheiten ab, sondern auch von dem, wie es der Betroffene erlebt und was er dem entgegenzusetzen hat. Man vermutet bei diesem kräftigen Jungen eine innere Hemmung gegenüber seinen eigenen aggressiven Impulsen, die ihn bei Gewalterfahrung von außen in eine derartige Hilflosigkeit versetzen.

Dieser Junge befand sich in einer für ihn emotional ausweglosen Lage, das zeigte sich in seinem Verhalten. Auch wenn er keine Worte dafür finden konnte, so haben sich die Vermutungen über sein inneres Erleben und seinen inneren Konflikt, auf die sich die Arzneiwahl stützte, durch die rasche Hilfe von Staphysagria bestätigt.

Psychiatrische Einschätzung
Rosemarie Mayr

Der Junge entwickelte aufgrund seiner Situation Schlafstörungen und Ängste (Hyperarousal); Wiedererleben oder Vermeidungsverhalten werden nicht thematisiert, so etwa ging er offenbar weiterhin zur Schule. Die Traumatrias ist somit nicht erfüllt.
Ob die beschriebenen Ängste tatsächlich Panikattacken entsprechen, ist aufgrund fehlender Symptombeschreibung nicht entscheidbar, doch rechtfertigt der Umstand, dass aufgrund dieses Stresses die periorale Dermatitis wieder aufflammt, die Kodierung: psychologische Faktoren oder Verhaltensfaktoren bei andernorts klassifizierten Erkrankungen (F 54 nach ICD-10).
Die beschriebene Geborgenheit, die das Kind in seiner Familie erfährt, ist hier ein wichtiger protektiver Faktor.

19.1.2 Staphysagria und die Ätiologie

Delphinium staphysagria, Stephanskraut, giftige Rittersporart, Ranunculacee.

Es sind die Kränkung, die Enttäuschung und der Kummer, der den kräftigen, vitalen, tatfreudigen Menschen trifft, der heftig empfindet. Sein Kummer ist gepaart mit Zorn und hochgradiger Empörung, für die er im Moment keinen adäquaten Ausdruck finden kann. Diese Gefühle machen ihn hilflos, sprachlos und ohnmächtig. Es ist die Kränkung, die unter der Gürtellinie trifft. Auf die Frage: *„Wo empfinden Sie die Wut?"*, wird auf den Bauch gezeigt.

Zum Vergleich: Ignatia und Natrium muriaticum entwickeln im Kummer ein Globusgefühl und weisen auf den Hals oder auf die Herzregion.

Staphysagria ist indiziert, wenn ein Kind durch eine Gemütserregung krank wird, wie Pulsatilla und Ignatia („Beschwerden durch – Erregung des Gemüts – Kinder sind zu bestimmten Zeiten krank").

19.2
Sabadilla officinalis, der Läusesamen

Was bringt den Menschen so weit, freiwillig und selbstbestimmt so viel zu arbeiten, bis er daran ernsthaft erkrankt?

19.2.1 Kasuistik

Mann von 50 Jahren, in zweiter Ehe wieder verheiratet, 2 Kinder, selbst das zweite von 6 Kindern, als technischer Fachmann selbstständig.

Diagnosen:
- Schlafstörung,
- Erschöpfungssyndrom,
- hypnagoge Halluzinationen,
- Denkstörung,
- Status post Prostatakarzinom mit Operation,
- Rhinitis vasomotorica.

Traumathemen:
- mangelhafte Körper- und Eigenwahrnehmung,
- Gewissensangst,
- harte, raue Erziehung durch den Vater,
- Aufopferung für die Mutter,
- langjährige seelische Überforderung.

Beobachtungszeitraum: 3½ Monate mit Rückfrage nach 7 Jahren.

Erstgespräch am 13. Januar 2004. Der 50-jährige Mann wird von einer Psychotherapeutin zur homöopathischen Parallelbehandlung geschickt. Er hat gerade einmal 3 Sitzungen hinter sich und nimmt seit Jahren abends das Psychopharmakon Trittico, allerdings in sehr reduzierter Dosis. Er ist seit Langem psychisch labil. Jetzt äußert sich dies insbesondere in Schlafstörungen.

Im Dezember 2001, vor gut 2 Jahren, hat er sich wegen eines Prostatakarzinoms einer Operation unterziehen müssen, mit gutem Erfolg, ohne Miktionsbeschwerden und ohne Nachbehandlung. Erholung danach war kaum möglich, denn knapp darauf folgte „das größte Projekt meines Lebens". Im Oktober 2002, also 15 Monate vor der aktuellen Sitzung, hat er eine Erschöpfungsdepression durchgemacht.

Schon die 5 Jahre davor, die Jahre seit seiner Selbstständigkeit, von 1996–2001, hatte er übermenschlich viel gearbeitet: Bis zu 16 Stunden täglich, und das 7 Tage pro Woche, ohne Ruhetage, ohne Urlaub. Er hatte externe Mitarbeiter zugezogen und die Arbeit lief gut. Doch das habe ihn ausgelaugt, bis zum Zusammenbruch im Sinne eines „Nerveninfarkts", wie er es nennt.

Die Hauptbeschwerden bestanden damals in steifem, verkrampftem Nacken und Schwindel. Das Schlimmste dabei war, dass er nicht mehr denken konnte.

Zweimal kam er in den Genuss eines Kuraufenthalts, das letzte Mal vor gerade 1 Monat.

Klinische Befunde. HNO: Rhinitis vasomotorica. Labor: leicht erhöhte Gamma-GT, sonst unauffällig. Der Internist warnte vor 1 Jahr wegen grenzwertiger Nierenbefunde vor der weiteren Einnahme von Trittico.

Beruf. Er hat sich 1992 als Techniker selbstständig gemacht. Seine Kontakte und Aufträge reichen weit über die Grenzen Österreichs hinaus. Seit 3 Jahren beschäftigt er auch Mitarbeiter. Es ist eine Arbeit „mit vielen Problemen für das Gehirn". Er hat es immer gerne gemacht, mit allem Einsatz. Heute, im Rückblick, ist ihm alles fragwürdig geworden: *„Der volle Blödsinn"*, dass er sich so verausgaben konnte, ohne jede Rücksicht auf seine Kräfte.

Familie. Aus der ersten Ehe hat er 2 Kinder, heute 24 und 26 Jahre alt. Schon 1981, also vor 23 Jahren, wurde diese Ehe geschieden. In zweiter Ehe lebt er seit 1990. Seine Frau leidet unter der Tatsache, dass sie keine gemeinsamen Kinder haben. Sie hat auch schwache Nerven und kann wegen Ängsten abends nicht alleine sein.

Fragen: *„Was und wie sind Ihre aktuellen Beschwerden?"*

Er hat gerade einen Schnupfen. Der dürfte wohl einem beginnenden Infekt zuzuordnen sein, die in letzter Zeit häufiger auftreten. Aber da gibt es noch etwas seit 2 Jahren: Einmal pro Woche läuft anfallsartig und heftig die Nase, mit juckendem, wundmachendem Sekret. Das dauert jeweils etwa 5 Stunden lang. Das kommt immer im Zustand der Entspannung, wenn er der Müdigkeit nachgibt.

Es hat Heißhunger auf Süßes und verspeist seit Jahren bis zu 400 g Schokolade pro Tag. Das habe bestimmt auch mit der Überlastung zu tun.

Immer wieder leide er unter chronischer Gastritis. Derzeit sei Ruhe damit.

Frage: *„Was können Sie zu den Schlafstörungen sagen?"*

Diese sind aktuell das Schlimmste. Der Patient kann die ersten 5 Stunden gut und tief schlafen. Dann erwacht er mitten in der Nacht, wobei er sich in einem seltsamen Zustand befindet: Er ist geistig hellwach und erlebt sich *„wie in Tagträumen"*. Diese handeln von *„Blödsinn"*, von Belanglosigkeiten. Der Körper hingegen ist dabei ganz müde. Dieser Zustand fühlt sich an, wie wenn der Kopf vom Körper getrennt wäre. Er vergleicht es so: wie bei Schizophrenie.

Wie so häufig kommen die wichtigsten Informationen erst am Ende des Gesprächs. Er berichtet erst auf gezielte Befragung hin über seine Grenzerfahrungen des Bewusstseins. Er sagt es im ruhigen, fließenden Ton, dass man es sogar überhören könnte. Auf den Versuch des tieferen Nachfragens findet der Patient keine weiteren Worte. Kräfte und Zeitbudget sind für diesmal erschöpft.

Aussehen, Verhalten und Kontakt. Er ist ein großer, kräftiger, schlanker Mann, zu dem sein mildes, schlaffes Auftreten nicht recht zu passen scheint. Er schaut müde und fahl aus. Manchmal kommt eine kindliche, heitere Miene in sein Gesicht. Er wirkt mit seinen Zahnlücken und dem unrasierten Bart etwas heruntergekommen, was im Gegensatz zu seinem verantwortlichen und erfolgreichen Berufsleben steht.

Im Kontakt lehnt er sich weit nach vorne, eine Haltung des Entgegenkommens. Sein Redefluss klingt bedächtig, sachlich, weich und ruhig. Seine Wortwahl ist schlicht und undramatisch. Manche

19.2 – Sabadilla officinalis, der Läusesamen

Handbewegung holt übertrieben weit aus, wie rudernd in Hilflosigkeit oder Ungewissheit.

Auswertung. Ein kräftig gebauter Mann am Rande seiner Kräfte mit beträchtlicher Übermüdung und Erschöpfung von jahrelanger Dauer. Er berichtet von seiner Überarbeitung, gar nichts jedoch über seine Gefühle. Mild und zugewandt, wie er wirkt, geht er im Kontrast dazu mit sich selbst so erbarmungslos um, dass ihn beinahe die Sinne verlassen.

Der Werdegang der Erschöpfung ist gut nachvollziehbar, es ist die Geschichte eines wahren Arbeitstiers auf intellektuellem Niveau.

Das Immunsystem und das Vegetativum geben Zeichen von Einbrüchen: die Schlafstörung, die Rhinitis, die Infektanfälligkeit und das Prostatakarzinom.

Arzneifindung. Homöopathisch auffallend und wertvoll sind die Informationen am Ende des Gesprächs: Die heftige Rhinitis und die Dissoziationszustände nachts. Das ist eine eigenwillige Form der Schlafstörung. Hier soll die Arzneiwahl ansetzen.

Bekannt für Als-ob-Wahrnehmungen ist die Pflanzenfamilie der Liliaceae. Aus dieser Gruppe haben 2 den Bezug zu einer heftigen Rhinitis: Allium cepa und Sabadilla officinalis.

Der Blick in das Repertorium. Es gibt keine Rubrik „Wahnidee, Körper und Kopf seien getrennt", doch „Wahnidee, Körper und Geist seien getrennt". Die Art, wie der Patient mit sich selbst umgeht, kann auch als „gefühllos, hart" bezeichnet werden, auch wenn er im Gespräch nicht diesen Eindruck macht.

Die Repertorisation der Symptome (▶ Tab. 19.1) ergibt das in ▶ Tab. 19.2 gezeigte Ergebnis.

Die Liliacee Sabadilla führt sowohl in den Gemütsrubriken als auch in den Leib- und Allgemeinsymptomen. Ganz nahe folgt Anacardium. Über letztere Arznei wissen wir vom Hang zum Wahn mit wilden, rasenden Anfällen, ganz im Gegenteil zum Verhalten des Patienten. Allium cepa rangiert ganz hinten, findet sich nur in der Rubrik 8.

Verordnung. Sabadilla 200.

Kontrolle am 3. Februar 2004, 2 Wochen später. Dem Schnupfen vor 2 Wochen ist eine subfebrile Erkältung gefolgt, mit viel wässrigem Sekret. Er habe daran viel weniger und kürzer gelitten als früher, nur 2 Tage lang. Auch eine Familienfeier bis früh in den Morgen habe er viel besser verkraftet als befürchtet.

Der Patient wirkt aufrechter, klarer, geformter. Heute glaubt man angesichts seines Auftretens, dass er ein fähiger Denker und Techniker ist.

Er berichtet: *„Ich nehme die Umgebung wieder wahr. Ich habe meinen Rhythmus wieder gefunden. Ich schlafe viel besser, mit wenigen Ausnahmen ganze 7–8 Stunden pro Nacht. Ich erwache zwar um*

▶ **Tab. 19.1** Repertorisation der Symptome.

	Repertoriumsrubriken	Anzahl der Arzneien
1	Gemüt – Beschwerden durch – geistige Anstrengung	69
2	Gemüt – Wahnideen – getrennt – Körper – Geist seien getrennt; Körper und	23
3	Gemüt – Gedanken – hartnäckig – getrennt – Geist und Körper seien	4
4	Gemüt – Phantasien – übertrieben, hochfliegend – Schlaflosigkeit, mit	36
5	Gemüt – Stumpfheit – geistige Anstrengung, durch	37
6	Gemüt – Gefühllos, hart	55
7	Nase – Schnupfen – plötzlichen Anfällen; in	16
8	Nase – Absonderung – wundfressend	136
9	Allgemeines – Speisen und Getränke – Süßigkeiten – Verlangen	280

19 – Psychotrauma mit psychischen Symptomen

▶ **Tab. 19.2** Ergebnis der Repertorisation.

	sabad.	anac.	nux-v.	sulph.	thuj.	agar.	nat-c.	graph.	lyc.	sil.
	8/9	7/12	6/15	6/11	6/7	6/6	5/10	5/9	5/9	5/9
1	1	2	4	-	-	1	3	1	1	2
2	1	1	-	-	1	-	-	-	-	-
3	1	2	-	-	1	-	-	-	-	-
4	1	-	2	1	1	1	1	2	2	2
5	1	2	2	2	-	1	3	1	1	2
6	1	3	3	2	-	-	-	-	-	-
7	-	-	-	1	2	1	-	-	-	-
8	1	1	3	2	1	1	1	3	2	2
9	2	1	1	3	1	1	2	2	3	1

4 Uhr morgens noch, doch schlafe ich sofort wieder ein. Dabei nehme ich seit 1 Woche Trittico nur noch jeden zweiten Tag.

Die Träume belasten mich nicht mehr so sehr, sie handeln vom Alltag. Einmal träumte ich von der Arbeit, in dem Sinne, dass ich keine Lösung finde und nicht fertig werde. Ein anderes Mal klang ein Streit mit meiner Frau nach, ich träumte vom Streit und von Trennung. Dabei wirkte alles so real. Ich wachte nachts auf und sah mich gezwungen, meine Frau zu wecken und mich zu entschuldigen.

Tagsüber fühle ich mich ruhiger, ich bin geordneter. Meine Tätigkeiten erfolgen gezielter, ich komme damit viel rascher voran. Ich fühle mich weniger ausgelaugt, auch wenn ich noch sehr mit meiner Energie haushalten muss.

Ja, es war eine Angst, verrückt zu werden. Ich konnte tagsüber nicht mehr richtig denken. Nachts hatte ich wilde und wirre Träume, teils in halbwachem Zustand. Ich träumte von Unbekannten, von Flugzeugen, die im Weltraum herumfliegen. Es war mit sehr unangenehmen Gefühlen verbunden. Es war vor allem Angst: Angst, ich verliere mich, ich bin weg von zu Hause, ich finde mein Zuhause nicht mehr. Ich bin so erleichtert, dass diese Zustände vorbei sind."

Verordnung. Es gibt mehr vitale Energie, ein guter Schlaf. Keine neue Arzneigabe.

Kontrolle am 24. Februar 2004, nach weiteren 3 Wochen. Er fühle sich mäßig gut. Er hatte wieder furchtbar viel Arbeit. Er schläft gut, allerdings nur bis 5 Uhr morgens. Trittico ist ganz abgesetzt. Jedes Wochenende fühlt er sich völlig müde und erlaubt sich den Schlaf, den er braucht, das heißt bis zu 14 Stunden pro Nacht. Das ist ganz ungewöhnlich für ihn.

Die Nase ist derzeit ruhig. Eine neue Beschwerde ist allerdings aufgetreten: Seit 2 Wochen hat er Kopfschmerz, drückend. Das macht ihn benommen und dumpf und beeinträchtigt die Konzentration.

Auswertung. Der Patient schont sich leider in keiner Weise, außer am Wochenende. Die Vitalenergie fällt ab. Was hat das neue Symptom, der Kopfschmerz, zu bedeuten? Es passt gut zur Überlastung des Patienten. **Verordnung**: nochmals Sabadilla 200.

Kontrollen am 23. März und am 27. April, je 1 Monat später. Nach diesen weiteren 2 Monaten berichtet der Patient, dass er wieder an einem Großauftrag aus Deutschland übermäßig arbeite und völlig überlastet sei. Doch fühlt er sich gut und schläft ohne Trittico „sehr gut", 7 Stunden pro Nacht. „Es ist noch keine Depression eingetreten, wie ich sie sonst von solchen intensiven Arbeitsphasen kenne." Darüber staunt er selbst.

Der Kopf, die Nase und das Urinieren: Alles ist in Ordnung.

Auswertung und Verordnung. Das Wohlbefinden ist auf allen Ebenen erreicht. Der Patient wünscht einen Abschluss der homöopathischen

Behandlung. Allerdings ist er entschlossen, die Psychotherapie, in der viel zum Thema Lebensordnung gearbeitet wird, noch einige Zeit fortzusetzen.

Zurzeit ist keine weitere Arzneigabe erforderlich. Der Patient wird eingeladen, sich bei Bedarf wieder zu melden. Für kurze Einbrüche der Beschwerden wird ihm Sabadilla D 12 rezeptiert.

Telefonischer Kontakt April 2011, 7 Jahre später. Er geht ihm sehr gut. Er ist zufrieden. In seinen Worten: *„Die Behandlung damals hat mir sehr geholfen, den Rest habe ich alleine bewältigt. Alles ist gut, es läuft."*

Er ist nun 57 Jahre alt und noch selbstständig. Er verhandelt wegen des Verkaufs seiner Firma, da der Sohn sie nicht übernehmen will.

Schlussbetrachtung

Dieser Patient hat sich durch seine übertriebene Arbeitsmoral in die völlige Erschöpfung getrieben. Zielführend für die homöopathische Arzneiwahl waren die Ätiologie *„Beschwerden durch geistige Erschöpfung"*, die somatischen Symptome und eine auffallende Sparte der Gemütssymptome.

Die homöopathische Arznei Sabadilla hat diesen Zustand in kürzester Zeit entlastet. Die bedrohlichsten Symptome wie die Schlafstörung und die Zeichen der Depersonalisation haben sich sofort aufgelöst. Wie schwerwiegend Letztere den Patienten belasteten, erfahren wir von ihm erst bei der Kontrollordination, nach – oder aufgrund? – der Besserung der Vitalenergie.

Eine schwere Schlafstörung lässt sich nicht in so kurzer Zeit und durch ein einziges biografisch ausgerichtetes Gespräch rein suggestiv heilen. Jeder Arzt, der Patienten mit Schlafstörungen behandelt, weiß, wie hartnäckig so ein Leiden ist und wie lange es braucht, bis suggestive Techniken Erfolg zeigen. Nicht umsonst sind aufwendige Schlafambulanzen vielerorts eingerichtet worden.

Das subjektive Gesamtbefinden bessert sich. Auch die vasomotorische Rhinitis, eine regulative Entgleisung, deren Ursache klinisch nicht erklärbar ist, ist verschwunden. Das ist im ganzheitlich-regulativen Sinne eine Bestätigung für die gute, passende Arznei im Sinne des Simile.

Die Gefühle während seines bewegten Lebens hat dieser Mann kaum angesprochen. Er bricht die Behandlung ab, als er erste Therapieerfolge erfahren durfte. So vermeidet er bei der homöopathischen Ärztin Gespräche, die in die Tiefe führen hätten können.

Am ungesunden Lebensstil eines Workaholics hat der Patient festgehalten: trotz besseren Wissens. Homöopathin und Psychotherapeutin haben mit ihm eingehende Gespräche zu den Themen der Selbstbestimmung, der Selbstwahrnehmung sowie der Lebensordnung geführt. Diese hartnäckige Uneinsichtigkeit gegen seine eigenen Gesundheitsinteressen bleibt aus therapeutischer Sicht ein Rätsel.

Im Auftreten dieses Mannes fällt ein Widerspruch auf. Vordergründig zeigt er eine milde, schwache, ja gefügige Verhaltensweise. Im Kennenlernen erweist er sich als unzugänglicher Mensch, der sich ausschließlich seiner Arbeit unterwirft und für die Umgebung unerreichbar und abgeschottet lebt.

Im Rückblick der Krankengeschichte entstehen Fragen:
- Wie erlebt seine Frau die exzessive Arbeitshaltung ihres Mannes?
- Warum ist der Patient so verschlossen gegenüber seinen eigenen Bedürfnissen und Gefühlen?
- Verdrängt er seine Gefühle, da er in der Tiefe seiner Seele alte Wunden birgt?
- Was ist sein persönlicher Gewinn von so viel Arbeit? Weder übertriebener Ehrgeiz noch Gewinnsucht klingen in der Begegnung mit diesem Manne durch. Kann seine Haltung eine Flucht bedeuten? Vor was und vor wem?
- Was bringt den Menschen so weit, freiwillig und selbstbestimmt so viel zu arbeiten, bis er daran ernsthaft erkrankt?

Aus der homöopathischen Anamnese lassen sich Antworten darauf nicht ersehen. Deshalb wird Kontakt mit seiner Psychotherapeutin aufgenommen.

Rückfrage bei der Psychotherapeutin April 2011. Der Patient willigt zu diesem fachlichen Austausch ein. Er sagt, bezüglich der Gesundheit sei alles in Ordnung. Offensichtlich kommt er mit den Hilfestellungen von damals bis heute gut zurecht. Die Psychotherapie hatte einen Zeitraum über die homöopathische Therapie hinaus gedauert: etwa bis 2005, also 1 Jahr länger. Er hatte eines Tages abgebrochen, ohne sich abzumelden.

Die Persönlichkeitsstruktur dieses Mannes ist so geartet, dass er immer bemüht ist, die Wünsche anderer zu erfüllen. Das galt in seinem Leben zuerst seiner Mutter, dann den Frauen, später im Beruf – ohne Rücksicht und Achtsamkeit sich selbst gegenüber. Ein Beweis dafür: Um seine Frau zufriedenzustellen, hatte er nach seiner Prostataoperation 2001–2004 regelmäßig seine Potenz durch Injektionen provoziert.

Getrieben ist diese Haltung durch ein ständiges Schuldgefühl und schlechtes Gewissen der Mutter gegenüber. Das dehnte sich aus auf das Verhältnis zu allen Frauen in seinem Leben. Deshalb kann er sich weder abgrenzen noch für sich selbst sorgen.

Die erste Ehe, mit 22 Jahren eingegangen, hat 4 Jahre lang gedauert. Sie war „*der reinste Horror*". Die Frau war immer fremdgegangen und hatte immer alles Geld verbraucht. Durch die Scheidung hat er seine 2 Kinder aus den Augen verloren.

Die zweite und aktuelle Ehe ist sehr symbiotisch, die Frau kann infolge ihrer Ängste nie alleine sein. Darauf nimmt er Rücksicht und nimmt dafür viele persönliche Einschränkungen in Kauf. Er hatte deshalb auf eine dritte geplante Kur verzichtet.

Die Kindheit aus psychotherapeutischer Sicht.
Der Ursprung seines Verhaltensmusters kommt bestimmt aus der Kindheit. Der Patient ist das zweite Kind von 6 Kindern seines Vaters, in dessen zweiter Ehe geboren. Dieser Vater war ein schrecklicher Tyrann. Als er 1970 an den Folgen eines Herzinfarkts verschied, war sein zweiter Sohn, der Patient, im Alter von 16 Jahren anwesend. „*Es war ein echter Tyrannentod. Todkrank im Bett erregte sich Vater in einem heftigen Streit, dann starb er.*"

Anfangs empfand der Sohn Erleichterung und eine Art erster Versöhnung. Heute im Rückblick erkennt er, was das Erbe seines Vaters ausmachte: der Auftrag zur Pflichterfüllung. Infolge des Todes des Familienerhalters geriet die Mutter mit ihren Kindern in existenzielle Not. Sie litten phasenweise sogar an Hunger. So waren die Kinder gezwungen, der armen Mutter immer zur Seite zu stehen.

Die Mutter selbst hatte die langjährige Unterdrückung durch ihren Mann in aufopfernder Weise erduldet. Die Kinder empfanden Mitleid.

Weil sie ihr nicht helfen konnten, hatten sie Schuldgefühle und Gewissensbisse der Mutter gegenüber entwickelt. Durch den Tod des Vaters verschärfte sich die Notlage. Sie kamen in die Rolle des Aufopferns. Das ist eine normale Reaktion bei Kindern. Sie hat den Patienten damals in besonderer Weise erfasst und für sein Leben geprägt.

Die Folgen lassen sich heute noch erkennen: Diesem erfahrenen Mann gelingt es nicht, auf sich selbst Acht zu geben. Er handelt nicht selbstbestimmt aus guten, überlegten Lebensstrategien heraus, sondern getrieben von Überlebensstrategien, die existenziell und reflexartig aus seinem Unbewussten auf ihn einwirken.

Die krankmachende Arbeitshaltung dieses Mannes erklärt sich folglich so: Er ist heute ein fleißiger, fähiger, vernünftiger Mann. Dazu mischen sich unbewusste Motive aus der Kindheit, ein Schuldgefühl und ein schlechtes Gewissen. Dieses nährt sich aus dem Gefühl, für das Wohlergehen anderer – ursprünglich der unglücklichen Mutter – grenzenlos verantwortlich zu sein und dafür nie genug tun zu können. Denn das Kind von damals konnte niemals die Lage seiner Eltern retten und ist auch nicht schuld an deren Unglück.

Das Therapieziel lautet: bessere Selbstwahrnehmung, die es ermöglicht, von dem reflexartigen Reagieren Abstand zu nehmen und somit auf seine seelischen und körperlichen Grenzen zu achten.

Psychiatrische Einschätzung
Rosemarie Mayr

Dieser Fall ist psychiatrisch sehr interessant, doch aufgrund der Information hinsichtlich der Symptome schwer einzuschätzen.
Die Traumatrias ist hier jedenfalls nicht erfüllt: Hyperarousal im engeren Sinne besteht nicht, lediglich Schlafstörungen und „workaholism"; ansonsten wird er als müde und schlaff beschrieben. Wiedererleben (z. B. Flashbacks oder Träume aus der Vergangenheit) wird nicht thematisiert. An Vermeidungsverhalten findet sich Konfliktscheu (versucht es allen recht zu machen, verzichtet aus Rücksicht auf die Ängste seiner Frau auf die Kur).
Die Symptomatik erinnert an eine Erkrankung aus dem schizophrenen Formenkreis oder eine dissoziative Störung – doch sind hier die Infor-
▼

mationen ungenügend bzw. die Art und Weise, wie der Patient die Symptomatik schildert, ist nicht ausreichend stichhaltig.

So etwa zeigte er offenbar keine psychomotorische Unruhe, was für eine Psychose sehr typisch gewesen wäre; im Gegenteil: Er beschreibt seine Beschwerden ruhig und undramatisch. Hinterfragen müsste man, welcher Art seine Denkstörungen waren (formal, inhaltlich oder „nur" Konzentrationsstörungen?).

Stimmen hörte er nicht, am ehesten könnte man die trance- oder traumartigen Erlebnisse verbunden mit den unangenehmen Gefühlen als produktive Symptomatik interpretieren, doch wurden diese Dissoziationerlebnisse vom Patienten selbst als ich-dyston erlebt (unangenehm, bekam Angst, wahnsinnig zu werden).

Offenbar gelang es ihm, diese Erfahrungen zu juxtaponieren, denn dieser Mann schaffte es trotz allem, seine intellektuell fordernde Arbeit zu erledigen. Dies wäre angesichts einer floriden Psychose früher oder später unmöglich geworden. Zumindest erfahren wir diesbezüglich nichts in dieser Richtung. Auch eine Wahnbildung wird nicht beschrieben.

Bei der bestehenden Datenlage könnte man höchstens eine der „Restkategorien" kodieren, am ehesten: nicht näher bezeichnete dissoziative Störung (F 44.9 nach ICD-10).

19.2.2 Sabadilla officinalis und die Ätiologie

Sabadilla officinale, eine Liliacee, ist das mexikanische Läusekraut. Es werden die Samen verwendet. Es wird botanisch auch als „Veratrum officinale" bezeichnet. Das weist auf die Verwandtschaft zur Liliacee mit den ausgeprägtesten Wahnsymptomen hin, zu Veratrum album. Die Wahnideen bei Sabadilla sind zahlreich. Sie lassen erahnen, in welchem inneren Spannungszustand sich ein solcher Mensch befindet, und erklärt so manches von seiner Unruhe und Unrast.

Als Ätiologie finden sich zu Sabadilla im Repertorium nur die Rubriken:
- Beschwerden durch geistige Anstrengung,
- Beschwerden durch Schreck.

Originalrubrik aus dem Repertorium

Gemüt – Beschwerden durch – geistige Anstrengung: agar. *Alum-p.* alum-sil. ambr. *Anac.* arg-n. arn. *Ars-i.* ars-met. ars. aven. bar-act. bell. *Calc-p.* calc-sil. calc. caps. *Carc.* chin. coca cocc. con. cupr-act. **CUPR.** cypr. *Epig.* epiph. fl-ac. *Gels.* graph. **HAM.** hyos. ign. iod. iris kali-br. *Kali-c.* **KALI-I.** *Kali-p. Kali-s. Lach.* lyc. mag-p. med. melal-alt. mur-ac. **NAT-C.** nat-m. nat-p. nux-m. **NUX-V.** *Ph-ac.* phos. *Pic-ac.* pip-m. psor. rhus-t. rib-ac. ruta sabad. sabal scut. sel. sep. *Sil.* **SPONG. STAPH. TUB.** vinc.

Der geschildert Patient ist ein Mann wie viele: ein Workaholic „bis zum Umfallen". Welche Seelenwunden zu diesem selbstzerstörerischen Verhalten führen können, zeigen die biografischen Zusammenhänge des Patienten, dem Sabadilla geholfen hat, deutlich auf.

Aus der Kasuistik lässt sich die Ätiologie für Sabadilla wie folgt ergänzen. „Beschwerden durch":
- harte, raue Erziehung (im Repertorium unter „Bevormundung" geführt),
- Grobheit anderer,
- Missbrauch, Misshandlung,
- Kränkung, Demütigung,
- Ablehnung, Zurückweisung,
- Vernachlässigung durch den Vater,
- übergroße Verantwortung,
- Sorgen, Kummer,
- Gewissensangst.

Diese erfolgreiche Krankengeschichte zeigt auf, wie das Grundlagenwissen aus der Arzneimittellehre anhand eines konkreten Beschwerdebildes samt Biografie aktualisiert werden kann, insbesondere für die zeitgemäßen Fragestellungen wie Ätiologie und Psychotrauma.

19.3 Arsenicum album, die arsenige Säure

„Ich habe oft gegen meine innere Stimme gehandelt: Ich habe etwas anderes gewollt, als ich schließlich getan habe."

„Immer verfolgt mich das Gefühl, ich tue zu wenig."

19.3.1 Kasuistik

Mann von 41 Jahren, alleinstehend, keine Kinder, Tischler, Bauleiter.

Diagnosen:
- rezidivierender Eisenmangel,
- Unruhe mit Leistungs- und Bewegungszwang,
- chronischer Erschöpfungszustand,
- Schlafstörung,
- Tinnitus.

Traumathemen:
- Streit und frühe Scheidung der Eltern,
- Unterdrückung, Geringschätzung und Kränkung durch Vorgesetzten,
- Enttäuschung,
- unterdrückte Gefühle.

Beobachtungszeitraum: ab 8. Oktober 2010 bis 29. Juni 2011, 9½ Monate.

Erstordination am 8. Oktober 2010: „Mich beschäftigt mein massiver Eisenmangel, der seit 2 Jahren bei den Sportuntersuchungen regelmäßig festgestellt wird. Ich war bis dahin leidenschaftlicher Marathonläufer. Es stellte sich die Frage, ob ich zu hart trainiere? So verfolge ich seit 1 Jahr ein reduziertes Trainingsprogramm, immer noch täglich. Derzeit muss ich mich dazu quälen. Ich fühle mich dabei ausgelaugt und nicht belastbar. Trotzdem halte ich es strikt aufrecht. Das gehört zu mir.

Ich bin in allem sehr genau. Alles ist immer in Ordnung bei mir. Ich bin getrieben von einer inneren Unruhe. Ich bin ungeduldig und voller innerem Ärger.

Diese innere Unruhe kenne ich ‚immer schon'. Sie zwingt mich zu einer Rastlosigkeit von früh bis spät. Immer verfolgt mich das Gefühl, ich tue zu wenig. Es ist wie ein ständiges schlechtes Gewissen in der Meinung, Wichtiges zu versäumen und meine Pflicht nicht zu erfüllen. Ich komme nur zu mir, wenn ich Sport betreibe. Dieser macht mich freier, zufriedener und hilft mir, die Erlebnisse des Tages zu verarbeiten. Es kam oft vor, dass ich am selben Tag frühmorgens mit Joggen begann, dann eine Bergtour mit Sportfreuden unternahm, spät nachmittags mit meinem Hund ausging und abends nach dem nächsten Programmpunkt suchte.

Meine Motorradreisen führten mich bis nach Kambodscha, wo ich 3 Monate alleine unterwegs war. …

Mein Hauptproblem ist seit Langem der Schlaf: Ich schlafe schlecht, erwache häufig. Trotzdem bin und bleibe ich ein Frühaufsteher. Dies verschlimmert sich bei Geschäftssorgen."

Frage: Träumen Sie? – **Antwort:** „Ja. Oft sind meine Träume mit Ärger verbunden." Weitere Angaben lässt der Patient nicht zu und wehrt ab: „Ich träume lauter Quatsch, von alten und aktuellen Themen."

„Außerdem leide ich seit etwa 5 Jahren unter Tinnitus. Ich brauche das Radio zum Einschlafen."

Leibsymptome. Immer kalte Hände und Füße, manchmal wirkt die Kälte wie ein Schmerz. Schläft nachts immer zugedeckt, er liebt die Sommerhitze und die Sauna. Viel Durst, gelegentlich Nachtschweiß.

Aussehen, Verhalten und Kontakt. Der sportliche, schlanke Mann mit seinem ovalen, schmalen Gesicht und mit den scharf geschnittenen Zügen wirkt finster, herb und verbittert. Verstärkt wird der Ausdruck durch die senkrechte, tiefe Stirnfalte und die ausgeprägten Nasolabialfalten.

Er hält sich aufrecht und gespannt, mit den elastischen Bewegungen eines durchtrainierten Körpers. Er sitzt in zurückgelehnter Haltung, wie um etwas Distanz zu nehmen und auf der Lauer zu sein. Seine Stimme ist lebhaft und präzise, gut moduliert; sie klingt wie gedrängt, wie gehetzt. Näheres Nachfragen hat keinen Platz.

Insgesamt ein eigenwilliger und sehr männlich betonter Auftritt.

Frühere Krankheiten. Seit 2005 Tinnitus, auch einmal Hörsturz. 2006 Pneumonie nach übergangenem grippalem Infekt, danach 1 Jahr Sportpause. Seit 2008 Eisenmangel bei jeder Sportuntersuchung, derzeit unter Eiseneinnahme normal. Die alten Befunde zeigen in erster Linie einen Unterwert des Ferritins bei normalem Eisen- und Erythrozytenwert.

Zum Beruf. „Ich bin ausgebildeter Tischler, habe einen Meisterbrief mit Auszeichnung. Lange Jahre arbeitete ich im mütterlichen Familienbetrieb mit meinem Onkel als Chef. Ich liebte meinen Beruf, doch litt ich zunehmend an der insuffizienten Betriebsführung. Ich hatte viele Ideen für die Firma, wurde aber vom Onkel immer nur gebremst, nie ernst genommen. Es gab nie Anerkennung für meinen großen Einsatz. Ich habe diese Kränkung jahrelang still erduldet, meiner Mutter zuliebe. Ich habe alles in mich hineingefressen. Vor 6 Jahren trennte ich mich vom Betrieb des Onkels. Das war eine große Erleichterung. Inzwischen ist dieser Betrieb auch in Konkurs gegangen. Schade, ich hätte viele Möglichkeiten von Innovation gesehen, wurde aber nicht gehört."

„Ich arbeite jetzt als Bauleiter: in einer guten Firma, mit einer schönen Aufgabe, in kollegialen Führungsstil eingebunden. Die unbedankten vielen Überstunden von einst gibt es hier nicht mehr."

Kindheit. „Es war ‚lustig' bei uns. Bei der Scheidung der Eltern war ich 5 Jahre alt. Meine Mutter war ganz toll, die Beste. Vater besuchte ich einmal pro Woche.

Ich war extrem schüchtern bis zum Alter von 20 Jahren. Dann öffnete ich mich mehr, manche bezeichnen mich heute als forsch.

Ich besuchte viele Schulen, machte viele Ausbildungen. Ich lernte viel und konnte alles mit dem Ergebnis ‚sehr gut' abschließen. Heute bilde ich mich immer noch eifrig fort."

Auswertung. Ein sehr männlich betonter Mann, der seine Beschwerden knapp und sachlich schildert. Er beginnt mit dem Problem seines latenten Eisenmangels, der durch die Sportroutineuntersuchung festgestellt wurde. Er schildert das Nachlassen seiner körperlichen Leistungsfähigkeit, nachdem er sich lange Zeit extrem gefordert hatte. Es folgt die Schilderung seiner Schlafstörung und des Tinnitus.

Dann wird eine zweite Ebene zugänglich, wie unabsichtlich tastet er sich vor: Der überaus leistungsbetonte Lebensstil, im Sport und im Beruf, seine Orientierung an äußeren Normen. Er hält überall zäh, tüchtig und ehrgeizig durch, rebelliert nicht.

Dann berichtet er, dass viele Enttäuschungen in seinem Leben eine Rolle spielen, dass die Unruhe, die ihn treibt, mit stillem Ärger zu tun hat. Wir erfahren in wenigen Worten von der abweisenden, erniedrigenden, unterdrückenden Haltung seines Onkels, die er jahrelang ertragen hat.

Es drängt sich die Frage auf: Warum hat sich dieser fähige Mann seinem Onkel so lange zur Verfügung gestellt und sich unterdrücken lassen? Was hat ihn so hart gegen sich selbst, so angepasst und ehrgeizig werden lassen? Wann hat dies begonnen? Was waren die Prägungen aus der Kindheit?

Der Bericht über die Kindheit fällt karg aus. „Lustig" kann damals nur die Fassade gewesen sein. Eine große Nähe zur Mutter als Lebensfaden blieb ihm erhalten. Der Verlust des Vaters geschah in frühen Jahren durch Scheidung. Die Seele des Kindes zog sich mit seinen verletzten Gefühlen zurück: in Schüchternheit und Leistungsorientierung. Der mütterliche Onkel wurde wichtig und enttäuschte.

Für einen Sportler und Mann sind die Symptome des Temperaturverhaltens auffallend: statt einem Wärmeüberschuss erfahren wir von einer ausgeprägten Neigung zum Frieren. Er duscht gerne ausgiebig heiß.

Arzneifindung. Die Symptomengruppe: exzessiver Leistungswille, zwanghafte Unruhe, penibler Ordnungsdrang und die Strenge zu sich selbst, dazu der Hang zu frieren – das spricht für Arsenicum album. Dieses Bild ist so markant, dass das anklingende Psychotrauma zunächst nicht berücksichtigt und repertorisiert wird.

Verordnung. Arsenicum album LM 6, täglich 5 Globuli.

Kontrolle am 9. November 2010, nach 1 Monat. „Ich habe sofort sehr gut geschlafen, obwohl ich immer in Programme eingebunden war. Mein gesamtes Befinden hat sich verändert. Ich war sehr viel müde, ab 23 Uhr war ich tot. Morgens um 6 Uhr erwache ich gerädert, mit Gelenkschmerzen, ein Zustand, den ich von früher her kenne.

Meine Konzentration ist schlecht, ich bin erschreckend vergesslich.

Bisher hieß für mich der Gedanke: ‚Ich schaue auf mich, ich tue etwas für mich' automatisch: ‚Ich betreibe mehr Sport, mehr Action'. Jetzt gelingt es mir, den Sport lockerer zu nehmen, ich habe meine Leistungsjagd zurückgestellt. In meinen Alltag ist mehr Ruhe eingekehrt, und das tut gut."

Leider: Der Tinnitus quält ihn noch sehr. Der Patient wirkt heute verändert: entspannter, offener, gesprächiger und mehr in Fühlung mit sich selbst. Seine Gesichtszüge sind weicher geworden, mit lebhaftem Ausdruck.

Auswertung und Verordnung. Schlaf und innere Ruhe, der Kontakt zu sich selbst: Zeichen dafür, dass die Schicht der Basisregulation erreicht ist. Wenn das so rasch geht, hat die Arznei einen wesentlichen Anteil daran, vor der Wirkung des Gesprächs als „Placebo".

Die Müdigkeit trotz guten Schlafes: Heißt das etwa, dass dieser Mann anfängt, seine Bedürfnisse und seine Erschöpfung, also sich selbst, besser wahrzunehmen?

Die Arznei wird beibehalten: Arsenicum LM 6 täglich.

Kontrollgespräch am 14. Dezember 2010, nach 1 weiteren Monat. „Es geht sehr gut, es hat sich viel getan. Ich habe jetzt eine Freundin. Das ist ganz neu für mich, so unkompliziert, so einfach und nahe. Seit 14 Tagen erst, ganz unerwartet. Bis dahin lebte ich nie eine richtige Beziehung. Ich war zu sehr mit mir selbst beschäftigt.

Ich war nie alleine, doch immer dann, wenn die Beziehung enger wurde, wenn – in meinen Augen – Erwartungen und Forderungen an mich begannen, nahm ich Reißaus. Ich brauchte Distanz, ich hatte so sehr Angst davor, von jemandem vereinnahmt zu werden und meine Freiheit zu verlieren – und ebenso vor dem Alltagstrott. Das beschäftigt mich jetzt nicht mehr.

Heute geht es mir wesentlich besser als vor 2 Monaten. Ich schlafe viel besser, kein Erwachen mehr nachts, kein Grübeln mehr. Ich verspüre mehr Toleranz und mehr Geduld mit mir und mit den anderen.

Ich höre jetzt auch mehr auf mich. Ich entdecke meine eigene Sensibilität und stehe dazu, dass ich sehr feinfühlig bin. Früher habe ich das übergangen und habe oft gegen meine innere Stimme gehandelt: Ich habe oft etwas anderes gewollt, als ich schließlich getan habe. Das Wertvollste für mich war das Verlassen des Familienbetriebs vor 6 Jahren."

Was weiterhin an Beschwerden ansteht:
- Der Tinnitus ist derzeit ausgeprägt.
- Das kalte Schwitzen nach dem Schlaf und sporadisch tagsüber.
- Die Neigung zum Frösteln und die eiskalten Hände.
- Das wässrige Rinnen der Nase in der Kälte und bei gutem Essen – genau wie bei Mutter.

Auswertung. Der Seelenzustand dieses Mannes hat sich seit Therapiebeginn deutlich gebessert. Sein Verhaltensrepertoire erweitert sich, seine Züge hellen sich auf. Der Schlaf gelingt wieder. Das sind Meilensteine in der Regulationstherapie. Sie bestätigen die Arznei.

Doch die funktionellen Beschwerden und der Temperaturhaushalt, der uns einen wichtigen Hinweis auf die regulative Reserve gibt, bleiben unverändert. Deshalb wird ein neuer Arzneireiz gegeben, indem die Potenz der Arznei gewechselt wird.

Verordnung. Arsenicum album 200, 3 × 5 Globuli am ersten Tag.

Bericht der Schwester. Am 18. Januar 2011 schickt der Patient seine Schwester zur Behandlung. Sie erzählt gerne über ihre Familie und ihren Bruder. So ergänzt sie das Bild seiner Geschichte:

„Mein Bruder ist so verschlossen. Wir wissen gar nichts von ihm, obwohl er täglich bei Mutter zu Mittag isst. Es waren so schwere Zeiten in unserer Familie. Mein Bruder hat als Kind viel mitgemacht. Er verweilte als Kleinkind viel bei der väterlichen Großmutter, die ‚böse' war. Der Vater hatte andere Frauen. Er setzte die Mutter mit uns 2 Kindern vor die Türe, als der Bruder 4 Jahre alt war. Dann begann ein hartes Leben. Es gab jahrelang keinen Kontakt mit Vater. Der Bruder musste früh ins Internat. Er beklagte sich oft darüber. Heute vermuten wir, dass er dort schlecht behandelt, vielleicht sogar Opfer von sexuellen Übergriffen wurde. Er war so verwirrt oder in Not, dass er zu jener Zeit seine Identität austauschte. Er legte sich für eine Weile in der Schule und daheim einen neuen Namen zu.

Mein Bruder hatte viele Affären, doch ist er nie eine Bindung eingegangen. Er findet oder wählt sich nicht die richtige Partnerin. Schon vor einigen Jahren hat er sich einer Samenstrangunterbindung unterzogen, als Verweigerung den Frauen gegenüber."

Kontrolle am 1. Februar 2011, 6 Wochen später. „Ich war in einem lange aufgebauten Erschöpfungszustand, den ich gar nicht wahrgenommen habe. Jetzt erhole ich mich davon, schlafe gut. Ich fühle mich ausgeruht und gut leistungsfähig. In der Arbeit kann ich die Probleme dort lassen, wo sie hingehören. Ich nehme nicht mehr alles auf meine Schultern. Das ist ganz neu für mich und fühlt sich gut an."

Er spricht rasch und fließend, mit weicher, warmer Stimme. Seine Gesichtszüge wirken entspannt. Sein Blick ist ruhiger geworden.

Frage: Wie stehen sie zu Ihrer Vergangenheit? – **Antwort:** „Der Familienbetrieb, die Zeit im Internat, die Kindheit, was meinen Sie? Das war wohl nicht leicht. Doch das beschäftigt mich nicht. Es ist alles in Ordnung."

Er fährt fort: „Der Tinnitus, das Schwitzen, die Rhinitis, das alles begleitet mich noch. Ich denke, das braucht noch Zeit, ich war ja so erschöpft über lange Zeit. Was mich derzeit besonders beschäftigt: Mich beherrscht eine extreme Sucht nach Kaffee, nach seinem Geschmack. Ich trinke davon maßlos, wie in früheren Zeiten. Kann das mit Arsenicum zusammenhängen?"

Auswertung und Verordnung. Ich schaue im Repertorium nach: Ja, bei „Verlangen nach Kaffee" ist Arsenicum zweiwertig angeführt. Vielleicht ist dies eine Arzneireaktion: alte (Sucht-)Symptome erscheinen wieder.

Derzeit keine neue Arzneigabe, weitere Beobachtung und Kontrolle bei Bedarf.

Kontrolle am 3. Mai 2011, 3 Monate später.

„Alles ist wunderbar, ich bin glücklich und sorglos mit meiner Partnerin. Allmählich verschlechtert sich der Schlaf wieder. Ich bin nachts alle 2 Stunden wach. Ich kann meine Gedanken nicht abschalten. Ich habe so stark Zähneknirschen, dass meine Zähne absplittern. Eine Schiene vom Zahnarzt hilft mir.

Es ist wie immer viel los. Ich versuche alles pflichtbewusst, wie zwanghaft zu erfüllen."

Ein Blick ins Repertorium: Die Rubrik „Zähneknirschen nachts" enthält Arsenicum.

Verordnung. Arsenicum M.

Kontrolle am 29. Juni 2011, 2 Monate später.

„Das Schlafen geht wieder einigermaßen. Doch: Es ist alles zu viel. Ich bin lustlos, unmotiviert. Ich muss mich ständig kontrollieren, dass ich nicht explodiere. Ich bin mir selbst im Wege, auch in der Beziehung. Ich bin zu pingelig." Der Patient wirkt gehetzt und bedrückt. Ich möchte noch einmal die Potenz von Arsenicum wechseln.

Verordnung. Arsenicum D 12, zweimal täglich. Dazu notiere ich mir als mögliche Folgearzneien bei Getriebenheit bis zur Selbstzerstörung: die Tierarzneien in Form der Spinnengifte und Skorpione, insbesondere Tarentula und Androctonus, sowie den Vogel Falco peregrinus, den Wanderfalken.

Diese Arzneien haben das Symptom, das Arsenicum vermissen lässt: den Wagemut, den der Patient im Sport auslebt. Seiher hörte ich nichts mehr von diesem Patienten.

Schlussbetrachtung

„Ein Mensch, der hart zu sich selbst ist, der seinen Körper und seine Gefühle übergeht und nur der Leistung folgt, wird nicht so geboren. Das ist die Folge seiner Prägungen, seiner Psychotraumata."

Mit dieser Aussage überraschte mich der Leiter eines Biografieseminars vor vielen Jahren. Das Motto ist psychotherapeutisch allgemein bekannt: Zuerst im Leben kommt das Bedürfnis nach Liebe. Wenn dieses nicht beantwortet wird, wächst der Leistungsdrang.

Das trifft für diesen Patienten zu. Warum treibt er sich selbst in eine solche Erschöpfung? Es ist eine stark männlich geprägte Lebenshaltung, die Selbstwahrnehmung erst dann zu aktivieren, wenn äußere Fakten als Hindernis auftauchen. Dann tritt als erstes Abwehr, gefolgt von Hilflosigkeit, diffuser Verunsicherung und unbestimmter Angst auf. Der Weg zur eigenen Befindlichkeit und zu den eigenen Gefühlen ist versperrt, er muss erst schrittweise freigelegt werden. Wohlgemerkt: Das kann sowohl beim Mann als auch bei der Frau vorkommen.

So ein verschlossener, verhärmter, überaktiver und doch vereinsamter Mann braucht seine Zeit, um sich seinem Inneren gegenüber zu öffnen und mitzuteilen – nach Jahren der Abwehr und Selbstverleugnung. Viel Schmerz ist da gespeichert, der bis in die frühe Kindheit zurückreicht. Anfangs erfahren wir wie einen ersten Hinweis auf die Art seiner Prägungen, die ein erstes Einfühlen in die Geschichte erlauben.

Wir erfahren im zweiten Gespräch als Folge einer subtileren Selbstwahrnehmung von der Müdigkeit, von den überhöhten Ansprüche an sich selbst und von der drohenden Resignation. Im dritten Gespräch berichtet er über seine Beziehungsängste. Das sind viele psychologische The-

19 – Psychotrauma mit psychischen Symptomen

men eines Lebenswegs und der Lebenskrise der 40er-Jahre.

Arsenicum hat dem Patienten geholfen: Der Schlaf wird gut, er entspannt sich, er spürt sich und seine Bedürfnisse mehr.

Ein Stück des Weges ließ sich der Patient behandeln und begleiten. Eine Änderung des Lebensstils ist geplant, die Durchführung steht noch an. Die vielfältigen seelischen Verletzungen sind andeutungsweise zur Sprache gekommen. Sie bedürfen wohl noch vieler weiterer Therapieschritte, mithilfe von Arzneien und von Gespräch, bis sich innere Ordnung und Seelenfriede einstellen können.

Psychiatrische Einschätzung
Rosemarie Mayr

Es findet sich eine gewisse Hyperarousal (Unruhe, exzessiver Sport, später erwähnt er Schlafstörungen und Zähneknirschen) sowie Vermeidungshaltung (spricht nicht gerne über seine Gefühle, die Vasektomie [Samenstrangunterbindung], geht keine langfristige Bindung ein – was sich im Verlauf der Behandlung ändert), doch keine greifbaren Hinweise für Wiedererleben, wie etwa Albträume oder Flashbacks.
Die Traumatrias ist somit nicht erfüllt.
Aufgrund der vorliegenden Information könnte man am ehesten ein Burn-out-Syndrom kodieren: Z 73.0 nach ICD-10. Seine körperlichen Erkrankungen scheinen zu einem großen Teil mit psychischer Belastung im Zusammenhang zu stehen, sodass auch die Diagnose F 54 – psychologische Faktoren oder Verhaltensfaktoren bei andernorts klassifizierten Erkrankungen – infrage kommt.

19.3.2 Arsenicum album und die Ätiologie

Die exzentrische Dynamik dieses Patienten in seinem Bewegungs- und Leistungszwang hat in der Biografie ihre Angelpunkte, die sich in der Ätiologie des Arzneimittelbilds von Arsenicum wiederfinden lassen. Diese ist wenig bekannt. Im Kapitel Gemüt in der Rubrik „Beschwerden durch" gibt es für Arsenicum 27 Symptome.

Die Ätiologie des Patienten in der Repertorisation spiegelt ▶ Tab. 19.3. Das Ergebnis ist in ▶ Tab. 19.4 dargestellt.

Viele Rubriken weisen Arsenicum in einwertigem Rang aus. Das ist der Grund, warum Arsenicum nicht als ausgesprochene Arznei für das Psychotrauma gilt.

Als Reaktion auf den Kummer finden sich folgende Gefühlsregungen bei Arsenicum:
- Erregung des Gemüts,
- Erwartungsspannung,
- Gewissensangst,
- geistige Anstrengung (zum Suchen von Lösungen in einer bedrohlichen Umwelt),
- peinliche Genauigkeit,
- Furcht,
- Unglücklichsein,
- Zorn in allen Facetten: mit Angst, mit Entrüstung, Empörung, mit stillem Kummer.

Über Gefühle wird bei diesen Patienten kaum geredet. In den Rubriken *„unterdrückte Gefühle"* und *„Beschwerden durch unterdrückten Zorn"*, wozu auch der Ärger gerechnet wird, findet sich

▶ **Tab. 19.3** Repertorisation.

	Repertorisationsrubriken	Anzahl der Arzneien
1	Gemüt – Beschwerden durch – Uneinigkeit, Zwietracht – Vorgesetztem und Untergebenen; zwischen	11
2	Gemüt – Beschwerden durch – Gemütsbewegungen	84
3	Gemüt – Beschwerden durch – Enttäuschung	53
4	Gemüt – Beschwerden durch – Kränkung, Demütigung	78
5	Gemüt – Beschwerden durch – Kummer	94
6	Gemüt – Beschwerden durch – Schreck	85
7	Gemüt – Beschwerden durch – schlechte Nachrichten	67
8	Gemüt – Beschwerden durch – Tod von geliebten Personen – Kindern; bei	23

▶ Tab. 19.4 Ergebnis.

	nat-m.	lach.	nux-v.	ars.	ign.	staph.	ph-ac.	gels.	lyc.	acon.
	8/18	8/16	8/16	8/12	7/21	7/20	7/19	7/15	7/14	7/13
1	1	1	2	3	–	–	–	–	2	–
2	2	2	3	1	3	3	3	2	2	2
3	3	2	2	1	4	4	3	2	2	1
4	3	2	2	1	3	4	3	1	3	2
5	4	3	2	1	4	3	3	2	1	1
6	2	2	2	1	2	1	3	3	3	3
7	2	1	2	1	2	2	1	4	1	1
8	1	3	1	3	3	3	3	1	–	3

Arsenicum – zumindest bisher – nicht. Doch das alles könnten versteckte Motoren für den Perfektions- und Leistungsdrang sein, wie er bei Arsenicum hervorsticht.

Weitere Ätiologie von Arsenicum, die in der vorliegenden Krankengeschichte nicht ausgesprochen wurden, finden sich unter „Beschwerden durch" im Repertorium:
- sexuelle Exzesse,
- Missbrauch, Misshandlung, auch nach sexuellem Missbrauch,
- Alkoholismus,
- Geldverlust.

Wichtige Vergleichsmittel für Arsenicum kommen aus der Tierwelt

Die Spinnengifte, der Skorpion und ein Vogel bieten sich an, wenn die Charakteristika von Arsenicum ins Extrem übersteigert sind.

Zu Androctonus: „*Der Skorpion-Patient kann sich nur extrem einseitig auf ein Thema konzentrieren ‚wie eine Tunnelsicht'. Bei der Arbeit ist er überaus effizient und zögert nicht.*" (Vermeulen 1998; ▶ Kap. 21.1)

Für Tarentula, die Spinne, sind die Hast und Eile bekannt, die alles niederstürmt (▶ Kap. 21.1).

Falco peregrinus, der Wanderfalke, zeigt den großen, alles bestimmenden Freiheitsdrang (Norland 1997).

Die Ätiologie dieser neuen Arzneien ist noch nicht entwickelt. Alle 3 Arzneien sind bisher dokumentiert für Patienten mit übersteigerten, vereinseitigten Verhaltensmustern und für ein besonders schweres Kindheitstrauma, nämlich: „*Beschwerden durch sexuellen Missbrauch, auch als Kind*" (s. Radar-Repertorium sowie ▶ Kap. 21.1).

20 Psychotrauma mit Somatisierungsstörung

20.1 Natrium muriaticum, das Kochsalz

„Die Würmer waren nicht wegzukriegen."

20.1.1 Kasuistik

Mädchen von 10 Jahren, Eltern getrennt, Mutter in neuer Ehe, keine Geschwister.

Diagnose:
- chronischer Oxyurenbefall,
- zahlreiche vegetative Begleitbeschwerden,
- rezidivierende Aphthen,
- rezidivierende Infekte,
- chronische Anpassungsstörung.

Traumathemen:
- Trennung der Eltern,
- Verlust einer Bindungsperson durch den Tod der Uroma,
- stiller Kummer.

Beobachtungszeitraum: 2¼ Jahre.

29. Oktober 2008, Erstordination. Seit 4 Jahren leidet das Kind an Würmern, den Oxyuren. Trotz vieler Kuren mit Hausmitteln, mit Medikamenten vom Hausarzt und vom Kinderarzt kamen sie immer wieder. In den letzten 2 Jahren traten die Rezidive regelmäßig alle 2 Monate auf. Der Kinderarzt meinte selbst, so eine Therapieresistenz habe er noch nie gesehen.

Es ist ein sehr starker Befall: Es lassen sich Würmer in der Afterregion erkennen, aber auch an den Schamlippen und wortwörtlich kommen sie „aus der Haut heraus", rundum den Anus. Die Haut ist dabei gerötet.

Es gibt heftige Begleiterscheinungen: der nächtliche Juckreiz, das Bauchweh, gekoppelt mit Übelkeit, ja sogar mit Atemnot. Alle klinischen Untersuchungen, die deshalb unternommen worden sind, sind gut ausgefallen.

Weitere Beschwerden werden aufgezählt: rezidivierende Aphthen, häufige Verkühlungen, häufiges Kopfweh. Vor 3 Jahren gab es einen Anfall von akuter Atemnot mit Ekzem. Das ist als allergische Reaktion gedeutet worden.

Appetit und Verdauung sind normal. Allerdings: Das Kind mag kein Gemüse.

Das Kind wirkt auch seelisch mitgenommen. Es weint leicht und häufig, es ist erschöpfbar, oft wird ihm alles zu viel. Insgesamt ist das Kind übersensibel, oft zappelig, es gibt auch hysterische Ausbrüche. Dann hilft Trost nicht.

Frage: Wie verhält sich das Kind, wenn es keine Würmer hat? – Die Mutter **antwortet:** *„Dann ist meine Tochter ganz unkompliziert, ja, aber doch immer verschlossen. Wenn sie etwas kränkt, sagt sie nichts, sie weint nur still. Sie kann sich entspannen, wenn ich sie fest zu mir nehme."*

Manchmal gibt es auch Verlustängste um die Mutter, auch nachts in den Träumen.

Frage: Bist Du manchmal traurig? – **Antwort** des Kindes: *„Ja."*

Frage: Warum denn? – **Antwort:** *„Es sind die Gedanken an früher: die Trennung der Eltern mit dem Auszug meines Vaters, als ich 4 Jahre alt war, und der Tod von Uroma, als ich 7 Jahre alt war."* Diese klare, spontane, echte Antwort überrascht sowohl Mutter als auch Ärztin. Das Mädchen weint dabei nicht, sondern wirkt nach dieser Mitteilung vielmehr erleichtert.

Frage: Deine Mutter sitzt neben Dir und hört genau zu. Gibt es etwas, das Du Deiner Mutter gerne sagen oder etwas, um das Du sie bitten möchtest? – *„Ich weiß es nicht"*, heißt die mühsame **Antwort**.

Familie. Das Mädchen stammt aus einer früheren Verbindung der Mutter. Seit der Trennung ist ein regelmäßiger Kontakt zum Vater gegeben. Deshalb hat sich die Mutter bisher nicht so viele Sorgen um das Kind gemacht. Jetzt ist die Mutter in einer neuen Verbindung verheiratet. Als neue Familie klappt es gut.

Schule. In der ersten Klasse Hauptschule in guter Leistungsstufe. Sie hat trotz aller Beschwerden noch nie gefehlt, die Pflichterfüllung ist ihr wichtig.

Aussehen, Verhalten und Kontakt. Das Mädchen sitzt aufrecht und aufmerksam, mit klarem, aber verhaltenem Blick. Es lächelt, wirkt trotzdem verschlossen und geheimnisvoll. Es wirkt lieblich und angepasst und bleibt doch stumm.

Auswertung. Offensichtlich verbirgt die Zehnjährige hinter ihrer angepassten, stillen Rolle einen geheimen Kummer, der in der Alltagsroutine trotz guter Versorgung untergeht. In der richtigen Atmosphäre und Aufmerksamkeit kann das Mädchen sich präzise mitteilen.

Es waren 2 Verluste im Alter von 4 und 7 Jahren, die sich in der Seele überlagerten und gegenüber denen das Kind bisher keine Erlösung noch Antwort gefunden hat.

Es ist möglich, dass dieser Kummer lange unbewusst war und nun entwicklungsbedingt in einer neuen Lebensphase mit Schulwechsel wieder aufflackert, sodass sich das Kind auch nach innen neu orientieren muss.

Können die resistenten Beschwerden ein Zeichen für diese seelische Not darstellen? Das wäre die naheliegendste Erklärung für die Beobachtung des Kinderarztes, dass die Heilung von den Oxyuren auf die übliche Therapie nicht gelingt. Etwas ist im Wege gestanden: der stille Kummer.

Arzneifindung. Das verschlossene, angepasste, übersensible Mädchen mit dem stillen Kummer und den zahlreichen vegetativen Symptomen verweist auf die Arznei Natrium muriaticum.

Und die Oxyuren? Ich sehe im Repertorium nach unter: „Rektum – Würmer – Beschwerden durch Würmer – Madenwürmer" und finde darin Natrium muriaticum dreiwertig aufgelistet, Ignatia zweiwertig.

Das unter vielen Aspekten ähnliche Ignatia wäre eine Folgearznei, die ich mir notiere.

Verordnung. Natrium muriaticum LM 6, täglich 5 Globuli.

Dazu der Rat an die Mutter: gezielte Aufmerksamkeit für ihre Tochter, täglich zur gleichen Zeit für eine ½ Stunde, 2–4 Wochen lang, damit die notwendigen Dinge zur Sprache kommen können.

Kontrolle am 18. November 2008, 3 Wochen später. Die Mutter fragt sich: *„Geht es meiner Tochter psychisch besser? Ist sie tatsächlich ruhiger geworden? Kopf und Bauch sind gut. Aber genauso auffallend ist das: Sie weint nicht mehr, sie ist weniger empfindlich, sie hat keine Ängste mehr."*

Kontrolle am 20. Januar 2009, 2 Monate danach. Weiterhin ist alles gut. Auch der Juckreiz am After ist völlig verschwunden. Niemand denkt mehr an die Würmer.

Eine Phase lang ging das Mädchen mehrmals auf den Friedhof an das Grab der Uroma. Sie ließ sich von einer Freundin begleiten. – Da beginnt das Kind vor uns still zu weinen. Auf genaueres Befragen ist von ihr zu erfahren: Beim Vater will sie ihre Gefühle bis heute nicht zeigen. Auch vor der Mutter will sie nicht weinen. Sie kann sich eher bei einer Freundin öffnen.

Insgesamt scheint sie im Alltag seelisch stabiler, belastbarer. Sie ist weniger erschöpft, weniger empfindlich und beleidigt.

Verordnung. Aussetzen mit der Arznei. Neuerliche Einnahme für den Fall, dass sie sich wieder verschließt. Ich spreche das Mädchen direkt an und fordere sie auf, bei Kummer und Sorgen einen Gesprächpartner zu suchen: eine Freundin. Doch bei größeren Problemen eine erwachsene Person, z. B. die Mutter oder eine Tante. Sie hört aufmerksam zu.

Bericht der Mutter am 31. Januar 2011, 2 Jahre danach. *„Es geht meiner Tochter gut, alles hat sich eingependelt. Sie kann auch wieder zärtlich sein. Weder die Würmer noch die Begleitbeschwerden sind je wieder aufgetreten. Auch die Aphthen und die Infekte sind ausgeblieben. Es war bestimmt die Trennung mit 4 Jahren, die so lange nachgewirkt hatte. Die Homöopathie hat uns geholfen."*

Schlussbetrachtung

Die Seele kennt keine äußere Zeit, sie hat ihr eigenes Zeitmaß: Sie kennt nur das Verharren im Schmerz oder die Versöhnung mithilfe der Einbindung des Erlebten in die eigene Geschichte.

Eine klassische Krankengeschichte eines lange anhaltenden stillen Kummers, den das Kind geheim gehalten und den niemand erkannt hat, da die Trennung ja schon so lange zurücklag und da alles äußerlich vermeintlich so gut lief. Das Kind war aber mit seinem Geheimnis überfordert. Die somatischen Beschwerden können im Nachhinein wie ein Hilferuf angesehen werden, der auf die gleichzeitige Seelennot aufmerksam machen sollte.

In der richtigen Atmosphäre, im richtigen Augenblick können auch Kinder hilfreiche Aussagen machen, die auf der Fährte nach tieferen Ursachen ihrer Leiden zum Ziel führen. Das ärztliche Gespräch dient als Vermittler zwischen Mutter und Kind, um den Fluss der Liebe und der Kommunikation zu stärken.

Die Arznei Natrium muriaticum hat in kürzester Zeit die regulative Blockade gelöst und damit den Weg zu den Gefühlen freigelegt. Dabei spielt es keine Rolle, wie lange die seelische Verletzung zurückliegt.

Psychiatrische Einschätzung
Rosemarie Mayr

Eine Traumatrias liegt nicht vor: die Unruhe und Zappeligkeit sind offensichtlich mit dem Oxyurenbefall assoziiert, Vermeidung und Wiedererleben bestehen nicht (an früher zu denken, entspricht noch nicht einem Wiedererleben). Am ehesten trifft hier die Diagnose: psychologische Faktoren oder Verhaltensfaktoren bei andernorts klassifizierbaren Erkrankungen (F 54 nach ICD-10) zu.

20.1.2 Natrium muriaticum und die Ätiologie

Das tägliche Kochsalz reguliert den Flüssigkeitshaushalt im Organismus. Es ist ein Gewürz in kleinen Mengen, ein Gift in größeren Mengen.

Im ▶ Kap. 13.2 wurde diese „Kummerarznei per se" ausführlich vorgestellt. Wenn wir einen verborgenen Kummer auf dem Grunde langwieriger, therapieresistenter Beschwerden vermuten, dann ist häufig Natrium muriaticum angezeigt. Es ist eine gute Einstiegsarznei, auch wenn es eingangs nicht gelingt, die Gefühle selbst anzusprechen.

Oft erweist sich Natrium muriaticum hier als heilende Arznei auf allen Ebenen. Und das Gespräch kommt in Gang.

Wenn das nicht der Fall ist, so lässt sich in den Folgeordinationen doch häufig beobachten, dass ein erster Anstoß geschehen ist, dass das Beschwerdebild in Bewegung kommt und sich neue Aspekte eröffnen. So ergeben sich weitere Anhaltspunkte für den nächsten Arzneischritt. Bei einem verschlossenen Menschen – oder gar einem Kind – ist und liegt die „Kunst" im Gespräch, in der Begegnung.

Enttäuschte Liebe bei einem Scheidungskind

Wenn wir ein verschlossenes, ernstes, wortkarges Kind vor uns haben, ist das immer auffallend. Bei einer Scheidung in der Vorgeschichte müssen wir uns fragen: Was hat das Kind dabei erlebt? – Immer ein Stück Enttäuschung und Verlust, immer ein Stück Einsamkeit. Die Eltern sind Partei, sind Betroffene des Geschehens. So verliert das Kind seine Geborgenheit, auch wenn die Eltern aufgeklärt und achtsam sind. Es kann im Geheimen auch unter – unbegründeten – Gewissensängsten und Schuldgefühlen gegenüber dem Scheitern der Familie leiden.

Originalrubrik aus dem Repertorium

Gemüt – Kummer, Trauer – still – Liebe; aus enttäuschter: *Aur-m-n.* **IGN. NAT-M.** nat-sil. **PH-AC.** phos.

Gemüt – Beschwerden durch – Enttäuschung: acon. agath-a. all-c. alum. am-c. am-m. am-s. ant-c. apis ars. aster. *Aur-m-n. Aur-s.* **AUR.** bell. *Bry.* calc-p. caps. carb-v. carc. caust. cham. cimic. cocc. colch. *Coloc.* dig. *Gels.* grat. hyos. **IGN.** kali-c. *Lach.* Lyc. **MERC. NAT-M.** nat-s. *Nux-v. Oci-sa. Op.* **PH-AC.** phos. plac. plat. *Podo.* **PULS.** ruta sep. spig. **STAPH.** *Tritic-vg.* vanil. verat.

20.2
Natrium muriaticum sive chloratum

„Kann die Atemnot vom Konflikt mit der Familie meines Mannes kommen?"

20.2.1 Kasuistik

Frau von 71 Jahren, verwitwet, 4 Kinder, Hausfrau.

Diagnosen:
- rezidivierende pulmonale Infekte,
- obstruktive Ventilationsstörung,
- larvierte Depression.

Traumathemen:
- Abwesenheit des Vaters in der Kindheit,
- langjährige Demütigung mit stillem Kummer,
- Tod eines Kindes.

Beobachtungszeitraum: 8 Monate.

Erstordination am 13. September 2010. *„Ich war immer gesund. Im Dezember 2009 erkrankte ich an einem Husten, der mich besonders nachts quälte. Sonst war damals nichts Schlimmes: kein Fieber, kein Schmerz, keine Schwäche. Damals hat die Atemnot begonnen und nimmt seither stetig zu.*

Seit damals war ich auch oft verkühlt. Im Mai 2010 verordnete mir der Hausarzt versuchsweise Antibiotika.

Die Ärzte staunen aufgrund des schlechten Lungenbefunds, dass ich nie geraucht habe und bis vor einem Jahr gesund war."

Pulmologischer Befund vom Mai 2010. Deutlich obstruktive Ventilationsstörung mit mäßiger Besserung auf Bronchospasmolyse, was am ehesten einem COPD entspricht. Keine Allergie. Cor o. B.

Die Patientin verwendet derzeit ein Kortisonspray, das sie bei Bedarf einsetzt: Das ist etwa zweimal pro Woche. Sie schildert ihre aktuellen Beschwerden: Husten morgens, Atemnot beim Aufwärtsgehen und Sprechen.

Auf gezieltes Befragen ist des Weiteren zu erfahren: Abends weint sie, oft gekoppelt mit Wut und Zorn. Sie ist viel alleine. Sie beschreibt sich als *„zu feige für soziale Kontakte"*.

Sie schläft gut, mit erhöhtem Oberkörper. Sie liebt Wärme, hat oft kalte Füße. Kein Schweiß.

Frühere Krankheiten. Hyperthyreose mit Strumektomie 1978, im Alter von 39 Jahren. Seither euthyreote Schilddrüsenwerte.

Ihre Familie. Sie lebt alleine im Haus, das sie gemeinsam mit ihrem Mann errichtet hat. Es steht inmitten des Grundbesitzes und der Häuser der Großfamilie des Mannes. Trotzdem gibt es keinen Kontakt mit all den Verwandten. *„Wir grüßen uns nicht einmal mehr"*, beklagt die Patientin und weint still. Ihre 3 Kinder leben in der nahen Stadt.

Der Mann ist Anfang 2008 mit 74 Jahren verstorben. Er war Landwirt und hatte die letzten 3 Jahre an Demenz gelitten. Er war ein guter Mann, immer zurückgezogen und wortkarg. *„Ganz schwer war der Tod unseres ältesten Kindes, einer Tochter, im Alter von 23 Jahren."* Sie hatte schwere multiple Sklerose.

„Zusätzlich gab es viel Druck vonseiten der Schwiegermutter, dann dominierten die 5 Geschwister des Mannes. Ich war für die Familie nie gut genug, nicht vornehm genug, wohl deshalb, weil ich von auswärts kam. Ich wurde für alles beschuldigt und bekam nie Unterstützung. Mein Mann war zu gutmütig. Weder konnte er sich seiner Herkunftsfamilie gegenüber behaupten, noch für mich eintreten."

Jede Information kommt leise, spärlich, mit langen Pausen. Die Mimik bleibt unbeteiligt und starr. Beim Thema der Nöte in der Großfamilie wird die Frau lebhafter. Plötzlich ist sie ganz gegenwärtig. *„Ich überlege mir, woher die Atemnot kommt"*, sagt sie und fährt im selben Atemzug fort: *„Kann die Atemnot vom Konflikt mit der Familie meines Mannes kommen?"* – **Antwort:** Ja.

Frage: Gibt es denn etwas, das Sie den Verwandten gerne sagen würden? – **Antwort** der Patientin: *„Ja: Ich habe immer in der Landwirtschaft geholfen, bin meinem Mann zur Seite gestanden. Meine Schwiegermutter ging bei uns aus und ein und mischte immer mit. Als mein Mann krank wurde, hat ihn und uns niemand mehr besucht. Darüber wünsche ich mir eine Aussprache innerhalb der Großfamilie."*

Da die Patientin darauf keine Hoffnung hat, plant sie, das Haus zu verkaufen und in die Nähe der Kinder in die Stadt zu ziehen.

Kindheit. Sie hatte unter Bergbauern in der Steiermark ein gutes Leben. Sie war ein außereheliches Kind ihrer Mutter, ihr einziges, und wuchs mit dieser und den Großeltern im Rahmen einer Großfamilie auf. Ihr Vater, verheiratet im selben Dorf, brachte regelmäßig das Geld. *„Ich hatte Angst vor ihm und rannte jedes Mal davon."*

Mit 20 Jahren wanderte sie auf Arbeitssuche in den Westen Österreichs aus. Mit ihrem Vater gab es nie eine Aussprache, nicht einmal von seinem Tod wurde sie benachrichtigt. Ihre Mutter ist bei einem Traktorunglück im Alter von 60 Jahren verstorben.

Aussehen und Kontakt. Die Frau hat ein sehr mildes, bescheidenes Auftreten, mit faltigem Gesicht, gebückter Haltung und scheuem Blick. Sie spricht wenig, oft verstummt sie im Gespräch und zeigt ein verlegenes Lächeln. Manchmal huscht ein angedeutetes Weinen über ihre Gesichtszüge. Befragt zur fernen und näheren Vergangenheit, antwortet sie wiederholt: „Ich weiß es nicht."

Das Sprechen ist nicht ihre Sache. Trotzdem vermag sie sich im Laufe des Gesprächs etwas zu öffnen und zu erwärmen.

Auswertung. Über die Ereignisse in ihrer Kindheit berichtet die Patientin Gutes, doch hört sich alles keineswegs unbeschwert an. Im Leben dieser Patientin gibt es viel Schweigen und den großen Verlust, den Tod der Tochter, zudem Isolation und Unterdrückung vonseiten der angeheirateten Großfamilie.

Sie hat den Weg gewählt, sich all diesen Tatsachen zu beugen, treu an der Seite ihres Mannes. Nach dessen Tod erträgt sie die Demütigung der Familie nicht mehr, sie sucht nach Auswegen. Da ist sie krank geworden: die Atemnot im Anschluss an pulmonale Infekte. Sie selbst stellt die Frage nach dem Zusammenhang von Kummer und Ausbruch der Beschwerden.

Die pulmonalen Beschwerden zeigen, symptomarm und afebril wie sie waren, von Anfang an einen schleichenden, therapieresistenten Verlauf. Ein solcher ist homöopathisch und regulativ gesehen als Unterdrückungsphänomen zu werten: Er imponiert wie ein unterdrückter, akuter, katarrhalischer Infekt. Dafür gibt es in diesem Fall keine der allgemein anerkannten Auslöser wie Medikamente oder Salben. Es ereignete sich spontan und – gemäß der gesamten Vorgeschichte – fällt vielmehr der Zusammenhang mit einer langen Periode von Unterdrückung der Gefühle auf.

Arzneifindung. Diese Atmosphäre von lange dauerndem, stillem Kummer bei Aufrechterhaltung der sozialen Rolle nach außen beeindruckt. Hinter der Fassade von Güte und Milde steht die Patientin am Rande der Resignation. Das spricht für Natrium muriaticum.

Die seelische Symptomatik imponiert als führend vor und über dem pulmonalen Geschehen. Dennoch prüfen wir die Frage: Welchen Bezug hat Natrium muriaticum zu Letzterem?

Die Repertorisation der Lokalsymptome (▶ Tab. 20.1) führt zum Ergebnis in ▶ Tab. 20.2.

Natrium muriaticum ist in beinahe allen Rubriken vertreten. Das bestätigt diese Arznei.

Verordnung. Natrium muriaticum LM 6, täglich 5 Globuli.

Kontrolle nach 1 Monat. Die Patientin spricht diesmal viel flüssiger und spontan, und zwar ausschließlich über ihre seelischen Probleme. Sie beklagt sich über das Ausgeschlossensein in der Familie. Sie erzählt heute über die seelische Verschlossenheit ihres Mannes, die nach dem Tod ihrer gemeinsamen Tochter noch viel schlimmer geworden war. Er war dadurch noch deutlicher in die Abhängigkeit von seiner Herkunftsfamilie geraten; er war dieser geradezu hörig. Sie weint beim Erzählen still, dann verstummt sie wieder. Ihr Ausdruck ist bedrückt, milde und traurig, doch findet sich nichts von Bitterkeit oder Härte in ihren Zügen.

Ja, die Gedanken an den geplanten Umzug in die Stadt, die bedeuten ihr Trost.

Frage: Und was machen Ihre Atembeschwerden? – **Antwort:** „Der Husten ist fast ganz verschwunden. Die Atemnot ist auch viel leichter."

Verordnung. Natrium muriaticum LM 6 weiterhin.

▶ **Tab. 20.1** Repertorisation der Lokalsymptome.

	Repertorisationsrubriken	Anzahl der Arzneien
1	Atmung – Atemnot, Dyspnoe, erschwertes Atmen – Anstrengung – nach – agg.	93
2	Atmung – Atemnot, Dyspnoe, erschwertes Atmen – körperlicher Arbeit, bei	7
3	Atmung – Atemnot, Dyspnoe, erschwertes Atmen – Sprechen – nach	18
4	Husten – Trocken – nachts	112
5	Nase – Absonderung – unterdrückt	55

▶ Tab. 20.2 Ergebnis.

	lach.	nit-ac.	sil.	ars.	spong.	sulph.	nat-m.	am-m.	calc.	puls.
	5/13	5/10	5/10	4/10	4/10	4/9	4/8	4/5	3/9	3/8
1	3	2	2	3	3	2	3	1	3	2
2	2	2	2	–	–	–	2	1	–	–
3	3	2	2	2	3	3	–	–	–	–
4	3	2	2	3	3	3	1	2	3	3
5	2	2	2	2	1	1	2	1	3	3

Als Empfehlung: „Meinen Sie, es wäre eine Hilfe, wenn Sie die Familiengeschichte einem Ihrer Kinder in Ausschnitten erzählten?" – Sie winkt ab, diese wollten davon nichts hören.

Die Patientin meldet sich nicht mehr. Möglicherweise scheut sie die Kosten für eine weitere Ordination.

Meine Nachfrage am 28. Januar 2011, nach 3½ Monaten. Die Patientin nimmt die Globuli immer noch. Sie tun ihr gut. Es war ein Erfolg. Es gehe ihr gut, die Lunge sei viel besser. Eine Lungenkontrolle sei nicht mehr nötig. Vor einem Monat gab es nochmals einen kürzeren Infekt, ohne Nachwirkungen.

Auch seelisch fühlt sie sich wohler, sie muss kaum mehr weinen. Sie hat herausgefunden, dass der Gram nichts bringe. Er nützte ja nichts. Sie lasse die Gedanken an das Vergangene nicht mehr an sich heran und sei bereit, sich neu zu orientieren. Sie werde vom Haus ausziehen, doch das brauche seine Zeit.

Kontakt am 13. Mai 2011, nach weiteren 3½ Monaten. Alles läuft gut, der Winter ist gut und ohne Husten überstanden.

Schlussbetrachtung

Der therapeutische Ansatz, den Kummer dieser Patientin mit seinen vielen Facetten in den Mittelpunkt zu stellen, hat zum Ziel geführt. Die Patientin hat das Angebot zum erweiterten Gespräch nach anfänglichem Zögern annehmen können. Sie hatte ein solches wohl von vorneherein erwartet und gesucht, da sie selbst die entscheidende Frage nach dem Zusammenhang von Atemnot und Familienkonflikten schon im Erstgespräch spontan aussprechen konnte.

Mithilfe von Natrium muriaticum bekam sie einen neuen Zugang zu ihrem Seelenschmerz und gleichzeitig, wie von selbst und unbeachtet, lösten sich ihre Atembeschwerden auf. Das können wir rückwirkend als beweisend für die ursprüngliche Annahme einer psychoneuroimmunologische Achse als Genese postulieren (▶ Kap. 10).

Wie hätte sich der Lungenbefund entwickelt, wenn der Zugang zur Eigenregulation über den ganzheitlichen Ansatz nicht gelungen wäre? Die Kortisonschiene hatte schon begonnen.

Psychiatrische Einschätzung
Rosemarie Mayr

Eine Traumatrias liegt hier nicht vor. Es besteht eine gewisse Vermeidungshaltung – *„zu feig für soziale Kontakte"* – doch finden sich keine Hinweise für Wiedererleben oder Hyperarousal. Die Patientin reflektiert adäquat und zutreffend den Ursprung ihrer körperlichen Beschwerden, eine Fähigkeit, die eine Ressource darstellt.
Auf ihre belastende Lebenssituation reagiert sie mit körperlicher Krankheit, was die Diagnose rechtfertigt: psychologische Faktoren oder Verhaltensfaktoren bei andernorts klassifizierbaren Erkrankungen (F 54 nach ICD-10).
Die vorliegenden Informationen reichen nicht aus, um eine Depression zu diagnostizieren. Der Schlaf ist gut, die Affizierbarkeit erscheint adäquat, eine Antriebsstörung oder die Unfähigkeit, sich zu freuen, werden nicht thematisiert.

20 – Psychotrauma mit Somatisierungsstörung

20.3

Arsenicum album

„Beinhart aufarbeiten. Ich erledige lieber etwas selbst, als es anderen anzuvertrauen."
„Ich bin kein Gefühlsmensch, ich erzähle über meine Gefühle fast niemandem."

20.3.1 Kasuistik

Mann von 39 Jahren, technischer Beruf, verheiratet, 3 Kinder, erstes Kind von 3 Geschwistern, eigentlich zweites von 4 Kindern.

Diagnose:
- rezidivierende Infekte,
- rezidivierende Seitenstrangangina nach Tonsillektomie,
- Pollinose,
- Narbenfokus nach Tonsillektomie,
- Restless Legs,
- Burn-out-Syndrom,
- rezidivierendes Ulcus duodeni.

Traumathemen:
- Adoption in früher Kindheit,
- verdrängtes Familiengeheimnis,
- unterdrückte Gefühle,
- mangelnde Selbstwahrnehmung.

Beobachtungszeitraum: 1¼ Jahre.

7. Februar 2005. *„Meine Frau schickt mich, sie sorgt für meine Gesundheit."* Dieser Mann kommt wegen häufiger Infekte. Genau genommen hat das schon im Schulalter begonnen.

Häufiges Auftreten von eitriger Angina tonsillaris führte zur Tonsillektomie. Erst vor 5 Jahren hat sich der Patient dazu entschließen können. Seither leidet er immer noch zweimal im Jahr unter heftigem Halsweh, jedes Mal im Sinne einer Seitenstrangangina mit Antibiotikatherapie.

Seit der Tonsillektomie beginnt auch jeder andere Infekt zuerst mit Halsschmerz, dann folgen eine Bronchitis oder eine Sinusitis, immer mit heftigem Kopfschmerz. Diese Infekte sind von mäßig hohem Fieber begleitet.

Seit 8 Jahren leidet der Patient auch unter Heuschnupfen, teils verbunden mit Husten. Es beginnt immer im April und dauert bis August.

1992 wurde ein Ulcus duodeni behandelt, der Magen ist seither empfindlich

Phasenweise leidet er unter großer Müdigkeit. Er *„schleppt sich durch die Tage"*, fühlt sich antriebslos und gereizt. *„Beim Einschlafen habe ich Probleme. Sobald ich liege, sind meine Beine so unruhig, dass es meinen Schlaf stört."* Das ist seit ½ Jahr so.

Er beschreibt seine Beziehung zur Arbeit: *„Ich bin genau und pflichtbewusst. Ich liebe das Rationale, Vernünftige sowie handfeste Abmachungen. Ich arbeite selbständig, trage gerne Verantwortung und habe viel Entscheidungsbefugnis im Betrieb. Ich plane meine Arbeitsschritte systematisch und finde erst Ruhe, wenn die Aufgaben erfüllt sind. Wenn mich jemand aufhält, überfällt mich eine große Unruhe. Mein Motto lautet: Beinhart alles aufarbeiten. Ich erledige lieber etwas selbst, als es anderen anzuvertrauen."*

Er hat die Matura und die Fachhochschule in Abendkursen absolviert. Der Stress damals habe wohl zu seiner Magenerkrankung geführt.

Zum Gefühlsleben: *„Ich bin nüchtern, ich bin kein Gefühlsmensch. Ich erzähle darüber fast niemandem."*

Leibsymptome. Temperaturverhalten: Er liebt das Warme und duscht bevorzugt heiß. Er ist durstig, nimmt sich aber zum Trinken keine Zeit.

Aussehen, Verhalten und Kontakt. Er hat eine kräftige, athletische Statur und trägt den Kopf etwas nach vorne gebeugt. Er ist blass und hat auffallend stark halonierte Augen. Im Kontakt wirkt er offen und gewandt. Er benimmt sich höflich, entgegenkommend und korrekt. Er gestikuliert lebhaft, das vermittelt eine Atmosphäre von Unruhe.

Seine Stimme klingt milde und weich. Doch sein rasches Sprechen wirkt im Gegensatz dazu gehetzt und atemlos.

Kindheit. *„Ich bin im Alter von 2 Jahren in dieser Gegend adoptiert worden. Man erzählt, dass ich damals kein Deutsch konnte. Es waren gute Adoptiveltern. Sie nahmen zuerst 2 Kinder aus meiner Familie auf, mich und meine jüngere Schwester, später auch noch das dritte Kind, meinen jüngsten Bruder. Über unsere Herkunft und frühe Vergangenheit wurde nie gesprochen.*

Zu unserer Überraschung gab es noch eine ältere Schwester, von der wir als Kinder nichts wussten und die in Ungarn lebt. Sie besuchte uns einmal und erzählte uns von der Ursprungsfamilie. Wir erfuhren von ihr: Die Mutter stammt aus Slowenien, der Vater ist slowenischer Kroate. Sie hatten sich in Kärnten niedergelassen.

Als Kind hatte ich große Ängste, besonders wenn ich mich alleine im Zimmer befand. Ich verhielt mich immer defensiv, benahm mich immer wie ein Zuschauer dem Leben gegenüber. Ich war schüchtern und sehr zurückhaltend."

Frage: Kann dieses Verhalten eine Folge der Adoption sein? – Der Patient schweigt und überlegt. Dann **antwortet** er: „*Vielleicht. Ich bin meinen Adoptiveltern dankbar, sie waren gut zu uns. Sonst denke ich darüber nicht viel nach. Jedenfalls habe ich seit der Kindheit beobachtet: Wenn ich mich sicher fühlte, dann war ich lockerer und zugänglicher."*

Das ist alles, was dieser Mann von seiner Kindheit berichten mag und kann.

Auswertung. Der Patient kommt wegen somatischer Leiden in Bezug auf sein Immunsystem: die rezidivierenden Infekte und die Pollinose. Da die Infekte bevorzugt im Rachen beginnen, lässt sich ein Fokus der Tonsillennarbe vermuten.

Dazu besteht eine Unruhe, die sich ihm besonders in den Schlafstörungen mit den Symptomen der Restless Legs verdeutlicht.

In seinem Verhalten fällt die Distanz zu sich selbst und zu seinen Gefühlen auf. Das lässt eine Verdrängung von seelischen Erfahrungen und Verletzungen vermuten. Er scheint diese Bereiche an seine Frau zu delegieren, die ihn zur Behandlung schickt.

Die Kindheit steht unter dem besonderen Vorzeichen der Adoption, die notgedrungen einen Bruch im Bindungsgefüge bedeutet. In der neuen Familie wurde dieses Thema vermieden. Wie fremd ihm die eigene Geschichte ist, führt die Erzählung vom zufälligen Besuch einer bisher unbekannten leiblichen Schwester von ihm vor Augen. Sie klärt ihn erstmals über wichtige Daten seiner Herkunft auf.

Er selbst gibt sich bisher keine Rechenschaft darüber, wie dies alles auf ihn gewirkt hat, und kann daher im ärztlichen Gespräch nicht viel mitteilen. Verbirgt sich hinter diesem Schweigen eine seelische Verletztheit und Verletzlichkeit?

Auf der anderen Seite ist er sehr korrekt, angepasst, leistungsbezogen und genau. Die häufige Müdigkeit des körperlich kräftig gebauten Mannes überrascht und lässt eine berufliche Überforderung und Erschöpfung vermuten, über die er auch nicht spricht.

Arzneifindung. Der kräftige, hastige, ausdauernde Mann mit seiner Unruhe und dem übertriebenen Leistungsdrang: Dazu notiere ich mir während des Gesprächs die Arzneien Arsenicum und Medorrhinum.

Die 2 Arzneien unterscheiden sich in der Frage nach Ordnung, die bei Arsenicum überbetont ist, im Gegensatz zum Hang zu Improvisation und Chaos, was sich bei Medorrhinum bevorzugt findet.

Außerdem ist dieser Mann auffallend wärmebedürftig, was auch für Arsenicum spricht.

Wir nehmen am Patienten charakteristische Gemütssymptome wahr: So wie sich der Patient heute präsentiert. Doch finden wir darin ebenso viele Facetten, die das Verhalten und die Überlebensstrategie als Kind durchleuchten lassen.

Die Überprüfung der Gemütssymptome im Repertorium sieht demnach aus wie in ▶ Tab. 20.3 dargestellt.

Ergebnis der Repertorisation. Das Ergebnis (▶ Tab. 20.4) zeigt interessante Arzneien im Vergleich zu Arsenicum in seinem stillen Aspekt. In der 9. Rubrik „Stille Trauer" befindet sich Arsenicum neben den gemütsbetonten Arzneien Ignatia, Pulsatilla, Phosphoricum acidum, des Weiteren Kalium sulfuricum und Nux vomica. Einzig zweiwertig steht Helleborus.

Verordnung. Arsenicum album LM 6 täglich.

Kontrolle 6 Wochen später, 11. April 2005. Der Patient berichtet: „*Es war interessant. Der Hals schmerzte 4 Wochen lang ganz furchtbar. Es fühlte sich an wie wund, wie ‚offen', ohne dass ein Infekt gefolgt ist. Das habe ich so noch nie erlebt."*

Jetzt sind die Hals- und Schluckbeschwerden deutlich gebessert, es tritt nur manchmal noch ein leichtes Würgen auf. Ein großer Erfolg: Der Schlaf ist deutlich besser, die Beine bleiben ruhig. Die Müdigkeit ist auch vergessen. Das überrascht umso mehr, als er viel Arbeit mit vielen Überstunden zu bewältigen hatte.

▶ **Tab. 20.3** Repertorisation.

	Repertoriumsrubriken	Anzahl der Arzneien
1	Gemüt – Verlassen zu sein; Gefühl	187
2	Gemüt – Furcht – allein zu sein	138
3	Gemüt – Angst – allein; wenn	32
4	Gemüt – Furcht – Verletzung; vor – selbst verletzt zu werden	36
5	Gemüt – Wahnideen – Verletzung – werden; würde gleich verletzt	26
6	Gemüt – Schweigsam	313
7	Gemüt – Zurückhaltend, reserviert	134
8	Gemüt – Schüchternheit, Zaghaftigkeit	222
9	Gemüt – Traurigkeit – still	9

▶ **Tab. 20.4** Ergebnis.

	ars.	stram.	hyos.	sep.	phos.	puls.	lyc.	arg-n.	gels.	kali-c.
	9/16	7/13	7/12	7/10	6/17	6/15	6/12	6/11	6/11	6/10
1	2	2	2	1	2	3	1	2	1	1
2	3	2	3	2	3	2	3	3	2	3
3	3	–	–	1	3	–	–	2	–	1
4	1	3	1	1	–	–	–	–	1	1
5	1	1	1	–	–	–	1	–	–	–
6	2	2	2	1	3	3	3	2	2	1
7	1	1	2	1	3	2	1	1	2	–
8	2	2	1	3	3	4	3	1	3	3
9	1	–	–	–	–	1	–	–	–	–

Weiterer Verlauf bis 6. Juni 2005. Es ist eine schrittweise Besserung der Infekte zu verzeichnen, auch der Heuschnupfen blieb bis vor Kurzem aus – mithilfe von Arsenicum LM 6.

Im Juni trat einmalig wieder ein massiver Halsinfekt auf, ohne Fieber. Unter Antibiotikabehandlung vom Hausarzt konnte er die Arbeitsroutine aufrechterhalten. Seither melden sich leichte Pollinosesymptome. Der Schlaf ist weiterhin sehr gut.

Verordnung. Ein neuer Schritt mit Arsenicum album 200.

Kontrolle im Oktober 2005. Auf die Hochpotenz war im Juni nochmals eine Halsinfektion aufgetreten, diesmal mit hohem Fieber wie noch nie. Trotz Antibiotikagabe vom Hausarzt war er gezwungen, eine Woche im Krankenstand daheim zu verbringen.

Seither verläuft alles bestens: Der ganze Sommer ohne Pollinose, der Herbst ohne Infekte.

Verordnung. Arsenicum 200 wird nach 3 Monaten wiederholt.

Februar 2006. Seine Frau – in ihrem Auftreten kräftig, burschikos, tüchtig – berichtet: „Es war ein sehr guter Winter für meinen Mann. So gesund war er noch nie. Er arbeitet viel, macht viele Geschäftsreisen. Er macht alles mit mehr Ruhe und hält es besser aus."

Frage: Spricht Ihr Mann über seine Kindheit? – **Antwort:** *„Nein, darüber sprechen wir nie."*

Schlussbetrachtung

Ein rationaler, leistungsbetonter, gehetzter Mensch mit großer Vitalität und Schaffenskraft ist an seine Grenzen gekommen. Er spürt dies anhand seiner Beschwerden: den Infekten, der Pollinose, der Müdigkeit und der Unruhe seiner Beine. Jetzt erst ist er bereit, auf seine Frau zu hören und Hilfe zu suchen.

Diese Symptomenkonstellation genügt, um die passende homöopathische Arznei Arsenicum album zu verschreiben. Sie hat guten Erfolg bewirkt.

Aus dieser Krankengeschichte lässt sich auf 3 Ebenen im Rückblick etwas lernen:
- auf der somatisch-regulativen,
- der psychischen und
- der psychoneuroimmunologischen.

Auf somatisch-regulativer Ebene. Es erfolgt eine Erstreaktion, und zwar im Rachen, wo die Tonsillektomie 2005 vollzogen worden war. Bei der zweiten Arzneigabe gesellt sich hohes Fieber dazu, was regulativ gesehen auf eine Aktivierung blockierter Regenerationskräfte schließen lässt. Die darauffolgende dauerhafte Besserung des Rachens und der Infektanfälligkeit beweist dies. Interessanterweise hat auch die Pollinose in dieser ganzen Saison ausgesetzt.

Damit ist die Annahme für den Narbenfokus nach Tonsillektomie bestätigt. Arsenicum konnte die Regeneration desselben bewirken.

Auf der psychischen Ebene. Warum ist dieser Mann so gehetzt? Warum arbeitet er, obwohl so effizient und geordnet, bis zur völligen Übermüdung und Erschöpfung? Warum nimmt er diese Tatsache selbst nicht wahr?

Wir erfahren von der Adoption in seiner Kindheit. Gemäß seiner Erzählung lebt er damit in Frieden. Die Nähe seiner leiblichen Geschwister hat ihm für seine Identitätsentwicklung sicherlich geholfen.

Adoption bedeutet immer einen Bruch von primären Beziehungen. Sie kann umso besser gelingen, je mehr sie in eine vertrauensbildende, neue Bindung eingebettet wird und je sorgfältiger mit der Geschichte aller Schritte dorthin umgegangen wird. Heute gibt es dazu vielfältige Beratung für die neuen Eltern, die damals bestimmt noch nicht zur Verfügung stand.

Beim vorliegenden Patienten imponiert das große Schweigen: vonseiten dieses Mannes über seine eigenen Gefühle – eine große Anspannung und Angst in der Kindheit erwähnt er nur andeutungsweise –, vonseiten der Adoptiveltern über seine Herkunft.

Die mangelnde Selbstwahrnehmung und der Leistungszwang des erwachsenen Mannes lassen auf seelische Verletzungen in der Kindheit schließen.

Die psychoneuroimmunologische Achse. Wie verhält es sich mit den aktuellen, vornehmlich somatischen Beschwerden dieses Mannes gegenüber der Biografie mit dem seelischen Bruch in der Kindheit?

Ist es möglich, einen Zusammenhang und Vermittler zwischen diesen beiden Aspekten wiederzufinden auf der Ebene der Regulation und des Immunsystems? Kann ein unterdrückter Konflikt bzw. können unterdrückte, unverarbeitete Gefühle aus der Kindheit zu einem solchen Beschwerdebild des Erwachsenen führen?

Der streng medizinische, klinische Blick stellt diese Frage nicht, geschweige denn sucht er eine Antwort dazu. Der unbefangene Blickhorizont der Phänomenologie am kranken Menschen gemäß der homöopathischen Methode kann und darf weit ausholen und ermöglicht eine neue Sichtweise der Zusammenhänge im Krankheitsgeschehen. Der neue Forschungszweig der Psychoneuroimmunologie bestätigt dies (Gottschlich 2003, ▶ Kap. 10).

Arsenicum hat den Patienten in seiner Gesamtheit erreicht und ihm mit seinen Beschwerden rasch und eindeutig geholfen. Diese Arznei deckt alle Ebenen der Anamnese – die somatisch-regulative sowie die seelisch-biografische – ab.

Als nächster Schritt wäre für diesen Patienten sicherlich eine sorgfältige Gesprächstherapie wünschenswert, um mit seinen Erlebnissen aus der Kindheit Frieden zu finden. Die Homöopathie schafft ohne Zweifel gute Voraussetzungen dafür.

Psychiatrische Einschätzung
Rosemarie Mayr

Hinsichtlich der Traumatrias findet sich eine gewisse Hyperarousal (Unruhe, Restless Legs) sowie auch Vermeidungsverhalten („kein Gefühlsmensch"); wir erfahren jedoch nichts über ein Wiedererleben traumatischer Inhalte. Die Datenlage reicht für eine Traumadiagnose im engeren Sinn nicht aus.
Die Phasen von Erschöpfung und Müdigkeit, Antriebslosigkeit und Gereiztheit lassen an eine rezidivierende depressive Störung (F 33 nach ICD-10) denken, vor allem wenn Interesselosigkeit und Freudlosigkeit zu erfragen wären.

20.3.2 Arsenicum album und die Ätiologie

Bei Arsenicum sind die Unruhe, die Angst und die Hyperaktivität sowie der Leistungsdrang und die Genauigkeit, wie sie sich bei diesem Patienten findet, genau beschrieben. Dieses Verhalten imponiert im Blick auf die Geschichte des Patienten als Kompensation einer Verletzung auf einer tieferen Ebene, der Seele.

Welche Ätiologie lässt sich in dieser Krankengeschichte erkennen?
- Verlust der Eltern,
- unterdrückte Gefühle,
- unterdrückter Kummer,
- stille Trauer über lange zurückliegende Ereignisse,
- Verlassen- und Alleingelassensein,
- Schweigen.

Ätiologie von Arsenicum im Repertorium. Arsenicum album ist ein großes Polychrest. Untersuchen wir die entsprechende Ätiologie im Repertorium:
- Folge vom „Tod von geliebten Personen, von den Eltern" – als Entsprechung zur Adoption im Erleben des Kindes.
- Folge von „Uneinigkeit, Zwietracht zwischen den eigenen Eltern" – was für die Tatsache eingesetzt werden kann, dass die Adoptiveltern keine Kontinuität zur Vorgeschichte des Kindes herstellten. Es drückt sich darin eine unausgesprochene Form der Missachtung für die leiblichen Eltern aus, wenn möglicherweise auch nur aus Unbeholfenheit.
- Kummer.
- Unglücklichsein.

Vielleicht wird es auch einmal eine präzisere Rubrik für eine solche Art von Psychotrauma geben: „Folge von Trennung in der Kindheit." „Folge von Schweigen über die Vergangenheit." (▶ Kap. 20.1)

Im Verhalten des Patienten spielt die **Unterdrückung von Gefühlen** eine große Rolle. Im Repertorium lauten die Rubriken wie folgt:
- Gefühle, Emotionen, Gemütsbewegungen – unterdrückte,
- Beschwerden durch – Zorn - unterdrückten Zorn; durch,
- Kummer, Trauer – still,
- Beschwerden durch – Kummer – stiller Kummer,
- Wahnideen – verlassen, aufgegeben worden; er sei.

In diesen Rubriken führt Carcinosinum vor Natrium muriaticum. Arsenicum album fehlt hier völlig (außer in: „Stille Trauer", siehe Repertorisation) und könnte nachgetragen werden. Die Unterdrückung von Gefühlen aus der Kindheit kann als Erklärung für den Leistungszwang des „perfekten" Verdrängers im Erwachsenenalter gelten (▶ Kap. 19.3).

20.4
Mezereum, der Seidelbast

„Ich rede so viel lieber über meine körperlichen Beschwerden als über meine Geschichte."

20.4.1 Kasuistik

Frau von 56 Jahren, leitende Krankenschwester, verheiratet, 3 Kinder.

Diagnosen:
- kraniomandibuläre Dysfunktion rechts,
- Gesichtsneuralgie rechts,
- Migraine accompagnée rechts,
- Tinnitus,
- nummuläres Ekzem linker Unterschenkel,
- rezidivierender Herpes labialis und genitalis,
- larvierte Depression,
- akute Schlafstörung.

Traumathemen:
- Abtreibungsversuche der Mutter,
- Kränkung und Geringschätzung durch die Mutter,
- Vernachlässigung,
- Überforderung und zu große Verantwortung als Kind,
- Gewalt.

Beobachtungszeitraum: 14 Monate.

28. Oktober 2010. Ich kenne die Patientin seit vielen Jahren. Nach einer dreijährigen Pause sucht sie mich auf. Sie berichtet: *„Mein Leben, meine Arbeit gefallen mir, doch geht die Belastung oft über meine Grenzen, besonders in der Schule. Zu Hause brauche ich viel Ruhe. Dann will ich niemanden sehen."*

„Der Zahnarzt hat eine kraniomandibuläre Dysfunktion rechts festgestellt. Ich habe seit 1½ Jahren Schmerzen im rechten Kiefergelenk: Oft fühlt es sich an wie nach einem Schlag auf das Ohr. Die Schmerzattacken sind scharf, schießend, stechend, mit Kiefersperre und Ausstrahlung in die gesamte rechte Gesichtshälfte und das Ohr. Kauen und Beißen werden oft unmöglich. Dieser Schmerz nimmt ständig zu.

Genau genommen hat er ein halbes Jahr nach einer radikalen Gebisssanierung mit Überkronungen, In- und Onlets begonnen. Ich hatte danach ständig ein Unbehagen mit der Stellung meines Kiefers, doch der Zahnarzt findet nichts."

Akupunktur, Chiropraxis und anderweitige Physiotherapie haben bisher keinen Fortschritt gebracht. Sie arbeiteten an den Verspannungen am Nacken.

Seit Langem besteht eine rechtsseitige Migräne, mit Taubheitsgefühl im Gesicht und im linken Arm (sic!), als Aura mit Sehstörungen und Übelkeit im Vorfeld. In schlimmen Zeiten war diese zweimal wöchentlich aufgetreten.

Zudem besteht ein Tinnitus mit lautem Pfeifen. Die Patientin fährt fort: *„Kommt das alles von meiner inneren Anspannung? Ich fühle mich innerlich nervös und gereizt. Kleinigkeiten des Alltags bringen mich aus der Fassung. Ich suche Ruhe, kann meine Gedanken aber nicht abschalten. Dann plagen mich die realen aktuellen Sorgen, aber auch Ängste um mögliche Krankheit und um das Wohl meiner Familie. Mein Mann hat gerade einen Herzschrittmacher implantiert bekommen und ein schlimmes Rezidiv des Aortenaneurysma ist festgestellt worden. Es ist diesmal inoperabel."* – Da zeigt sich große Trauer in der Mimik der Patientin, sie wendet den Blick ab.

„Auch muss ich noch häufig an den Tod meines Bruders denken. Er ist 1999 einem Schilddrüsenkarzinom erlegen. Vor 2 Jahren ist mein Vater an einem Dünndarmlymphom sehr rasch verstorben. Das war ein friedlicher Tod."

Leibfunktionen. Guter Schlaf, wenig Träume, nachts warmer Schweiß, der wenig stört.

Frühere Krankheiten. Sie berichtet:
- Als Kleinkind massiver Schorf an der Kopfhaut sowie Fluor vaginalis. Beides dauerte einige Monate, wurde aber nicht behandelt.
- Häufig ausgedehnter Herpes labialis, später dazu noch Herpes genitalis.
- Von Kind an bis zum 30. Lebensjahr: hohes Fieber mit Bronchitis, wochenlang jeden Winter.
- Seit vielen Jahren beständiger Ekzemfleck am linken Unterschenkel, teils heftig juckend.
- 1987 Hallux-valgus-Operation.
- 1996 Hysterektomie wegen multipler Myome mit Menorrhagie.
- 2006 Ruptur der Seitenbänder des rechten Knöchels.
- Seit Kurzem labile Hypertonie.

Familienanamnese. Die Mutter, 80 Jahre alt, ist gesund. Vater verstorben an Dünndarmlymphom, Bruder an metastasierendem Schilddrüsenkarzinom mit 45 Jahren.

3 Frauen aus der Familie väterlichseits waren je an Pankreaskarzinom, an Mammakarzinom und an Oberbauchkarzinom verstorben.

Aussehen, Verhalten und Kontakt. Die Patientin wirkt sehr milde, feminin, gepflegt, still und benimmt sich unaufdringlich, vornehm, kontrolliert. Sie hat eine melodische, leise Stimme, spricht nur das Notwendigste und ist in allem abwartend. Ihr Blick ist ruhig und warm. Oft gibt es ein sympathisches Lächeln in ihren Zügen, in raschem und häufigem Wechsel mit Trauer.

Auswertung. Die heftigen Schmerzen ziehen sich schon lange hin. Dabei bewahrt die Patienten ihren ruhigen Auftritt. Die Schmerzen in der rechten Gesichtshälfte überlagern sich im selben „Störfeld" mit: der schmerzhaften Kieferdysfunktion und der Migräne.

Arzneifindung. Homöopathisch gedacht, bleibt man bei den Phänomenen.

Es bedarf einer tief greifenden Arznei: Die Beschwerden sind von langer, hartnäckiger Dauer. Die Familienanamnese berichtet von vielfältigen Belastungen, darunter gehäuft Karzinome, was eine Arznei mit destruktiven Anteilen fordert.

Alles zusammen spricht für die Arznei Mezereum: „*Neuralgien um Zähne und Gesicht, einseitige Symptome, gichtig-rheumatisch-syphilitische Dyskrasie*" (Vermeulen 2000).

Letztere ist ein Hinweis auf tief greifende, langwierige Prozesse im Sinne der Miasmenlehre.

Dieser Ansatz kann in der Repertorisation überprüft werden (▶ Tab. 20.5). Das Ergebnis zeigt ▶ Tab. 20.6.

Verordnung. Mezereum D 30, 3 × 5 Globuli jeden Montag.

Am 12. November, 2 Wochen später, Anruf. „Eine ganze Woche lang war alles ganz schlimm."

Deshalb schlägt die Ärztin ein baldiges Kontrollgespräch vor.

Kontrolle am 15. November 2010. Auf die erste Gabe von Mezereum D 30 war sofort eine Übelkeit

▶ **Tab. 20.5** Repertorisation der aktuellen Beschwerden.

	Repertoriumsrubriken	Anzahl der Arzneien
1	Gesicht – Schmerz – neuralgisch	120
2	Gesicht – Schmerz – Nerven – Trigeminusneuralgie	55
3	Gesicht – Schmerz – Kauen – agg.	41
4	Kopf – Schmerz – Seiten – rechts	211
5	Kopf – Schmerz – begleitet von – Übelkeit	210
6	Allgemeines – Gefühllosigkeit, Taubheit – Schmerz – bei	20
7	Allgemeines – Schmerz – Schlag; Schmerz wie von einem	84
8	Gemüt – Reizbarkeit, Gereiztheit – Kleinigkeiten, durch	131
9	Gemüt – Ruhe – Verlangen nach	41

▶ **Tab. 20.6** Ergebnis der Repertorisation.

	mez.	bell.	plat.	acon.	cham.	puls.	bry.	nux-v.	nat-m.	cocc.
	9/12	8/14	8/13	8/12	8/12	8/12	7/12	7/12	7/11	7/10
1	2	2	3	2	2	3	2	3	1	1
2	1	1	1	2	2	1	–	1	–	–
3	1	2	1	1	2	1	2	–	2	1
4	2	3	1	1	1	2	2	1	2	1
5	1	2	1	1	1	2	2	2	2	3
6	1	–	1	2	1	1	–	–	1	1
7	2	1	3	2	1	1	1	1	1	1
8	1	2	2	1	2	1	1	3	2	2
9	1	1	–	–	–	–	2	1	–	–

aufgetreten, sehr heftig und *„so lange wie noch nie"*, nämlich 1 Woche lang ununterbrochen. Sie erwachte sogar nachts damit – oder davon? –, wie seekrank. Teils war auch der Kopfschmerz da.

Auf die zweite Gabe nach 1 Woche löste sich diese Übelkeit völlig, der neuralgische Schmerz der rechten Gesichtshälfte tauchte nur kurz auf.

In der rechten Ohrregion noch die Restempfindung: ein tief sitzender, dumpfer Schmerz, wie nach einem Schlag.

Ein neues Phänomen: ein aufdringlicher Schweiß mit üblem Geruch, sodass sich die Patientin zweimal vormittags waschen muss.

Die Patientin stellt fest: *„Körperlich scheinen alle alten Leiden wie aktiviert"*, besonders am Rücken und an den Gliedern. Da schmerzen alte Schwachstellen wie der Nacken, die Lendenwirbelsäule, der Knöchel rechts, der Ellbogen links. Dort hatte früher eine hartnäckige Bursitis üble Schmerzen bereitet.

Der Allgemeinzustand ist ziemlich gut, seelisch geht es der Patientin vermeintlich besser.

Sie fühlt sich derzeit müde, gleichzeitig aber wie aufgeputscht. Nachts wacht sie zeitweise auf und liest.

„Mezereum stimmt für mich, ich habe nachgelesen: Es ist eine wichtige Hautarznei. Ja, ich hatte mit 4 Jahren einen schrecklichen nässenden Schorf am Kopf, der furchtbar juckte. Ich sehe mich gequält und verzweifelt nachts sitzend im Bett. Auch der Herpes labialis war ausgedehnt, reichte bis ans Kinn."

Auswertung. In Bezug auf das gesamte Beschwerdebild kommt viel in Bewegung. Die aktuelle Symptomatik bessert sich, alte Leiden des Bewegungsapparats flackern auf, eine Ausscheidung, nämlich der Schweiß, kommt in Gang. Die Arznei hat die Regulationskräfte erreicht.

Da „innen", auf der Ebene des Befindens, die Müdigkeit und Unruhe noch bestehen, wechsle ich die Potenz.

Der erklärende Kommentar der Patientin zu Mezereum, nämlich das vierjährige Kind mit dem quälenden Schorf und dem Herpes labialis, klingt ahnungsvoll. Es sind Fingerzeige bezüglich möglicher tieferer Zusammenhänge einerseits biografischer Natur im Sinne eines Anfangs des Leidens. Andererseits sind alle aufgezählten Hautleiden im Arzneimittelbild Mezereum enthalten, einschließlich des an anderer Stelle genannten Herpes zoster.

Im Zusammenhang mit dem schweren Milchschorf als Kind lässt sich eine Unterdrückung sowie deren Folgen vermuten, möglicherweise den Gesichtsschmerz mit eingeschlossen.

Die geschilderte Empfindung des Restschmerzes *„wie mit einem Schlag"* erweist sich als Symptom von Mezereum.

Verordnung. Mezereum C 200.

23. November 2010. Der Nervenschmerz im Gesicht ist fast verschwunden. Der Kopfschmerz ist gut.

Eine kurze Phase lang war ein neuralgischer Schmerz links subskapulär – *„wie bei Herpes zoster"* – aufgetreten, mit deutlicher Empfindlichkeit auf Berührung. **Frage:** Kennen Sie so einen Schmerz? – **Antwort:** *„Ja, 1990 hatte mich ein massiver Herpes zoster am rechten Oberschenkel mit heftiger, hartnäckiger Neuralgie befallen."*

Die Gelenke sind wieder gut. Der Schweiß und die nervöse Unruhe sind verschwunden. Sogar die Blutdruckwerte haben sich auf normal eingependelt, sie waren davor immer etwas zu hoch gewesen. Morgens steht sie viel leichter auf, sie ist weniger müde.

Bereitwillig antwortet die Patientin auf alle Fragen nach ihrem körperlichen Befinden. Gibt es sonst nichts zu berichten? Ich frage sie schließlich direkt: Was tut sich auf der seelischen Ebene? Da ist sie ganz präsent und klar: *„Ich rede so viel lieber über meine körperlichen Beschwerden als über meine Geschichte."* Dann platzt sie los und spricht über Familie und Kindheit: *„Mit meinem Mann ist es so schwierig. Er ist schwer krank, muss sich mit dem möglichen baldigen Tod auseinandersetzen, kann darüber aber mit niemandem reden. Er bleibt verschlossen und ist gereizt."*

Frage: Und was ist mit dem 4-jährigen Mädchen? Ist da sonst noch etwas? – **Antwort:** *„Unsere Kindheit war sehr schwierig."* Da wendet sich der Blick ab. Die Patientin wirkt nach innen gekehrt, der Ausdruck zeigt Trauer und Schrecken.

„Mit meiner Mutter war ich nie nahe. Ich bin die Älteste von ihren 4 Kindern, sie war zu der Zeit der Schwangerschaft mit mir noch ledig. Sie wollte mich abtreiben und hat dafür alles versucht. Ich blieb am Leben."

Mutter ging nach der Geburt arbeiten, ich wurde von den Großeltern betreut. 1 Jahr später hat Mutter meinen Vater geheiratet. Er hatte da die Ausbildung abgeschlossen und konnte für eine Familie sorgen. Ab dem zweiten Kind blieb Mutter dann zu Hause. Dieses war ein Sohn, der besonderer Pflege bedurfte, da er eine schwere Sehbehinderung hatte. Er war Mutters Lieblingskind, er kam immer zuerst. Ich sah das schon als Kind ein, war keineswegs auf ihn eifersüchtig, da er ja so arm war. Ich stellte mich immer an seine Seite. Er war und blieb mir die nächste Person in der Familie. Ich versuchte auch, ihn vor unserem Vater zu beschützen. Dieser zeigte offen seine Ablehnung und Verachtung gegenüber diesem seinem ersten Sohn wegen dessen Behinderung.

Die weiteren 2 Söhne wurden von Mutter ebenso bevorzugt.

Ich hatte die Großeltern. Und ich erinnere mich an meine große Sehnsucht nach dem Vater. Er war beruflich meist die ganze Woche außer Haus. Ich fühle heute noch die Trauer, die ich jedes Mal beim Abschied von ihm sonntags abends empfand. Ich war eine Vatertochter. Das ist umso auffallender, als ich von ihm besonders als Kleinkind viele Schläge bekam. Diese trafen besonders mich, da ich ein aufmüpfiges und trotziges Kind war. Vater ist mir als jähzornig, aufbrausend, unberechenbar in Erinnerung.

Heute sehe ich, dass sowohl mein Vater als auch ich erfolglos um die Gunst der Mutter warben. Sie hatte nur ihre 3 Söhne in ihrem Herzen. Ich wetteiferte mit ihr um die Gunst des Vaters, war eifersüchtig auf sie und spielte den Kaspar, um zu stören und seine Aufmerksamkeit an mich zu binden. Ein wiederholter Traum aus meiner Kindheit unterstreicht meine unnatürliche Rolle und Verantwortung: Vater balanciert auf dem Dach des Familienhauses, steht am Rande und will hinunterspringen. Ich rufe ihm zu: ‚Vater, keine Sorge, ich fange Dich auf!'

Andererseits sehe ich mich heute in meiner Enkelin wieder. Auch ich war so ein stilles, kluges, vernünftiges, frühreifes Kind. Das ist unnatürlich und unheimlich.

Meine Mutter war mir nie nahe, nein, sie war mir immer fremd. ‚Fremder als eine Fremde.' Meine Mutter kennt mich gar nicht. Sie hatte weder Interesse an mir, noch an meinen Schulleistungen noch an meinem Musizieren im Orchester. Ihre Worte zu meinem Berufswunsch höre ich noch heute: ‚Du kannst doch nicht Krankenschwester werden!' Wenn da jemand Verständnis für mich hatte, so war das Vater. So hing ich an ihm, obwohl er impulsiv war, unberechenbar für uns Kinder, und uns auch schlug. War meine Mutter depressiv? Ich sehe sie auf der Couch liegen, sie suchte immer nur Ruhe, und wir hatten zu spielen in ihrer Nähe. Sie hat nie etwas mit uns unternommen."

„Seit dem Tod meines Vaters vor 2 Jahren habe ich meine Mutter nie mehr gesehen." – **Frage:** Was war denn da? – **Antwort:** „Sie hat trotz aller Versprechungen vonseiten der wohlhabenden mütterlichen Großeltern, die mir besonders nahe standen, insgeheim bewirkt, dass ich keinerlei Anteil am Erbe bekam. Nur meine Brüder wurden bedacht. Im Auftrag meiner Mutter legte mir der Notar nahe, sogar auf den Pflichtteil der Restbestände des Erbes zu verzichten. Ich lehnte dies ab, daraufhin wurde alles sachgemäß abgewickelt. Das war für mich das Ende im Bemühen um meine Mutter."

Die Patientin erzählt fließend, geordnet, ohne viele Emotionen zu zeigen. Ihre Worte sprechen das Ungeheuerliche ihrer frühen Entbehrungen präzise aus. Die Erzählung wirkt so, als ob sie reif sei, erzählt zu werden.

Frage: Wie fühlen Sie sich jetzt? – **Antwort:** „Ich bin noch immer sehr traurig darüber."

Auswertung. Alle Ebenen der Regulation kommen in Bewegung: „außen", nämlich die körperlichen Beschwerden, und „innen", die seelischen Nöte in der Lebensgeschichte. Die aktuellen Beschwerden und Symptome wie Neuralgie und Migräne weichen, ältere somatische Beschwerden erscheinen kurzzeitig. Das Hautproblem des Kleinkinds flackert nicht auf. Es wird jedoch zum Anstoß für den konsequenten biografischen Blick zurück. Schrittweise werden die tieferen Schichten des Leidens zugänglich, sie zeigen sich. Das sind die Heilreaktionen in Sinne der Hering'schen Regel: dieses Mal vor allem auf seelischer, biografischer Ebene (▶ Kap. 12.2).

Wenn sich die Seelenschichten so deutlich eröffnen, dann ist die Patientin von der regulierenden Arznei erfasst und auch von ihr getragen. Wir haben ärztlich die Aufgabe, diesen Weg zu begleiten, die Patientin anzuregen, ihre Gefühle und Bilder in Worte zu fassen und mitzuteilen. Ebenso wichtig ist der Hinweis, davon auch wieder

Abstand zu nehmen, alles wieder bewusst abzuschließen. Dann entstehen Freiräume gegenüber den Erlebnissen aus der Kindheit, die eine neue Haltung dazu ermöglichen. Dann verwandelt sich Erlebtes und Erinnertes in reiches, verarbeitetes Erfahrungsgut.

> ✳︎ **Merke:** Wenn die Patientin so deutlich mit ihrer Seelenwelt in Berührung kommt, dann heißt das für das homöopathische Arzneimanagement: Keinen neuen Reiz setzen, solange die Bewegung anhält. Achtsam begleiten, beobachten und den Moment erfassen, wann ein Stillstand oder gar ein Rückschritt bezüglich des gesamten Befindens zu vermerken wäre.

Verordnung. Keine neue Gabe.

Ratschlag: Seien Sie gut zu sich selbst, insbesondere zum „inneren Kind in Ihnen". Gönnen Sie sich ab und zu Zeit, um mit dem „inneren Kind" Kontakt aufzunehmen. Vielleicht möchten Sie einem Ding aus der frühen Kindheit als Symbol in der Wohnung Platz einräumen?

Kontrolle am 3. Januar 2011, 2 Monate nach Mezereum 200. „Es läuft sehr gut. Ich habe buchstäblich weder Migräne noch die lästige Aura mehr. Der Kieferschmerz ist viel, viel besser, zu 90 %, kann ich sagen. Ich bin lange Phasen völlig beschwerdefrei, dann jedoch gibt es vor allem wieder dieses Gefühl ‚wie ein Schlag auf das rechte Ohr'.

Ich bin auch insgesamt ruhiger und zuversichtlicher geworden, meine Energie ist gehoben. Da denke ich oft an die Arznei, die mir spürbar guttut.

Mit meiner Mutter meide ich den Kontakt weiterhin. Das muss jetzt so sein. Die Verletzung war zu tief."

Nebenbei erwähnt die Patientin ihre Haut: ein kurzer, schwacher Schub eines Herpes labialis vor 14 Tagen. Das nummuläre Ekzem am linken Unterschenkel, das erst im Erwachsenenalter aufgetreten war und bisher jedem Behandlungsversuch getrotzt hatte, hat im Laufe von 2 Monaten zuerst merklich mehr gejuckt und ist daraufhin gänzlich abgeheilt, nur noch kenntlich durch die Depigmentation an dieser Stelle.

Frage: Bei der letzten Kontrolle kam vieles von Ihrer Kindheit zur Sprache. Meinen Sie, dass ein Zusammenhang zwischen Ihren aktuellen hartnäckigen Beschwerden und den Belastungen aus Ihrer Kindheit bestehen könnte? – **Antwort:** „Das ist mir nicht zugänglich. Das letzte Gespräch hat jedenfalls gut getan. Auch den Anstoß, Kontakt mit dem Mädchen, das ich einmal war, aufzunehmen, habe ich gerne aufgegriffen. Ich begegnete zum Beispiel meiner damaligen Tendenz zum Rückzug, meiner Angst vor Versagen und vor Tadel. Solche Klärung tut wohl. Das trägt mich auch im Kontakt mit meiner kleinen Enkelin, in der ich mich so sehr wiedererkenne."

Bald wird sie einen schon lange geplanten Kuraufenthalt für ihre verspannte Wirbelsäule antreten.

Verordnung. Da sich die Hauptzüge der Beschwerden an Leib und Seele mindern, gibt es derzeit keinen Anlass für eine neue Arzneigabe. Für einen möglichen Rückfall der lokalen Beschwerden während der Kur wird „Mezereum C 12 bei Bedarf" rezeptiert.

Nachfrage am 29. April 2011, 4 Monate später. „Es passt alles gut bei mir. Die Beschwerden sind alle fast gänzlich verschwunden. Die Gesichtsschmerzen treten nur noch ganz selten und ganz leicht auf. Ebenso sind die Migräne und der Tinnitus fast vergessen. Die Haut ist völlig gut. Ich habe keinerlei zusätzliche Therapie seit der homöopathischen Behandlung beansprucht. Der Kuraufenthalt für die Wirbelsäule war erholsam.

Mezereum C 12 nehme ich ab und zu.

Dieser stabile Gesundheitszustand ist umso bemerkenswerter, als mein Mann sich inzwischen einer langen, lebensgefährlichen Operation unterziehen musste. Er hat sie gut verkraftet. Ich konnte ihn in guter Ausgeglichenheit begleiten, ohne die sonst bekannte Erschöpfung wegen der Sorgen."

Akutordination am 21. Dezember 2011, nach 8 Monaten Pause. „Ich schlafe seit 2 Monaten nicht mehr, ich bin am Ende. Vor 1 Jahr, als Sie mich mit Mezereum begleitet haben, war Schlafen kein Thema, ich schlief immer gut." Die Patientin wacht jede Nacht gegen 1 Uhr auf, dann dreht sich eine unentrinnbare Gedankenspirale, „wie irre". Einschlafen ist nicht mehr möglich. Die Patientin ist erschöpft und zittrig geworden. Besondere Belastungen ortet die Patientin in ihrem Leben derzeit keine. Allerdings neigt sie auch tagsüber zum Grübeln, macht sich über alles Sorgen. Träume gibt es derzeit kaum, im Gegensatz zu früher.

Die Migräne und die Gesichtsneuralgien waren fast vergessen. Erst seit 2 Monaten gibt es wieder Anflüge davon. Seit gestern meldet sich ein Infekt mit Halsweh und Fieber.

Auswertung und Verordnung. Benötigt die Patientin wieder Mezereum, ihre bewährte Konstitutionsarznei? Für Schlafstörungen ist es mir keineswegs bekannt. Im Repertorium bestätigt sich Mezereum unter den Rubriken, die in ▶ Tab. 20.7 aufgeführt sind.

Verordnung: Mezereum 200.

Anruf am 3. Januar 2012. Die Patientin hat sofort schlafen können. *„Es ist wieder ganz anders, der Gedankenzwang ist weg. Ich fühle mich befreit von Erschöpfung und Verzweiflung."* Die Verkühlung war noch dramatisch verlaufen: massive Sekretion aus der Nase, heftiger Halsschmerz, Konjunktivitis mit klebrigem Sekret, jedoch keine Anzeichen von Neuralgie oder Sinusitis. Alles ist am Abklingen.

Auswertung und Verordnung. Ein Heilprozess von „innen", der Schlafstörung, nach „außen", im akuten Infekt die Sekretion unterstützend, scheint stattzufinden.

Mezereum D 12, 3 × täglich, zur Entlastung bei Restsymptomen nach akutem Infekt.

Schlussbetrachtung

Die Arzneiwahl wurde anhand der eindrücklichen Lokalbeschwerden getroffen, auch wenn diese keiner akuten Erkrankung angehören, sondern eine große Chronizität aufwiesen. Eine solche gilt immer als Hinweis dafür, dass der Krankheitsprozess ein tief sitzender, ausgedehnter ist. Der miasmatische Aspekt wurde deshalb ebenso einbezogen. Damit gelang der Anstoß zur Heilregulation, die sich im Rückblick als ganzheitlich und zielführend herausstellte.

Auf die Gabe von Mezereum C 30, einer mäßig hohen Potenz, ereignen sich massive Erstreaktionen, die obigen Verdacht auf Beteiligung tieferer Regulationsschichten am Krankheits- sowie Heilprozess bestätigen. Alte Beschwerden aus der Krankheitsvorgeschichte tauchen wieder auf. Sogar das vergessene Hautleiden aus der Kindheit fordert nochmals sein Recht auf Beachtung.

▶ **Tab. 20.7** Repertorisation.

Repertorisationsrubriken
Schlaf – Erwachen – nachts – Mitternacht – nach
Schlaf – Erwachen – häufig – nachts – Mitternacht – nach
Schlaf – Schlaflosigkeit – nachts – Mitternacht – nach
Gemüt – Gedanken – quälend
Gemüt – Brütet, grübelt

Infolge dieser Reaktionen ist es naheliegend, die Patientin nach sonstigen biografischen Momenten zu befragen. Erst auf gezielte Aufforderung hin holt die Patientin widerstrebend aus, sie kommt in Kontakt mit ihren Gefühlen der Trauer und entwickelt daran Erinnerungen an ihre Kindheitsgeschichte. Sie berichtet von großen Belastungen in ihren frühen Jahren.

Aus der konsequent ganzheitlichen Sichtweise der Homöopathie gilt die Anamnese eines chronisch kranken Menschen erst als vollständig, wenn sowohl seine Krankheits- als auch seine Persönlichkeitsdynamik erfasst sind. Daraus erwächst die Frage: Gibt es einen Zusammenhang zwischen den Erlebnissen des Kindes von damals und den Beschwerden und Heilreaktionen bei der Frau von heute? Aus der Beobachtung, rein phänomenologisch gesehen, ist eines bemerkenswert: Die Gefühle und das Erzählen entwickelten sich aus dem Blick auf das Kind im Alter von 4 Jahren, zu der Zeit, als die Hautsymptome so heftig begonnen hatten.

Die Arznei Mezereum hat diesen gesamten Prozess umfasst und den individuellen Anstoß zur Heilung gegeben. 8 Monate später hat sie sich nochmals bei der neu aufgetretenen Beschwerde der nervösen Schlafstörung bewährt.

Psychiatrische Einschätzung
Rosemarie Mayr

Die Patientin wird bereits in der ersten Anamnese als ruhig und warm beschrieben, später als präsent und klar. Auch reflektiert sie selbst einen Zusammenhang zwischen ihrer Vorgeschichte und ihrer körperlichen Symptomatik. Das weist auf gute Ressourcen und Resilienz hin. Intermittierend treten Angespanntheit und Gereiztheit auf (Hyperarousal). Sie redet nicht gerne über ihre Geschichte (Vermeidung), bezüglich Wiedererleben erfahren wir nichts. Die Traumatrias ist somit nicht erfüllt.

Sie ist traurig, gereizt bei Belastung, erschöpft, grübelt, schläft (aber laut eigener Aussage erstaunlicherweise) gut, auch von Antriebsstörungen oder mangelnder Affizierbarkeit hören wir nichts, sodass die Kriterien für die Diagnose einer Depression (F 32 nach ICD-10) nicht ausreichen – zumindest müsste man hier genauer nachfragen.

Als psychiatrische Diagnose wäre bei der gegebenen Datenlage am ehesten psychologische Faktoren oder Verhaltensfaktoren bei andernorts klassifizierten Erkrankungen (F 54) zu kodieren.

20.4.2 Mezereum und die Ätiologie

Daphne mezereum, der Seidelbast, gehört zur Pflanzengruppe der Thymelaceae und hat keinen namhaften Verwandten in der Arzneimittellehre. Es ist eine heimische Wildpflanze mit hoch giftigen, roten Beeren. Die frische Rinde wirkt auf der Haut stark reizend, kantharidenähnlich.

Mezereum gilt in der Homöopathie als „kleines Mittel". Es ist vor allem in Bezug auf seine Wirkung auf Haut, Nerven und Knochen, besonders um Zähne und Gesicht, bekannt. Mezereum wird der Psora zugeordnet im Sinne von Unterdrückungsfolgen, ebenso der Sykose und Syphilis. Das Arzneimittelbild ist in den Arzneimittellehren gut beschrieben, auch mit einem eigenen Profil an Gemütssymptomen.

Die Arznei wurde für die Patientin aufgrund der anfänglichen Organbeschwerden gefunden. Der Blick in das Repertorium und in die Arzneimittellehren verweist darauf, wie deutlich Mezereum auch dem Gemütsbereich dieser Patientin annähernd entspricht.

Aus dem Repertorium. Mezereum ist für Menschen, bei denen „Gemütssymptome von körperlichen Symptomen begleitet sind". Es steht für *„Traurigkeit bei einer Krankengeschichte von hartnäckigen Hautausschlägen"* oder *„Traurigkeit, wenn Hautausschläge unterdrückt wurden"*. Letzteres kann auch Angst oder eine Geisteskrankheit bewirken. Es gibt eine *„Ruhelosigkeit bei Schmerzen in den Zähnen"*, eine *„Reizbarkeit bei Kopfschmerzen"*.

Diese Rubriken zeigen den engen Zusammenhang von Emotionen mit Organbeschwerden. Das bestätigt auch die Beobachtung an der Patientin, dass sie ihr Leiden bevorzugt anhand der somatischen Beschwerden zum Ausdruck bringt. Das heißt, sie neigt zur Somatisierung ihrer Seelenkonflikte. Ihr Motto lautete ja: „Ich rede so viel lieber über meine körperlichen Beschwerden als über meine Geschichte."

Für die Patientin passen weitere Gemütssymptome (Vermeulen 2000, Kent 2009): erschöpft, gepaart mit Erregung, besonders abends und nachts. Reizbarkeit durch Kleinigkeiten. Verlangen nach Ruhe, brütet und grübelt. Furcht, dass etwas Schlimmes geschehen werde. Schweigsam. Reserviert. Verlangt nach nichts. Verzweifelt.

Vermeulen führt unter „Begleitumstände" an: „hellhaarige Personen, unschlüssig. Phlegmatisches Temperament" (Vermeulen 2000). Das trifft für obige Patientin im Großen und Ganzen zu.

Zur Ätiologie bei der Patientin im Vergleich mit der Materia medica. Bei dieser Patientin handelt es sich um große Belastungen aus der Kindheit:
- Vernachlässigung vonseiten der Mutter und des Vaters,
- Ablehnung des Ungeborenen bis zum Tötungsversuch,
- Hintansetzung,
- Überforderung,
- Gewalt in der Familie.

Im Rückblick sollen die prägenden Gemütssymptome aus der Kindheit mithilfe des Repertoriums erfasst werden (▶ Tab. 20.8).

Ergebnis. Die daraus resultierenden Arzneien sind bekannte, bewährte Arzneien für das Psychotrauma (▶ Tab. 20.9): Carcinosinum, Pulsatilla,

20 – Psychotrauma mit Somatisierungsstörung

▶ **Tab. 20.8** Repertorisation.

	Repertoriumsrubriken	Anzahl der Arzneien
1	Gemüt – Gefühle, Emotionen, Gemütsbewegungen – unterdrückte	27
2	Gemüt – Entfremdet – Familie, von seiner	34
3	Gemüt – Frühreife, altkluge Kinder	37
4	Gemüt – Wahnideen – verlassen, aufgegeben worden; er sei	51
5	Gemüt – Verlassen zu sein; Gefühl	192
6	Gemüt – Wahnideen – geschätzt; er würde nicht	3
7	Gemüt – Beschwerden durch – Kränkung, Demütigung	80
8	Gemüt – Beschwerden durch – Verantwortung – früh übernommen; durch zu	1

▶ **Tab. 20.9** Ergebnis.

	carc.	puls.	nat-m.	tritic-vg.	lyc.	aur.	staph.	ign.	lach.	aur-m-n.
	6/7	5/10	5/9	5/8	5/7	4/9	4/9	4/8	4/8	4/7
1	1	–	1	2	1	–	3	2	–	–
2	–	1	2	2	1	–	1	–	–	–
3	1	1	1	–	1	2	1	1	3	1
4	1	3	–	1	–	2	–	–	1	2
5	1	3	2	1	1	3	–	2	2	2
6	–	–	–	–	–	–	–	–	–	–
7	2	2	3	2	3	2	4	3	2	2
8	1	–	–	–	–	–	–	–	–	–

Natrium muriaticum, gefolgt von einer neu eingeführten Arznei: Triticum vulgare, dem Weizen. Diese Arzneien kommen demnach bei der Thematik der Patientin als Vergleichsmittel infrage.

Mezereum findet sich in keiner dieser klassischen Rubriken für das Kindheitstrauma. Es muss in Hinsicht auf die seelische Ätiologie und Symptomatik angesichts der Patienten von heute auf den aktuellen Stand gebracht werden.

Allerdings lässt ein Zitat von H. Zee aufhorchen: Er ortet für Mezereum einen „Loyalitätskonflikt: Hin- und hergerissen zwischen widersprüchlichen Gefühlen, was zu ambivalenten und unterdrückten Impulsen führt. … Sich falsch beurteilt fühlen." (Zee: Zitat aus Vermeulen 2006)

Angeführte Themenkreise: Zunächst wegen des Aussehens fälschlicherweise beschuldigt werden, dann auch übertragen auf eine seelische Stigmatisierung, die zu einer Diskrepanz der Erscheinung nach außen im Gegensatz zum Inneren führt. Äußerlich glänzend mit hohem Wert auf Kleidung oder das Haus, in dem man wohnt, gegenüber einer verletzten und unverstandenen Seele nach innen (Vermeulen 2006).

Es gibt demnach auch anderenorts Erfahrungen mit Mezereum als tief greifende, personotrope Arznei.

20.5
Folliculinum, das Follikelhormon

„Diese ungestillte Sehnsucht nach Geborgenheit und Nähe kenne ich schon ein Leben lang."

20.5.1 Kasuistik

Frau von 52 Jahren, verheiratet, 3 Kinder, Hausfrau, ehemalige Wirtin, erstgeborenes Kind von 6 Geschwistern.

Diagnosen:
- Migräne,
- Mastopathie und Mastodynie, besonders links,
- larvierte Depression,
- Restschilddrüse nach Strumitis,
- Status post Hysterektomie wegen Hypermenorrhö und Myomen,
- latentes Schielen bei Fehlsichtigkeit.

Traumathemen:
- frühkindliche Überforderung,
- seelische Vernachlässigung als Kind,
- Selbstaufopferung als Kind,
- Gewissensangst,
- Somatisierungstendenz.

Beobachtungszeitraum: 1 Jahr.

Erstgespräch am 30. April 2010. Die Migräne ist so schlimm. Sie ist heftig und als solche bekannt seit dem Alter von 20 Jahren. Schon als Kind litt sie häufig an Kopfschmerz, der sie zum Liegen zwang. Die Migräne kann bis zu 3 Tagen dauern. *„Bestimmt kommt sie bei jedem Eisprung und am Anfang der Menstruation, obwohl ich keine Gebärmutter mehr habe."* So erläutert die Patientin. Ein Versuch mit Osteopathie hatte für 2 Monate Erleichterung gebracht.

Auch die Schilddrüsenentzündung 2008 war sehr heftig. Ich musste 1 Jahr lang Kortison einnehmen. Ich wurde dabei depressiv. Inzwischen hat sich die Schilddrüse bis auf eine kleine Restfunktion abgebaut.

„Die Brustschmerzen links begleiten mich mein ganzes Frauenleben lang. Sie treten besonders prämenstruell auf, dauern oft 2–3 Wochen. Ich stillte meine Kinder nicht, da mir die Ärzte davon abgeraten hatten. Seit meinem 24. Lebensjahr wurden diese Beschwerden als Mastopathie diagnostiziert und beobachtet.

Der Brustschmerzen sind heftig, die Brüste werden hart. Manchmal schauen sie aus wie entzündet: rot und geschwollen. Fieber habe ich nie. Es gibt einen Zusammenhang mit Zeiten von Stress und Überarbeitung.

Antibiotika helfen dann nur wenig."

Die Patientin steht unter engmaschiger Kontrolle bei allen Fachärzten.

Vor 2 Wochen hatte sie so eine schlimme Zeit: Brustschmerzen, jede Berührung war ihr unerträglich. Es war viel Stress, sie fühlte sich stark überfordert. Was ihr immer deutlicher auffällt: Die Phasen von Brustschmerz sind immer verbunden mit einem sehr schlechten Allgemeinzustand. Es kommt eine Panik auf, eine Angst vor Krebs. *„Das Schlimmste daran wäre, wenn ich bei meinen Aufgaben für die Kinder und meine Eltern ausfallen würde, wenn ich selbst einmal Hilfe brauchen würde. Ich verfalle in einen depressiven Zustand und fühle mich ganz tief erkrankt. Ich werde gleichgültig und freudlos. Ich versinke in der Routine des Alltags. Ich empfinde dann eine große Sehnsucht nach Zärtlichkeit von und Nähe zu meinem Mann, die er mir nicht gewähren kann. Diese ungestillte Sehnsucht nach Nähe und Geborgenheit kenne ich ‚schon ein Leben lang'."*

Aussehen, Verhalten und Kontakt. Die Patientin ist stattlich gebaut, gut gekleidet, hat gut geschnittene Gesichtszüge mit einer starken Nase. Ihr Auftreten steht wie im Gegensatz dazu: Der Blick wirkt verträumt und nach innen gekehrt, ernst und verhärmt. Sie spricht nach innen gewandt wie im Selbstgespräch, mit leisem, klagendem Ton. Sie sitzt ruhig mit gebeugter Haltung. Mimik und Gestik sind sparsam. Dadurch wirkt sie schwach, hilflos und leidend, besonders solange sie von den somatischen Leiden berichtet.

Sobald sie von ihrem seelischen Erleben erzählen kann, wird sie lebhafter, dann wirkt sie authentischer. Viel innere Not kommt zum Ausdruck. Sie atmet verstärkt und öffnet ihren Mund unbewusst, verkrampft. Dabei wirkt sie wie eine Ertrinkende. Sie beginnt dann auch zu schielen. Das verstärkt den Ausdruck eines hilflosen, bedrängten Kindes.

20 – Psychotrauma mit Somatisierungsstörung

Frühere Krankheiten. Sie schildert:
- mit 15 Jahren Tonsillektomie,
- seit der Kindheit latentes Schielen, bis heute vor allem bei Aufregung,
- 2008 Augenlaserung bei Myopie und hochgradigem Astigmatismus,
- 1977 (mit 19 Jahren), 1980 (mit 22 Jahren) je eine Geburt,
- mit 24 Jahren begann die chronische Mastopathie links,
- 1989 laparaskopische Abtragung einer Endometriosezyste und eines Myoms,
- multiple Ovarialzysten über lange Zeit,
- 1994 dritte Geburt,
- 2000 Hysterektomie wegen Hypermenorrhö bei Myomen,
- 2008 Strumitis, Kortisonbehandlung, Restschilddrüse mit Dauersubstitution von Hormonen.

Klinische Untersuchung. Beide Mammae sind weich und homogen, keinerlei Resistenzen zu tasten. Drüsengewebe links etwas mehr verdichtet als rechts.

Familie. *„Für meine Familie versuchte ich immer alles zu geben. Ich nahm mir bewusst Zeit für meine Kinder, trotzdem wir Schwestern das Gasthaus der Eltern übernommen hatten. Jetzt ist es geschlossen. Ich bin damit heute im Rückblick zufrieden und fühle mich entlastet.*

Meine Tochter jedoch kritisiert mich und sagt: ‚Warum arbeitest Du so viel? Wieso planst Du alles voraus? Warum bist Du so ordentlich? Du machst Dir selbst das Leben schwer.'"

Die Patientin fährt fort: *„Ja, sie hat recht. Ich bin so pflichtbewusst, sonst habe ich ein schlechtes Gewissen. Alles Neue und Unerwartete macht mir Angst. Ich versuche, allem möglichen Unbill durch meinen Fleiß zuvorzukommen."*

Kindheit. Die Patientin kommt von einem Bergbauernhof. Die Eltern betrieben die Landwirtschaft und einen Gasthof. Sie waren dabei sehr tüchtig. Der Vater war zudem in der Politik tätig. Für die Kinder sah dies so aus: Die Eltern waren gut und immer nett. Doch es gab nur Arbeit. Es blieb keine Zeit für die Kinder, kein Auge für ein Lob.

Sie ist das älteste von 6 Kindern. Ab dem 3. Lebensjahr war ihre Kindheit vorbei. Sie musste immer zurückstehen und für die Jüngeren sorgen, wie eine Erwachsene. Sie tat das zur Unterstützung der Eltern, besonders der Mutter. In Ihrem Inneren regte sich der Eindruck: *„Ich bemühe mich und helfe, so gut ich kann. Ich stehe trotzdem immer am Rande, ich stehe im Abseits, für mich gibt es keine Zärtlichkeit, keine Anerkennung. Das ist nur etwas für die jüngeren Geschwister."*

„Als der Nachzügler, das sechste Kind, kam, war ich 12 Jahre alt. Ich nahm mich seiner an, ich war es, die es aufzog. Ich hatte es so gerne und trat bei ihm an Mutters Stelle. Die Mutter tolerierte dies notgedrungen, aus Arbeitsüberlastung. Doch heute weiß ich, dass ich dabei riesig überfordert war."

Meine Mutter kommt heute zur Einsicht: *„Du bist als unser erstes Kind zu kurz gekommen. Die Bauernschaft, das Gasthaus, die große Familie, das war einfach zu viel."*

Auswertung. Diese Frau, voller Sorgen und mit übersteigertem Verantwortungsgefühl, scheint an ihrem Leben schwer zu tragen. Sie arbeitet unentwegt, bis zur Erschöpfung und tiefen Depression. Sie erlebt sich als getrieben und ausgeliefert, als Opfer ihrer Rolle. Sie verfällt in Ängste, nicht mehr für die Familie sorgen zu können. Sie kommt gar nicht bis an den Punkt, einmal auch über sich selbst und ihre eigenen Bedürfnisse nachzudenken.

Seit wann ist das so? Das hat in der Kind begonnen, wie wir aus der Vorgeschichte erfahren: Überforderung mit dem Gefühl, allein gelassen zu sein, insbesondere in der jahrelangen Verantwortung für das Jüngste, das sie so liebte. Sie tat dies aus freien Stücken und in der subtilen Wahrnehmung ihres kindlichen Herzens für das Ganze der Familie und für eine unerfüllte Aufgabe vonseiten der Eltern.

Für das Kind ist das eine ausweglose Situation. Kaum erwachsen, wurde sie selbst mit 19 Jahren Ehefrau und Mutter und blieb im familiären Kontext ihres Elternhauses.

Die Frau hat auch körperlich viel mitgemacht: nicht nur im Sinne von typischen funktionellen, psychosomatischen Beschwerden, sondern auch in eindeutigen manifesten Leiden an der Schilddrüse, im Unterleib und an den Mammae.

Eines fällt bei dieser Patientin auf: Besonders dann, wenn körperliche Beschwerden auftreten, verschärfen sich auch die depressiven Phasen. Da verdichtet sich ihr Dilemma. Wir erfahren es in den Ängsten, die im Zusammenhang mit den Brustschmerzen auftreten. In der aktuell geschilderten Krise zeigen sich die Mammae bei der klinischen Untersuchung als völlig bland. Das heißt, die Mastopathie von einst ist überlagert von funktionellen Beschwerden im Sinne einer Mastodynie, die, obwohl objektiv harmlos, ebenso mit Angst und Bedrängnis erlebt und erlitten wird.

Kann man daraus bei dieser Frau schließen, dass ein starker psychischer Anteil alle körperlichen Leiden überlagert und dass deshalb alle Beschwerden übersteigert als existenzielle Bedrohung erlebt werden?

Die Arzneifindung orientiert sich an
- der Frühreife des sensiblen, liebebedürftigen Kindes,
- der frühen Verantwortlichkeit und Aufopferung sowie
- der Lokalisation mit Schwerpunkt Mammae und Unterleib.

✱ **Wichtig: Die Gemütssymptome sprechen bevorzugt für Carcinosinum. Wegen der bevorzugten Lokalisation an hormonell gesteuerten weiblichen Organen rückt die wenig geprüfte Arznei Folliculinum in den Vordergrund. Diese steht dem Carcinosinum in der Art und Schwere des frühkindlichen Traumas sehr nahe (Foubister 1989, Gnaiger-Rathmanner 2009a).**

Ein Blick in das Repertorium (▶ Tab. 20.10) kann dies bestätigen (▶ Tab. 20.11).

Ergebnis. Das Ergebnis zeigt die Dominanz von Carcinosinum. Folliculinum reiht sich an 14. Stelle ein und ist in allen Rubriken ab Nummer 8 vertreten (▶ Tab. 20.10). Es wird wegen der auffallenden hormonellen, gynäkologischen Beschwerdebilder vorgezogen.

Verordnung. Folliculinum C 200

Kontrolle am 2. Juni 2010, 1 Monat später. Die ersten 2 Wochen hatte die Patientin sehr mit ihrem Seelentief zu kämpfen. Seit 3 Wochen geht es aber aufwärts. Die Brust schmerzt nicht mehr. Die Patientin fühlt sich allgemein etwas entlastet.

▶ **Tab. 20.10** Repertorisation.

	Repertorisationsrubriken	Anzahl der Arzneien
1	Gemüt – Beschwerden durch – Verantwortung	4
2	Gemüt – Gewissenhaft, peinlich genau in Bezug auf Kleinigkeiten	115
3	Gemüt – Pflicht – zu viel Pflichtgefühl	38
4	Gemüt – Verantwortung – ernst; nimmt seine Verantwortung zu	31
5	Gemüt – Gehalten – Verlangen, gehalten zu werden	24
6	Gemüt – Sorgen; voller	105
7	Gemüt – Angst – Familie, um seine	37
8	Gemüt – Beschwerden durch – Missbrauch, Misshandlung; nach	57
9	Gemüt – Beschwerden durch – Bevormundung – lange Zeit, für	11
10	Gemüt – Hilflosigkeit; Gefühl der	74
11	Gemüt – Mitgefühl, Mitleid	94
12	Gemüt – Nachgiebigkeit	70
13	Gemüt – Gedanken – zwingend, nötigen ihn, etwas zu tun	45
14	Gemüt – Selbstkontrolle – erhöht	19
15	Gemüt – Qualvolle Angst	206

20 – Psychotrauma mit Somatisierungsstörung

▶ **Tab. 20.11** Ergebnis.

	carc.	sep.	ars.	ign.	lyc.	aur.	puls.	calc.	nat-m.	phos.
	14/18	12/18	11/21	11/20	11/18	11/13	10/17	10/15	10/14	10/13
1	1	–	–	–	–	1	–	–	–	–
2	1	3	4	3	3	1	3	1	1	1
3	1	2	2	1	1	1	–	3	1	–
4	1	1	1	1	1	1	1	1	1	1
5	–	2	2	–	–	–	–	–	–	1
6	1	1	2	3	1	1	3	2	2	1
7	1	–	1	–	–	–	1	1	–	1
8	1	3	1	3	1	1	1	–	3	–
9	1	1	–	2	1	–	–	1	–	–
10	1	1	1	1	3	–	1	–	1	1
11	3	1	–	2	1	1	1	1	2	3
12	2	1	–	1	2	2	3	–	1	1
13	1	–	2	2	–	1	1	1	1	1
14	1	1	1	–	1	1	–	1	1	–
15	2	1	4	1	3	2	2	3	–	2

Auswertung. Es entsteht der Eindruck, dass sich die Ängste etwas aufklären, auch wenn sie tief sitzen, seit vielen Jahren.

Verordnung. Keine neue Gabe.

Kontrolle am 30. Juni 2010, 2 Monate nach Arzneigabe. „Es geht mir gut, eigentlich viel besser. Bezüglich meiner Brust bin ich nun sorglos. Das ist ein ganz neues Gefühl. Das Kopfweh hat sich abgeschwächt. Es dauert nur noch 1 Tag, statt 3 Tage, und löst bei mir keine Panik mehr aus. Analgetika helfen jetzt im Anfall, im Gegensatz zu früher. Seelisch fühle ich mich viel leichter. Ich erwache morgens mit Freude, sie hält tagsüber an – ein ganz neuer Zustand.

Was mir jetzt vermehrt auffällt, sind meine Verspannungen: Im Schultergürtel und Nacken. Ich ertappe mich häufig dabei, dass ich meine Hände zu Fäusten zusammendrücke, was eine Gewohnheit seit meiner Kindheit ist."

Frage: Wie fühlt sich das denn an? – **Antwort:** „Ich muss noch so vieles erledigen, das und das und das. Mein großer Wunsch ist es, alles lockerer zu sehen, die ständigen Sorgen um die Zukunft und um die Familie abzulegen. Meine große Angst ist es, meinen Aufgaben nicht gerecht zu werden. Trotz meines großen Einsatzes habe ich ständig ein schlechtes Gewissen. Ich kann das bis heute nicht ablegen, obwohl ich heute weiß, dass es von meiner Kindheit kommt, als ich so viel Verantwortung an Mutters Stelle übernommen habe."

Beim Sprechen davon nimmt sie eine sehr gebeugte Haltung ein und ringt teilweise mit tiefen Seufzern nach Atem und beginnt zu schielen.

Auswertung. In der Erinnerung an die Kindheit bekommt die Patientin einen rührenden Ausdruck von Hilflosigkeit. Sie bekommt mehr Kontakt zu ihren Gefühlen und erlebt dabei Phasen von starker Bedrängnis. Trotzdem verzeichnet die Patientin auf allen Ebenen eine Erleichterung. Der therapeutische Prozess – regulativ und seelisch – ist im Gange, es bedarf keiner neuen Arzneigabe, jedoch weiterer Begleitung und Beobachtung.

Kontrolle am 5. November 2010, 4 Monate später. Die Patientin ist zum Teil überarbeitet, die Beschwerden nehmen zu.

Verordnung. Folliculinum C 200.

Kontrolle am 11. Januar 2011, 2 Monate später. Heute schaut sie besonders abgekämpft aus. Das überforderte Kind spricht aus ihren Augen und ihrer Mimik. Die Patientin möchte unbedingt die Behandlung fortsetzen, da vieles über die letzten Monate deutlich besser geworden sei.

Sie hat gerade einen schlimmen Migräneanfall hinter sich, 5 Tage lang. Alle ungünstigen Faktoren haben zusammengespielt: prämenstruell, viel Arbeit und ein Konflikt mit der energischen, pubertierenden Tochter. „*Sie ist so anders als ich, setzt sich in allem durch und verlangt von mir klare Positionen. Das Neinsagen fällt mir so schwer, ich bin zu nachgiebig. Mein Mann ist ebenso gutmütig und gibt der Tochter immer nach, seit der Kinderzeit. Er versucht aber immer mehr, meinen Bitten nach Unterstützung nachzukommen.*"

Dann versinkt sie mit dem Kopfschmerz auch emotional in einen schrecklichen Abgrund, alles scheint sinnlos. Sie meint, sie muss diese Zustände vor ihrer Familie verheimlichen und weiter funktionieren, was sie besonders anstrengt. Ängste kommen dabei keine mehr auf, das ist ein deutlicher Fortschritt.

Frage: Was erleben Sie während der Migräne. In welcher Stimmung sind Sie dann genau? – **Antwort:** „*Sinnlos, ja. Und allein gelassen wie als Kind, und überfordert wie damals mit meinen Geschwistern. Ich stehe immer am Rand, ich stehe im Abseits, für mich gibt es keine Zärtlichkeit.*"

Dabei bewegen sich ihre Mimik und ihre Hände lebhaft. Sie rudert, schnappt nach Luft und seufzt wie in großer Not, wie ertrinkend.

Auswertung. Nach gelungenen Therapieschritten gibt es wieder eine Krise, regulativ und seelisch bedingt. Noch deutlicher als zuvor kann sie den Gefühlsmoment schildern, der ihre somatischen Beschwerden, nämlich die Migräne, begleiten. Fast möchte es scheinen, dass sich die Patientin von ihren seelischen Empfindungen mehr bedrängt fühlt als von den Schmerzen selbst.

Verordnung. Die Arznei wird beibehalten, die Potenz wird erhöht. Folliculinum 1 M. Dazu eine Überweisung zur Chiropraxis. Ich gebe ihr die Empfehlung mit, auf die Gefühle aus der Kindheit zu achten und sich diese ans Herz zu nehmen, vielleicht sogar, sie jemandem zu erzählen. Das könnte auch eine aufgeschlossene Schwester sein.

Kontrolle am 9. März 2011. „*Es war eine gute Zeit. Der gesamte Zustand ist viel besser, seelisch und körperlich. Die Konflikte mit meiner Tochter und ihrem Freiheitsdrang, die sind so anstrengend. Ich muss mit ihr kämpfen, das fällt mir schwer, ich bin so anders als sie. Zudem neige ich dazu, mich viel zu sehr um sie zu sorgen. Wenn es solchen Stress gibt, dann kommt ein Rückfall, doch milder als früher. Dann meldet sich die Migräne, wie seit 5 Tagen wieder.*"

Die Patientin fährt fort: „*Jetzt brauche ich Ihre Hilfe. Sie sind die Einzige, mit der ich über meine Vorgeschichte und meine Gefühle rede. Ich habe eine große Scheu davor. Die Aussprache tut mir aber gut.*"

Verordnung. Die Energie ist abgefallen, nach einer guten Phase, mit genau denselben Symptomen wie zuvor. Da wird die Arznei wiederholt: Folliculinum 1 M.

Nachfrage am 3. Mai 2011, 2 Monate später. „*Es geht sehr gut. Alles ist im Lot, ich fühle mich kräftig und ohne Beschwerden. Jetzt komme ich alleine zurecht. So gut war es seit Langem nicht mehr. Ich getraue es mich gar nicht auszusprechen, damit es nicht anders kommt.*"

Schlussbetrachtung

Es ist die Geschichte einer Frau, die als Kind nicht im Licht der Aufmerksamkeit ihrer Mutter stehen durfte und Mangel im Bereich ihrer Grundbedürfnisse erleben musste. Selbst ungeschützt, schlüpfte sie aus Mitgefühl in die Rolle des Mutterersatzes für ihre Geschwister und überforderte sich dabei über ihre Grenzen hinaus. Das prägt die Haltung und Reaktionslage während eines ganzen Lebens.

Es entsteht das Bild:
- nach außen hin eine angepasste, tüchtige, stattliche Frau,
- nach innen hin seelisch verletzt und unsicher,
- dazu die häufigen und schweren somatischen Krisen an mehreren Organen,
- die mehrfach Operationen notwendig machten.

Was beim genauen Hinhören auffällt: Sie beginnt ihre Geschichte mit somatischen Beschwerden. Die Mastodynie und die Migräne, beide sind gekoppelt an schwere depressive Verstimmungen. Diese lassen sich in ihrem Gehalt auf die Erlebnisse in der Kindheit zurückverfolgen.

Gibt es möglicherweise Zusammenhänge zwischen der unbewältigten Kindheitswelt und den jahrelangen Beschwerden? Würde das dem Modell einer psychosomatischen Genese entsprechen? Oder der Traumatheorie? Beide stützen ihre Erklärungen auf Vorgänge auf der unbewussten Ebene, auf der regulativen Ebene.

Die homöopathische Arznei wird am Gesamtbild der Beschwerden bemessen: Es erfasst die Ätiologie aus der Kindheit, das Verhaltensmuster sowie das Muster der somatischen Beschwerden.

✱ Merke: Für die Bestätigung der Arzneiwirkung müssen folgende Parameter erfüllt sein:
- Heilungsvorgänge an Leib und Seele,
- von nachhaltiger Dimension,
- meist nach den Regeln nach Hering,
- wiederholbar bei Bedarf durch erneute Arzneigabe.

Das hat sich in diese Falle deutlich erfüllt und bestätigt somit den therapeutischen Ansatz.

Die Heilung setzt zuerst an dem Organ ein, das am meisten von Ängsten und Schmerzen besetzt war, nämlich den Brüsten. Ob das suggestiv als Placebowirkung zu erklären ist? Wohl eher nicht, denn die Mastodynie war anfänglich nicht Hauptfokus des therapeutischen Gesprächs und trotzdem haben die langjährigen Brustschmerzen die Patientin rasch und eindeutig aus ihrem Griff entlassen.

Dann kreist die Not rund um die Migräne, die schon aus den Kindertagen stammt. Auch diese bessert sich entscheidend.

Parallel dazu wird die Seelenstimmung freier, die Patientin bekommt Zugang zu ihren Gefühlen und übergangenen Bedürfnissen als Kind. Das ist anfangs mit viel Trauer verbunden, wie ein Rückfall in frühere Nöte. Lässt sich dies unter die Gesetzmäßigkeit der Heilreaktionen der Hering'schen Regel einordnen (▶ Kap. 10.2.2)?

In einer solchen Phase wird die Arznei nicht gewechselt, aber in Form von Gesprächen Begleitung angeboten. Dieses hilft der Patientin, die Zusammenhänge zwischen ihren Beschwerden, ihrem Verhalten und ihrer Biografie zu verstehen.

Damit wird Energie frei für neue Schritte im Hier und Heute.

Psychiatrische Einschätzung
Rosemarie Mayr

Die Traumatrias ist nicht erfüllt: Wiedererleben, Hyperarousal, Vermeidung/Verdrängung werden nicht thematisiert.
Die Patientin beschreibt ein fast ständig schlechtes Gewissen, Freudlosigkeit und Gleichgültigkeit sowie verschiedene Ängste (vor Neuem, zu versagen, ihre Pflicht nicht erfüllen zu können).
Dies lässt an eine depressive Störung leichteren (F 32.01) oder mittleren (F 32.11) Grades mit somatischen Beschwerden denken – hier müsste man noch Verschiedenes nachfragen, z. B. zur Bewältigung des Alltags (Antrieb), zum Interesse (Verlust) oder zur Schlafqualität, um die Diagnose verlässlich stellen zu können.
Da allerdings seit Langem körperliche Erkrankungen bestehen, die sich ihrerseits bei schlechter psychischer Verfassung weiter verschlechtern, ist auch die Kodierung F 54 nach ICD-10 – psychologische Faktoren bei andernorts klassifizierten Erkrankungen – zu erwägen.

20.5.2 Folliculinum und die Ätiologie

Es ist die „Hormonarznei" in der Homöopathie. Anfänglich wurde sie aus dem Sekret des Follikels aus dem menschlichen Ovar gewonnen. Heute verwendet man Östron, ein synthetisches Follikelhormon.

✱ Wichtig: Folliculinum steht im Wirkungsprofil dem Carcinosinum nahe, ist aber viel weniger geprüft und bekannt. Es ist vorzuziehen, wenn frühkindliches Psychotrauma und Dysregulation des weiblichen Hormonhaushalts zusammentreffen.

Ätiologie aus dem Repertorium.
Beschwerden durch:
- Bevormundung,
- lang dauernde Bevormundung,
- Missbrauch,
- sexuellen Missbrauch.

Dazu von Foubister (1989):
- Folgen von religiöser Bevormundung.

Schon Foubister beschrieb als Leitsymptom: „*Konflikt zwischen einer übernommenen Pflicht und der Loyalität zu sich selbst, ein Konflikt, welcher in übermäßigen Stress ausartet und zu tiefer Erschöpfung führt.*" (Foubister 1989)

„Bevormundung für lange Zeit" als Ätiologie

Die genannten Belastungen aus der frühen Kindheit, insbesondere die Bevormundung, können auch in wohlmeinenden, geordneten Familien vorkommen. Gerade die Aufbaugeneration von Eltern, die sich überarbeitet haben, ist ein Beispiel dafür.

Der große Druck von außen, den das sensible Kind vorfindet und ausgleichen muss, beantwortet es mit großem Einsatz von Verantwortung und Pflichtgefühl, gepaart mit erhöhter Selbstkontrolle und Neigung zu zwanghaftem Verhalten. Das kann die Wurzel für eine mangelnde Orientierung gegenüber der eigenen Person bilden. So versäumt es der junge Mensch, ein Gespür für die eigenen Bedürfnisse, Fähigkeiten und Grenzen ebenso wie für den eigenen Selbstwert zu entwickeln.

Nach innen fühlt dieser Mensch Verlassenheit und Leere. Er sehnt sich nach Nähe und Zuwendung, kann diese aber schlecht vertragen. Er leidet unter der Ambivalenz seiner Gefühle: zwischen sensiblem Mitgefühl, Hilflosigkeit, Ohnmacht zum einen – gegenüber Eigenwillen, feinem Gerechtigkeitsempfinden, Empörung und Zorn zum anderen.

Dieser Konflikt mündet in die Gefahr von Identitätsverlust und Selbstaufgabe, zur Selbstaufopferung für die Nöte der anderen, wie es bei Folliculinum sehr ausgeprägt ist (Gnaiger-Rathmanner 2009a).

Originalrubriken aus dem Repertorium

Gemüt – Beschwerden durch – Bevormundung – lange Zeit, für calc. carc. falco-pe. foll. *Ign.* lyc. *Mag-c. Mag-m.* sep. *Staph.* stram.

Im Repertorium will der Text „Beschwerden durch Bevormundung für lange Zeit" wohl auf den besonderen Schweregrad der Belastung hinweisen. Die Rubrik ist eine Sonderform der Rubrik zur „Bevormundung", wo Folliculinum zweiwertig vorkommt. In der Praxis lassen sich diese verschiedenen Aspekte, wie sie in den Rubriken herausgearbeitet werden, schlussendlich nicht unterscheiden. Das zeigt auch die Podophyllumkasuistik. (▶ **Kap. 21.3** und ▶ **S. 180**)

21 Traumapatienten mit Borderlineanteilen

21.1

Tarentula – Kreosotum – Androctonus

21.1.1 Kasuistik

Der lange Weg zu sich selbst.

Frau Manuela (Name geändert), heute 43 Jahre alt, geboren 1967, verheiratet in zweiter Ehe, keine Kinder, Maschinenschlosserin.

Diagnosen:
- Restless-Legs-Syndrom,
- Nagelbeißen,
- rezidivierende Soorkolpitis,
- Myoma uteri seit 2008,
- Phasen von Autoaggression – Mutilation als Kind,
- Agitiertheit und schwere Träume,
- Verdacht auf Persönlichkeitsstörung.

Traumathemen:
- sexueller Missbrauch als Kind durch den Vater,
- enttäuschte Liebe,
- seelische Vernachlässigung in der eigenen Familie,
- Identitätskonflikt.

Beobachtungszeitraum: 1993–2011, 18 Jahre.

Der eigene Text dieser begabten Frau soll als Vorspann für die folgende ärztliche Kasuistik dienen, die 3 wichtige Schritte der langjährigen homöopathischen Therapie beleuchtet.

Die Patientin ist Hobbyschriftstellerin. Sie beschreibt ihre Geschichte aus der Sicht von heute, nach einem langen Weg der Suche nach sich selbst. Es gab viele therapeutische Schritte, viele Krisen, bedeutende Erfolge, viele Pausen.

Zu Beginn der Therapie: Der schwer verletzte junge Mensch befindet sich in einem Zustand der Sprachlosigkeit über sein Leiden und kann sich – nur? – über seine somatischen Symptome mitteilen. Nur? Gäbe es nicht die körperlichen Zeichen für eine Störung, die zur Inanspruchnahme von Hilfe nötigten, käme dieser Heilungsprozess viel schwerer oder überhaupt nicht zustande.

Im Dialog mit mir als ihrer Ärztin und mit sich selbst gelingt es über lange Jahre, die tief im Inneren gespeicherten Erlebnisse aufzudecken, in Worte zu fassen und in ihrem Stellenwert zu erkennen sowie anzunehmen. Es gelingt auf dem therapeutischen Weg über viele Stationen: über somatische Krisen, über Träume, über Fragen der Ärztin, über die gute homöopathische Arznei.

Beim ersten Kontakt im Jahr 1993 war das frühe Kindheitstrauma, der sexuelle Missbrauch durch den Vater, noch im Unbewussten verborgen. Erst 9 Jahre später, auf einen neuen Therapieschritt hin, bekam die Patientin Zugriff dazu – mithilfe von Kreosotum.

Mehrmals im Lauf der Betreuung der Patientin stellte die Ärztin die **Frage**: *"Sie haben eine so schwere Geschichte. Wollen Sie nicht eine Psychotherapie zur Unterstützung der homöopathischen Schritte in Anspruch nehmen?"* – Da kam jedes Mal die zielsichere **Antwort**: *"Nein, das mache ich selbst. Ich lese viel, ich schaue mir Filme an, ich spreche mit meinem Mann. So komme ich gut weiter mit meinen Problemen und Beschwerden. Die Gespräche mit Ihnen genügen mir."*

Im Rückblick erweist sich diese selbst gewählte Methode für diese aufgeweckte, kritische, strebsame junge Frau als richtig und zielführend. Manchmal wird der therapeutische Kontakt und Dialog sehr dicht, dann folgen lange Pausen, die sich die Patientin selbst verordnet und die sie für ihre wunde Seele braucht. Oft zwingt sie eine somatische Beschwerde zur Fortsetzung der Therapie. Diese wird ihr immer ganzheitlich und personotrop angeboten. Viele Schritte zur umfassenden Gesundheit und Integrität sind gelungen, viele weitere stehen noch bevor.

Die Wunden von schwerem frühkindlichem Trauma sitzen tief. Dabei greift das sexuelle Trauma nicht nur nach der Seele, sondern auch nach dem Körper und prägt sich deshalb doppelt ein. Die Kasuistik zeigt, wie mühsam, unausweichlich, vielschichtig und lang sich der Weg für einen betroffenen Menschen gestalten kann, auch bei optimaler Motivation und Mitarbeit.

Der folgende autobiografische Text „Der Abgrund in mir" als Abschlussbericht der Langzeittherapie, um den ich als ihre Ärztin die Patientin gebeten hatte, liest sich wie eine Gegenprobe zur ausgeführten Kasuistik. Der Text ist von Frau Manuela selbst – Rückblick im Mai 2011.

21.1.2 Der Abgrund in mir

Seit ich mich erinnern kann, war ich eine Außenseiterin. Ich litt nicht in dieser exponierten Stellung, ganz im Gegenteil, ich verstärkte bewusst die Attribute, die man mir zuschrieb. Mut, Willensstärke, Kompromisslosigkeit, Härte und Entschlossenheit. Es freute mich, wenn man mich für einen Jungen hielt und meine Gestik, meine Sprache oder meinen Gang als typisch männlich beurteilte. Oder wenn generell übersehen wurde, dass ich ein Mädchen war. Die Männerwelt galt mir als erstrebenswert. Sie war die Seite der Sieger, der Mächtigen und genau dort wollte ich hin: stark, unabhängig und selbstständig sein. Ich ging meinen Weg und brach sowohl im Beruf als auch in der Freizeit in jede Männerdomäne ein, die sich bot. Ich galt als radikal und extrem und das spiegelte sich auch in meinem Äußeren wider.

Bis ich plötzlich erkannte, diese Rolle nicht länger ausfüllen zu können. Es kostete mich zu viel Kraft. Die erste Ehe mit einem Rocker ging daraufhin in die Brüche und ich lernte meinen jetzigen Mann kennen. Er schickte mich zur Homöopathin.

Ich litt seit meiner Kindheit an seltsamen Schmerzen in den Beinen, die mich meist abends oder in der Nacht heimsuchten und nur mit der Arznei Aspro zu lindern waren. Außerdem war ich in immer wiederkehrenden Albträumen auf der Flucht vor gnadenlosen Verfolgern, die mich umbringen wollten. Die Jagd und Hetze ging so lange, bis ich keine Kraft mehr hatte und mich stellte, damit es endlich vorbei sei. Daraufhin wurde ich erschossen oder erdolcht. Es gab Varianten, in denen ich schwer verletzt am Boden lag, aber dennoch keine Gnade vor meinen Peinigern fand. Die Träume endeten jedes Mal mit meinem Tod, der mir wie eine Erlösung vorkam. Ganz selten bot sich ein Ausweg, der allerdings ebenfalls Todesmut erforderte: Ich musste mich über eine Kante oder eine Klippe hinabstürzen im Vertrauen, dass ich ohne Hilfsmittel und nur aus eigener Kraft fliegen könne. Wenn ich diesen Absprung schaffte, dann wandelte sich der Traum in eine wunderbare Erfahrung des Schwebens über idyllischen Landschaften.

Die homöopathische Behandlung zeigte Wirkung, die Schmerzen vergingen und die Träume wurden weniger.

Jahre später zwangen mich chronische Entzündungen im Genitalbereich wieder in ärztliche Behandlung. Die aufeinanderfolgenden Pilz- oder Bakterieninfektionen konnten jedoch mit der Schulmedizin nicht gestoppt werden.

Die Homöopathin fragte mich, wie ich mich fühle. Ich antwortete mit einer Handbewegung, die man macht, wenn man jemand die Gurgel abschneiden will. Nur dass ich die Schnittlinie unter meinen Bauchnabel verlegte. Für mich war die Gestik angesichts meiner Schmerzen leicht zu erklären, aber die Ärztin sah darin eine bedeutende Symbolik. Erkannte mit einem Blick meine radikale Trennung von meinen Wurzeln, meinen Gefühlen, meiner Kindheit und begann nachzufragen.

Plötzlich wurde aus meiner mehr oder weniger als normal empfundenen Kindheit ein Fall von Missbrauch. Ich wehrte mich innerlich gegen diese Deutung, denn ich sah mich nicht als Opfer. Schließlich hatte ich viele Jahre „freiwillig" mitgemacht, bis ich endlich die Kraft hatte, mich von meinem Vater zu distanzieren. Sowohl körperlich als auch sprachlich. Es kostete mich damals ungeheuren Mut, ihn öffentlich nicht mehr als „Papi", sondern mit seinem Vornamen anzureden. Es sollte der Außenwelt zeigen, dass unser Verhältnis nicht einer korrekten Vater-Tochter-Beziehung entsprach. Doch anstelle von Unterstützung bekam ich den Druck der ganzen Familie und Verwandtschaft zu spüren, deren scheinbares Idyll ich durch diesen sprachlichen Akt infrage stellte. Was für mich Notwehr war, wurde als freche Provokation interpretiert. Ich musste die Situation als 13- oder 14-Jährige völlig alleine durchstehen. Das gelang mir nur, indem ich meine Gefühle unterband. Der Schmerz dieser bewussten Abnabelung wäre sonst nicht zu ertragen gewesen.

Jetzt stand ich plötzlich wieder am Rand dieses Abgrunds, über den ich mich damals aus eigener Kraft gerettet hatte, und blickte hinab auf meine Weiblichkeit und Verletzlichkeit, die ich dafür geopfert hatte. Nur ein Teil von mir hatte sich entfalten können.

Die Homöopathin stellte mir eine „Hausaufgabe". Ich sollte mich mit dem jungen Mädchen auf der anderen Seite des Abgrunds versöhnen. Bildlich gesprochen. Was so einfach klang, stürzte mich in eine schwere Krise und machte mir erst deutlich, wie unüberwindbar tief dieser Graben war. Ich sah am anderen Ufer das Mädchen stehen und hasste es. Nein, es war schlimmer als Hass. Es war tiefste Verachtung, was ich für dieses naive Wesen empfand. Welches sich von ihrem Vater hatte intim streicheln lassen, um seine Zuwendung zu erfahren. Seinen Körper eingesetzt hatte, um Aufmerksamkeit zu erlangen. Und statt Liebe Sex bekommen hatte, was es in ein emotionales Chaos gestürzt hatte. Der daraus resultierende trotzige, frühreife Stolz spiegelte sich im provokanten Gehabe dieses Mädchens. Es streckte meinen gedanklichen Versöhnungsversuchen die Zunge heraus und schrie: Lass mich in Ruhe, ich bin ein verdorbenes Luder, dem Recht geschah!

Angesichts dieses Widerstands, der mich bei Kontaktaufnahme mit meiner Vergangenheit überfallen hatte, blieb die „Hausaufgabe" unerledigt. Ich erwog allen Ernstes, die homöopathische Behandlung abzubrechen. Aber die körperlichen Symptome verschlimmerten sich. Mein zu diesem Zeitpunkt glückliches Leben wurde dadurch massiv beeinträchtigt. Warum kam das jetzt? *„Gäbe es einen besseren Zeitpunkt?"*, fragte mich die Homöopathin im Gegenzug. *„Jetzt haben Sie die Kraft für den Blick zurück. Das Umfeld passt, es gibt keine anderen Sorgen oder Krankheiten …"*

Also machte ich mich auf den Weg. In ganz kleinen Schritten. Eine Bewegungstherapie – gegen deren Verordnung ich mich anfangs heftig gewehrt hatte – umging die intellektuellen Barrieren und Urteile und arbeitete direkt mit meinem Körperbewusstsein. Plötzlich sah ich das Mädchen am Rand des Abgrunds sitzen, die abgelegte Maske der Unverletzlichkeit neben sich. Es weinte und reagierte scheu auf meine ersten Zurufe. Eine ungeheure Angst vor einer moralischen Verurteilung stand in seinen Augen. Ich erkannte, wie sensibel und feinfühlig dieses Kind in Wirklichkeit war, und begann, behutsam eine Brücke zu bauen. Es dauerte über 5 Jahre, bis ich das Mädchen an der Hand nehmen und über den Abgrund führen durfte.

Die Entzündungen im Genitalbereich, die von der Schulmedizin als chronisch (und somit nicht behandelbar) diagnostiziert worden waren, vergingen und kehrten über lange Zeit nicht mehr zurück. Ich war geheilt. Allerdings wurden vor 3 Jahren Myome an der Gebärmutter festgestellt. Diese musste operativ entfernt werden. Jetzt ist Ruhe in meinem Unterleib. Ob es so bleiben wird?

Eines konnte ich bis jetzt noch nicht erlangen: Das Urvertrauen, auf der Welt willkommen zu sein, ohne eine Gegenleistung erbringen zu müssen. Meine „Basis" ist nach wie vor keine emotionale, sondern eine von Willen und Disziplin erschaffene. Das viel beschworene „Loslassen" trägt für mich immer noch den negativen Beigeschmack von „sich gehen lassen". Es fehlt das Sicherheitsnetz, dessen Maschen aus der kindlichen Geborgenheit gewoben werden; es fehlt das Gefühl, zu Hause zu sein. Mein Leben bleibt ein Balanceakt über dem Abgrund – aber die Brücke wird immer breiter.

21.1.3 Tarentula hispanica, erster Schritt

Die Patientin ist 26 Jahre alt. Aus erster Ehe geschieden.

Erstordination am 16. November 1993. Die Patientin berichtet über einen hartnäckigen Schmerz an den Beinen. Sie beschreibt ihn als ziehend, auch wandernd entlang beider Beine. Manchmal konzentriert er sich über den Gelenken. Dazu gesellt sich oft ein Taubheitsgefühl mit Kribbeln, von den Knien hinab zu den Knöcheln. Dabei besteht große Unruhe in den Beinen.

Das tritt seit der Kindheit immer wieder auf. Es ist eine *„Familienkrankheit"*, sagt sie, denn die Mutter und Schwester leiden unter demselben Symptom. Sie nennt ihre Krankheit auch „meine Asprokrankheit", denn seit Kindheit hilft dafür Aspro allein und prompt.

Modalitäten: Hochlagern bessert; schlimmer durch Hängenlassen der Beine, durch Anstrengung und Darandenken. Es wurde in jede Richtung untersucht. Das Ergebnis: Senkfüße, sonst nichts. Klinisch imponiert es als Restless-Legs-Syndrom.

Gemütssymptome. Sie beschreibt sich als schüchtern und menschenscheu. Sie hat Angst vor Neuem, vor der Zukunft, vor Spinnen, und zwar panikartig. Sie liebt es, zu planen. Unvorhergesehenes macht sie unruhig. Sie ist ehrgeizig, war früher nur auf

Geld und Karriere aus. „Ich musste in allem die Beste sein."

Neue Aufgaben versetzen sie in große Erwartungsspannung. Sie hat eine reiche Fantasie und ist sehr unkonzentriert. Sie leidet unter extremem Nagelbeißen und einem Kratztick an ihren Pickeln.

Leibsymptome. Kalte Füße, Menses normal. Erschwertes Einschlafen wegen der Unruhe in den Beinen, gefolgt von gutem Schlaf über die Nacht.

Die Träume sind oft furchtbar. Es sind gewalttätige, blutige Bilder, von Erschießen, Erschossen- und Erstochenwerden, von Verfolgung, vom eigenen Tod. Derzeit handeln sie nur von alltäglichen Dingen.

Frühere Krankheiten. Als Kind litt sie unter häufigen Infekten und massiver Karies. Es besteht ein Morbus Scheuermann in Bereich der mittleren Brustwirbelsäule. Mit 20 Jahren erfolgte die Tonsillektomie. In der Jugend litt sie häufig unter Soorkolpitiden, mit 18 Jahren erkrankte sie an Gonorrhö.

Aussehen, Verhalten und Kontakt. Die junge Frau ist groß gewachsen, hat eine gut trainierte, elastische, etwas überspannte Körperhaltung. Sie wirkt burschikos, lebhaft, hastig, fahrig, getrieben. Im Gespräch erzählt sie vieles, etwas sprunghaft und abgehackt. Sie gibt sich gewandt und angepasst, doch fällt es ihr schwer, den Kontakt zu halten. Wiederholt bricht der Faden ab, es blitzen Momente von Rückzug auf, als sei sie auf der Lauer oder in Gefahr.

Von Anfang an fügt sich die Patientin in die Vorgaben der Praxis und hält alle getroffenen Abmachungen verlässlich ein.

Kindheit und Jugend. Die Patientin berichtet: *„Die Eltern hatten eine furchtbare Beziehung. Sie sind Spießbürger. Sie waren Bergfanatiker, waren streng und unzugänglich. Widersprechen war uns Kindern untersagt, Streit war unmöglich. Der Schein nach außen galt in der Familie als das Wichtigste.*

Der Vater benahm sich immer so, als ob er seine Frau besitze. Die Mutter beklagt heute noch: Er könne nie zärtlich sein, sei immer gleich erotischsexuell.

Die Mutter wirkte immer unsicher und wankelmütig. Sie litt immer unter einer Art von Schmerz, immer wieder an einer anderen Körperstelle. Sie hat mich seit Kindheit als Klagemauer ihrer Beschwerden benutzt.

Sie hatte lange Zeit eine außereheliche Beziehung.

Meine ältere Schwester passte sich den Eltern sehr an. Sie ist noch viel ärger leistungsbezogen als ich und war im Familiensport, dem Bersteigen, viel besser als ich. Sie wurde deshalb zu Hause bevorzugt. Ich litt unter Eifersucht. Ich war immer Klassenbeste. Doch das galt zu Hause nichts.

In der Pubertät begann meine wilde Zeit. Ich rebellierte schonungslos gegen meine Eltern, besonders gegen meinen Vater. Er war mir widerwärtig. Es war ein Aufruhr gegen die Eltern, gegen alle. Ich provozierte alle. Ich benahm mich wie ein Mann, ich raufte mit Männern. Ich hatte viele wechselnde Sexualpartner, ich konsumierte Männer. Ich wurde zur intensiven Motorradfahrerin, um mich in der Männerwelt zu behaupten."

Familie. Mit 21 Jahren hat sie geheiratet, und zwar einen Kumpel aus der Motorradclique. Dort fühlte sie sich damals zu Hause, was sie heute selbst nicht mehr versteht. Auf lange Sicht gab es nichts Gemeinsames mit ihrem Mann, der zunehmend dem Alkohol zusprach. Die Scheidung erfolgte nach 3½ Jahren.

Beruf. Nach dem Abitur hat sie die Lehre als Maschinenschlosserin abgeschlossen. Es ist ein Männerberuf, der ihr gefällt.

Hobbys. Zeichnen, Mountainbiken, Esoterik, Yoga. Erst Jahre später das Schreiben.

Auswertung. Die große Unruhe und Getriebenheit fallen bei dieser Frau besonders auf. Dies ist der Grundtenor hinter all ihren Beschwerden nervöser Art: Die Restless Legs, das Nagelbeißen, die wilden Träume. In allen Lebensbereichen zeigt sich ein Hang zum Extremen. In ihrer Abwehr des Frauseins lässt sich eine Unsicherheit in Bezug auf ihre Identität erahnen.

Für dieses erste Gespräch haben wir viel Biografisches erfahren. Das bietet uns einen Schlüssel zum Verstehen der aktuellen Symptomatik im Sinne von schweren Defiziten aus der frühen Kindheit. Das sensible, aufgeweckte Kind findet in seinem Umfeld keinen seelischen Halt, findet weder überzeugende, verlässliche Bindungspersonen noch tragende Werte.

Es lassen sich für diesmal keine weiteren Details erfragen. Es bleibt der Eindruck, dass viele wichtige Emotionen erst in Andeutungen ausgesprochen worden sind. Die Frau ist jung. Vielleicht ist es für sie selbst ein erster Beginn, ihre gewaltige Unruhe nicht nur auszuleben, sondern auch zu reflektieren.

Arzneifindung. Für die genannten Hauptzüge notiere ich mir Arzneien, die für nervöse Unruhe der Beine, gepaart mit Angst, stehen: Kalium bromatum, Arsenicum und die Spinnengifte. Letztere beide weisen auch den Leistungszwang auf. Die Spinnengifte waren damals, 1993, eine Wieder- und auch Neuentdeckung. Ich dachte an Tarentula, versuchsweise in einer niederen Potenz. Repertorisiert habe ich damals noch nicht.

Als Bestätigung die Repertorisation im Nachhinein (▶ Tab. 21.1): Die gebotene Symptomatik lässt sich in die ausgewählten Rubriken übertragen. „Satyriasis" könnte für die sexuelle Hemmungslosigkeit der Jugendjahre eingesetzt werden.

Ergebnis. Nur in der Rubrik „Verwirrung bezüglich der eigenen Identität" fehlt Tarentula (▶ Tab. 21.2). Insgesamt steht es in Konkurrenz zu Sulfur. Hingegen fallen Arsenicum (an 36. Stelle) und Kalium bromatum (an 29. Stelle) weit nach hinten ab.

▶ **Tab. 21.1** Repertorisation.

	Repertoriumsrubriken	Anzahl der Arzneien
1	Extremitäten – Ruhelosigkeit – Beine – abends	18
2	Gemüt – Exzentrizität, Überspanntheit	67
3	Gemüt – Verwegenheit	50
4	Gemüt – Verwirrung; geistige – Identität; in Bezug auf seine	77
5	Gemüt – Widerspenstig	93
6	Gemüt – Wahnideen – verfolgt zu werden (wegen der Haltung, Einstellung etc.) – er würde verfolgt	65
7	Gemüt – Wahnideen – Bilder, Phantome; sieht – schreckliche	65
8	Gemüt – Satyriasis	47
9	Gemüt – Beschwerden durch – Tadel	32
10	Gemüt – Beschwerden durch – Liebe; enttäuschte	57

▶ **Tab. 21.2** Ergebnis der Repertorisation.

	sulph.	tarent.	stram.	bell.	nux-v.	sep.	ign.	lach.	op.	aur.
	10/13	9/14	8/11	7/10	7/8	7/8	6/13	6/13	6/11	6/10
1	2	3	–	–	–	2	–	–	–	–
2	1	2	1	2	1	1	–	3	2	–
3	1	1	1	1	-	1	3	–	1	2
4	1	–	1	–	–	1	–	1	1	1
5	2	3	–	1	2	1	1	3	1	1
6	2	1	1	1	1	–	2	2	–	1
7	1	1	2	2	1	–	1	2	2	–
8	1	1	2	–	1	–	–	–	–	–
9	1	1	1	2	1	1	2	–	4	2
10	1	1	1	2	1	1	4	2	–	3

Verordnung. Tarentula hispanica D 12, 2× täglich.

Kontrolle am 20. Dezember 1993, 5 Wochen später. Die Beinschmerzen haben sich anfangs verstärkt, dann wurden sie immer seltener, auch Anstrengung macht nichts mehr. Aspro ist unnötig geworden. Die Füße sind jetzt warm!

Zeitweise war Jucken des Rückens und des Genitale aufgetreten, besonders während der Menses, die eine Woche zu früh kam. Das ist sonst nie der Fall.

Als Zeichen der Entspannung wertet die Patientin, dass sie erstmals in ihrem Leben morgens den Wecker überhört hat und viel zu spät zur Arbeit kam, dies ohne jedwede Schuldgefühle.

Traum vom 28. November: Nach einer Wanderung: Alle Glieder tun weh. Es täte gut, sie hochzulagern, was nicht gelingt. Sie werden stattdessen an eine Autobatterie angeschlossen, so wird Energie zugeführt. Das gut tut.

Traum vom 29. November: Ein Betriebsausflug: Man sitzt im Saal, es werden Arien gesungen. Dies gefällt der Patientin sehr, doch die anderen bleiben unberührt, werden unruhig. Sie wollte laut klatschen, doch es ist ihr unmöglich. Sie hat dicke Handschuhe an. Da erlebt sie unendliche Einsamkeit.

Die Patientin ergänzt zum Traum: Sie ist sehr sensibel, liebt Schönes. Darin kann sie sich nicht mitteilen und fühlt sich oft unverstanden, ausgeschlossen. Andererseits fühlt sie sich aber auch wohl in dieser Rolle der Außenseiterin, z.B. bei der Arbeit.

Diese Gefühle kenne sie alle seit der Kindheit, auch in der Schule war sie Klassenbeste und wurde deshalb aus Neid ausgeschlossen.

Auswertung und Verordnung. Nach einer anfänglichen Unruhe legen sich die beklagten Schmerzen, die Menses verschieben sich, die Träume decken manche seelische Thematik auf.
Verordnung: Tarentula hispanica D 12, reduziert auf eine Gabe jeden zweiten Tag.

22. August 1994, 8 Monate später. Die Patientin meldet sich erst jetzt wieder. Sie hat Tarentula in guter Erinnerung und es mehrmals bei Bedarf wieder eingesetzt. Die Beine sind gut, das Nägelbeißen ist viel besser, die Träume sind deutlich ruhiger. Erst seither kann die Patientin wahrnehmen, wie nervös sie oft ist und immer war. Das ist für sie eine neue Entdeckung, denn davor kannte sie das als ihren normalen Dauerzustand.

Sie ergänzt ihre Angaben vom ersten Mal: Sie verspürt Unruhe, wenn Ungeplantes auftritt. Sie vermehrt ihre innere Unruhe selbst, indem sie immer sprungbereit ist – für Unerwartetes, Unbekanntes. Sie flieht sogar die Ruhe, indem sie ständig über die Zukunft grübelt und ihre täglichen Verrichtungen des folgenden Tages visualisiert. Das geschieht zwanghaft, unerbittlich, mit ihrem eisernen Perfektionsdrang. Es ist wie eine Art von Davonlaufen aus der Gegenwart.

Ihre Neigung zur Übertreibung lebt sie derzeit in maßlosem Lesen aus.

Verordnung. Tarentula hispanica D 200, später M.

Die Patientin meldet sich nur alle paar Monate wieder. Bei aller Intensität der einzelnen Gespräche bleibt sie selbstbestimmt und dosiert den Arztkontakt nach ihrem Maß.

Psychiatrische Einschätzung
Rosemarie Mayr

Zwar ist das Thema sexueller Missbrauch in diesem Teil der Darstellung noch nicht explizit, doch die Symptomatik sollte bereits in Richtung Psychotrauma denken lassen.
Alle 3 Aspekte der Traumatrias sind erfüllt:
- Vermeidung/Verdrängung: Die Patientin beschreibt sich als schüchtern und menschenscheu, Angst (vor Neuem, vor der Zukunft), Spinnenphobie; das wiederholte Abreißen des Gesprächs, wobei die Patientin offensichtlich in einen inneren Rückzug geht und den Kontakt nicht mehr halten kann, lässt kurze, dissoziative Momente vermuten. Sie kann den Missbrauch am Anfang der Behandlung noch nicht ansprechen (dies ist häufig der Fall, v. a. wenn die Patientinnen nicht oder noch nicht in Psychotherapie sind oder waren).
- Hyperarousal: hochgradige innere Anspannung; Nägelbeißen, innere Unruhe, Erwartungsspannung, Konzentrationsstörungen. Provokantes Verhalten für Jugendliche über das übliche pubertäre Maß hinaus, Risikoverhalten (Raufen, häufig wechselnde Sexualpartner).

▼

- Wiedererleben: Albträume mit sehr gewalttätigem Inhalt, schildert allerdings keine Flashbackerlebnisse im eigentlichen Sinne.

Die Intensität der Symptomatik sowie das hohe Risikoverhalten lassen bereits zu diesem Zeitpunkt eine Borderlinestörung vermuten.

Tarentula hispanica und die Ätiologie
Die Spinne Lycosa tarentula oder Tarantel. Sie enthält vor allem ein Nervengift.

Tarentula wurde erstmals 1846 von dem Spanier Nunez José geprüft. Über die genaue Identität der Spinne, die für das tradierte homöopathische Arzneimittelbild Pate steht, hat Lucae geforscht und ist auf mehr Fragen als Antworten gestoßen (Lucae 2006). Hier müssen noch Informationslücken geschlossen werden. In der Praxis hat Tarentula inzwischen trotzdem ihren Stellenwert.

Aus Vermeulen (2000). „Extreme Ruhelosigkeit, muss ständig in Bewegung sein ... GEWALT ... sexuell ... Die extreme Ruhelosigkeit der Glieder entspricht Arsenicum, es ist ein tief wirkendes Mittel wie Arsenicum."

Anhand der Kasuistik erfahren wir von der Patientin selbst über das gequälte innere Befinden, das bei einer solchen Unruhe vorherrscht: über die Ängste, den Leistungszwang, die Außenseiterrolle, die Auflehnung, die wilden Träume. All dies war durch das schwere Kindheitstrauma bewirkt, auch wenn die Patientin es zu diesem Zeitpunkt noch nicht in seinem vollen Ausmaß hatte benennen können.

Zur Ätiologie von Tarentula im Repertorium.
„Beschwerden durch":
- Bestrafung und Tadel,
- Verlegenheit,
- enttäuschte Liebe,
- Kummer,
- Zorn,
- Erregung, übermäßige Freude sowie schlechte Nachrichten.

Sexueller Missbrauch ist nicht erwähnt. In meiner Praxis hat sich Tarentula für dieses Trauma auch schon andernorts als hilfreich erwiesen (Gnaiger-Rathmanner 2007c).

21.1.4 Kreosotum, zweiter Schritt
Die Patientin ist 35 Jahre alt, in 2. Ehe verheiratet.

Ordination im Juni 2002. Nach längerer Pause kommt die Patientin wieder.

Sie ist seit 1996 wieder verheiratet, ihr Mann leitet eine Segelschule. Sie hat eines in der Beziehung von Anfang an klargestellt: „Ich will keine Kinder."

Die Ehe ist sehr wackelig. Ein großer Ehekonflikt liegt hinter ihnen. Die Frau hatte sich in ihren neuen, jungen Vorgesetzten verliebt. Nach großem innerem Ringen hat sie sich für den Mann entschieden, mit dem sie verheiratet ist. Ihr Mann hat ihr dabei sehr geholfen, er war geduldig und liebevoll und hat ihr 1 Jahr Zeit eingeräumt, um sich zu entscheiden. Über ihren inneren Weg berichtet sie: *„Ich hatte alle Werte hinterfragen müssen. Ich war ganz zerrissen. Ich musste viel weinen, war verzweifelt, aber auch gleichgültig gegenüber allem. Dabei bemerke ich als Ergebnis, dass der Kopf immer weniger dominiert. Ich folge immer mehr dem Herzen. Ich habe begonnen, Gedichte zu schreiben. Das hilft mir, mich zu ordnen, und sie kommen gut an."*

Seit einiger Zeit quält sie wieder der Unterleib, besonders in der zweiten Zyklushälfte: Brennen der Vagina und trockene Schleimhaut mit blutenden Rhagaden. Es gibt keinen Fluor. Diese Beschwerden kennt sie schon seit 1999, seit dem Alter von 32 Jahren.

Der Gynäkologe stellt meist eine stark gereizte Schleimhaut fest, Soorpilze lassen sich kaum mehr finden. Jede Art von Lokalbehandlung ist schon versucht worden, mit nur kurzfristigen Erfolgen.

Der Schlaf ist „herrlich".

Auswertung. Bei chronifizierten Soorkolpitiden ist der Erregernachweis oft unergiebig. Es scheint so, als ob eine Überreaktion auf die kleinste Menge von Soorpilzen stattfinde, also vielmehr ein allergischer Vorgang mit trockenen, gereizten Schleimhäuten vorliege als ein entzündliches, exsudatives Geschehen. Das heißt für den homöopathischen Ansatz, konstitutionell und miasmatisch zu arbeiten. Die trockene, chronische Entzündung spricht für einen Hang zur Destruktion. Im Gegensatz dazu spricht eine exsudative Entzündung für die lymphatische Diathese. Wenn der

Unterleib betroffen ist, dominiert die Sykose. Ich beschränke mich in der Arzneiwahl bevorzugt auf diese auffallende Lokalsymptomatik.

Für die akute Soorkolpitis kommen häufig infrage: Sabina oder Sepia. Wenn das Brennen neben dem Juckreiz hervorsticht, dazu die Trockenheit der Schleimhäute bei großer Hartnäckigkeit und Chronizität der Beschwerden, insbesondere im Unterleib, so spricht dies für Kreosotum mit dem Hintergrund der destruktiven Diathese. Das hat sich bei dem häufigen Frauenproblem unserer Tage vielfach bewährt (▶ S. 160 f.).

Verordnung. Kreosotum D 6, 2× täglich.

Kontrolle Juli 2002, 1 Monat später, und weiterer Verlauf bis Dezember 2002. Die Arznei half sofort. Infolge von lokalen Rezidiven wurde auf Kreosotum 200 und später M gewechselt, was die Beschwerden deutlich mildert. Seelisch erlebt die Patientin eine neue innere Ruhe. Sie fühlt sich ausgeglichen und nicht mehr so getrieben von äußeren Umständen.

Ich als ihre Ärztin bin betroffen vom Ausmaß des Spannungszustands im Körper dieser Frau. Um ihr zu einem weicheren Umgang mit sich selbst zu verhelfen, empfehle ich ihr schlussendlich eine Tanztherapie mit Schwerpunkt Bauchtanz.

September 2003, nach einer Pause von ¾ Jahren: Die Patientin berichtet: „Kreosotum hat mir geholfen, über vieles meiner Kindheit bewusst zu werden. Ihre Empfehlung zum Bauchtanz hat mich lange Zeit beschäftigt. Ich dachte sogar daran, deshalb den Kontakt mit Ihnen als meiner Ärztin abzubrechen. Ich empfinde eine massive Abwehr gegen die Vorstellung von Tanzen. Ich bin gehemmt in Gruppen, fürchte die Gruppenhypnose. Ganz besonders fürchte ich aufkommende und unkontrollierbare Gefühle, wenn ich die Spannungen in meinem Körper loslassen soll. Ich stehe mir immer selbst im Wege.

In Gruppen wirken immer so viele Ansprüche auf mich ein: Ich möchte die Erwartungen anderer erfüllen, ich möchte von allen geliebt sein, kann es aber nicht. Ich kann mich nicht anpassen, kann nicht ‚schön tun', wie ich meine, dass es von mir erwartet wird."

Frage: Wer erwartet es von Ihnen? – **Antwort:** „Ursprünglich der Vater. Heute jeder überall."

Frage: Was war mit dem Vater? – **Antwort:** „Mein Vater verlangte immer von mir, dass ich freundlich dreinschaue. Wenn ich das nicht schaffte, verwies er mich auf mein Zimmer, bis ich seinem Befehl nachkommen konnte. Echten Kontakt gab es keinen mit ihm. Meine Gefühle interessierten ihn nicht.

Er hat mich nie richtig angeschaut. Ein erschütterndes Schlüsselerlebnis ist mir in Erinnerung: Als ich mit 20 Jahren meine Haare kurz geschnitten hatte, erkannte er mich gar nicht mehr."

Verordnung. Kreosotum M wird wegen der guten Wirkung vom Vorjahr wiederholt.

Kontrolle November 2003, nach 2 Monaten. Über 3 Wochen waren die Beschwerden gebessert. Seit Längerem rezidiviert die Soorkolpitis wieder. Sie ist sehr hartnäckig. Doch betont die Patientin unerwartet: „Kreosotum hat viel bewirkt. Es macht mich bewusster gegenüber meiner Kindheit und meinem Vater. Jetzt kann ich die Wunde aus meiner Kindheit klar fassen. Denn: Über lange Zeit hatte ich diese Erlebnisse vergessen gehabt.

Mein Vater machte sexuelle Übergriffe auf mich. Er hatte nur 2 Gesichter: Entweder war er abweisend und unzugänglich, oder er kam mir ganz nahe und streichelte mich eindeutig sexuell-intim. Diese Zuwendung erregte mich. Ich genoss sie, da sie die einzige Aufmerksamkeit und Zärtlichkeit bedeutete, die mir mein Vater gab. Nein, sexuelle Gewalt hat er mir dabei nie angetan.

Ich hielt diese Kontakte geheim und fühlte mich allmählich ausgenutzt.

Mit 8 bis 10 Jahren wurde ich mir gewahr: Ich schämte mich und fühlte mich schuldig für mein Gefallen an Vaters Zärtlichkeiten. Ich begann, mir selbst Schmerz zuzufügen und mich zu kasteien. Das Vorbild dazu entnahm ich einem Büchlein über Märtyrer von Oma. Ich schlief auf einem harten Brett, das ich mir in das Bett legte, zudem geißelte ich mich. Ich wollte meinen Körper peinigen und ihn damit besiegen, um die Kontrolle zu bewahren und um rein zu sein. Insgeheim wünschte ich mir, dass es meine Mutter bemerkte und mir beistehe in meiner Seelennot. Diese jedoch begegnete mir mit Gleichgültigkeit. Sie tat es als ‚Religionsfimmel' ab und kümmerte sich nicht um mich."

Die Patientin weint in der Ordination zum ersten Mal. In mir als Therapeutin regt sich Ekel und

Empörung gegen die Taten des Vaters – anstelle der Patientin?
Frage: Was haben Sie heute für eine Beziehung zu Ihrem Vater? – **Antwort:** Zum Vater empfindet sie große Distanz und Bedauern wegen seiner emotionalen Unfähigkeiten und seiner Krankheit im Alter. Heute lebt die Patientin mit ihrem Mann in einer eigenen Wohnung im Haus ihrer Eltern.

Auf die **Frage,** ob sie je ganz gesund werden kann in diesem Haus, **antwortet** die Patientin mit Ja.

Auswertung und Verordnung. Die seelischen Knoten aus der Kindheit lösen sich und finden einen Ausdruck. Dadurch werden viele Aspekte aus dem Beschwerdebild und dem Verhalten dieser Frau verständlich. **Verordnung:** Keine neue Hochpotenzgabe. Kreosotum D 6 bei Wiederauftreten der Unterleibsbeschwerden. Der ärztliche Rat: Ich lege der Patientin nahe, Acht zu geben auf das Mädchen Manuela, das sie damals war.

Gespräch am 16. Dezember 2003, 1 Monat später. Ein auffallender, eigenartiger Traum in der ersten Nacht nach dem letzten Gespräch:
„Ich reite mit dem Kamel in der Wüste, ich lenke es. Ich lenke es herb und hart, mit Schlägen. Es ist notwendig, denn nur so komme ich durch. Ein Rastplatz: Er ist mit Stacheldraht umzäunt. Meine Hände sind ebenso mit Stacheldraht gefesselt. Ich spüre den Schmerz erst, als ich meine Hände anblicke. Ein Mann hilft mir, diese Fesseln zu lösen. Ich erlebe dies als große Befreiung."

„Die Stimmung dazu, im Nachhinein betrachtet, sagt mir: Das Kamel – das sind meine Gefühle. Das Kamel ist eigenwillig, widerspenstig, dumm. Es folgt seinem Weg, es kann große Durststrecken überwinden, viel aushalten. Die gefesselten Hände: ein Bild für meine Kasteiungen in der Pubertät, aber auch ein Bild für meine ausweglose Rolle in der Familie. Dieser Traum verhilft mir zum innerlichen Abschied vom Vater. Ich bin verwundert, wie klar das für mich geworden ist, und fühle mich befreit."

„Ein zweiter Traum ist mir ebenso in Erinnerung geblieben: Ich bin ein Mann. Dazu das Gefühl: Es ist viel besser so. Frau sein bedeutet nur Nachteile."

Verordnung. Die Seelenreaktionen sind in vollem Gange, viele Schichten von Enttäuschungen tauchen auf. Nach 3 Monaten Abstand wird Kreosotum M wiederholt. Dazu Kreosotum D 6 bei Bedarf über die Feiertage.

Anmerkung: Die Patientin hatte hartnäckige Unterleibsbeschwerden, gepaart mit Ruhelosigkeit. Der Hintergrund davon, das Erleiden von langjährigem sexuellem Missbrauch durch den Vater, wurde der Patientin erst in der Folge der Arzneiwirkung von Kreosotum in aller Deutlichkeit bewusst. Erstaunlich ist in diesem Fall die Tatsache, dass der Missbrauch im Schulalter geschah, in einem Alter, da sich Kinder üblicherweise an ihre Erlebnisse gut erinnern können. Nicht so, wenn es ein hochtraumatisches Erlebnis war, das in der Seele abgespalten werden musste, um – von der Familie emotional alleingelassen – seelisch zu überleben.

Psychiatrische Einschätzung
Rosemarie Mayr

Die Patientin kann den sexuellen Missbrauch inzwischen ansprechen. Dass sie nun eine themenbezogene körperliche Symptomatik entwickelt hat, kann man als Zeichen deuten, dass eine innere „Ent-wicklung" stattfindet.
Sie berichtet nun über Selbstbestrafungstendenzen (schlief auf einem Brett, Selbstgeißelung) in der Jugend und ihre Angst, aufsteigende Gefühle nicht kontrollieren zu können, sowie über ihre Verzweiflung und innere Gleichgültigkeit. Sie hat (wieder) Albträume und eine außereheliche Beziehung.
Spätestens jetzt ist die Diagnose „Borderlinestörung" (F 60.3 nach ICD-10) gerechtfertigt.
Die urogenitale Symptomatik lässt außerdem an die zusätzliche Diagnose F 45.34 – somatoforme autonome Funktionsstörung des Urogenitalsystems – denken, da nun praktisch keine Keime mehr zu finden sind, die die ausgeprägte Symptomatik erklären könnten.

Kreosotum und die Ätiologie
Das Destillat des Buchenholzteers ist hochtoxisch.

Es enthält die Karbolsäure, auch Acidum carbolicum oder Phenol genannt, die das kristallinisierte und rektifizierte Kreosotum ist. Sie wirkt ätzend auf die Haut und die Schleimhäute und bewirkt Nierenentzündungen und zentrale Atemlähmung.

Kreosotum gehört zu den Arzneien für den Unterleib mit Beschwerden hartnäckigen, destruktiven Charakters: Brennen und Jucken an Vulva und Vagina, trockene, wunde Schleimhaut, insbesondere bei klimakterischen Frauen. In der Tendenz zur Destruktion und zum syphilitischen Miasma, das bis zu Blutungen, Ulzera und Karzinom führen kann, gleicht es Carbo vegetabilis und Carbo animalis. Wie sich Kreosotum in unserer Zeit anwenden lässt, ist zusammengefasst im Sammelartikel von einer Autorengruppe aus Wien (Kozel et al. 2004, auch Stauffer 2002).

In den Träumen nennt schon Kent das Bild: *„Männer verfolgen sie, um sie zu vergewaltigen"* (Kent 2009). Es gibt auch das Symptom: *„Furcht, Angst und Zittern bei dem Gedanken an Koitus bei Frauen"* (Vermeulen 2000). Zu diesem letzten Symptom ist im Radar-Repertorium die Quelle angeben: Kent und C. Hering; bestätigt durch Phatak und Morrison. Das heißt, dieses Symptom als Hinweis für ein traumatisches sexuelles Erlebnis ist schon lange bekannt. Es drängt sich die Frage auf: War es im 19. Jahrhundert noch nicht möglich, mehr über die „Schande" von sexuellem Missbauch zu reden? Besonders in einem patriarchalischen Zeitalter, als S. Freud um die Deutung der erotischen Träume seiner Patientinnen rang?

Ätiologie im Repertorium. Inzwischen steht Kreosotum im Repertorium (Radar; Quellen dort entnommen) bei der Ätiologie für 2 Themen:
- Beschwerden durch Erregung des Gemüts (Quelle: Kent),
- Beschwerden durch sexuellen Missbrauch und Vergewaltigung, auch bei Kindern (Quelle: Le Roux, Zala).

Einige Gemütssymptome, die bei der Patientin zu Kreosotum passen (Vermeulen 2000):
- hochgradige Ruhelosigkeit und Erregung am ganzen Körper, besser durch Bewegung, auch nachts,
- ärgerlich und starrsinnig,
- verweilt bei vergangenen, unangenehmen Ereignissen.

21.1.5 Androctonus, dritter Schritt

Die Patientin ist 37 Jahre alt.

Ordination am 2. Februar 2004, 6 Wochen nach der letzten Kreosotum-Gabe. Der Scheidensoor ist seit 1 Woche wieder da, trotz der letzten Gaben Kreosotum M und Kreosotum D6 bei Bedarf. Dabei klagt die Patientin über einen Unterbauchschmerz, der mit dem Gefühl von lähmender Schwäche und Trauer verbunden ist. Sie fühlt sich zittrig, wie in einem Fieber, es gibt ein dumpfes Gefühl im Unterbauch, *„wie verhärtet"*, *„wie ein Ball"*, *„wie etwas Isoliertes"*, *„wie etwas, das nicht zu mir gehört"*. Sie führt ihren Unterarm mit einer harten, schneidenden Geste quer über den Unterbauch, wie bei Harakiri. Sie sagt: *„Das alles im Unterbauch fühlt sich fremd an, am besten abschneiden."* Dabei ist sie tief gerührt und weint.

Sie äußert Gefühle von: Verzweiflung, Resignation, Hilflosigkeit, Ohnmacht, Ausgeliefertsein. Ein Gefühl wie ein Zusammenbruch, *„wie schwarze Löcher"*. Sie wisse nicht, woher es kommt.

Sie leidet unter vielen Ängsten: Angst vor einer schlimmen, unbekannten Krankheit, vor einer möglichen Operation, vor Verstümmelung dadurch. Davon träumt sie auch, der Schlaf ist unruhig.

Derzeit ist wegen Schmerzen kein Koitus mit ihrem Mann möglich. Dieser ist verständnisvoll und geduldig. Trotzdem verfällt sie in Ängste vor Verlassenwerden, weil sie ja nicht funktioniere.

Auswertung und Arzneifindung. Bei einem traumatisierten Menschen können kleine Ereignisse die ganze Integrität zur Auflösung bringen, alle errungenen Sicherheiten brechen ein. Es ist eine existenzielle Angst und Verzweiflung. Oft können die Betroffenen selbst nicht benennen, woher es kommt. Da vermutet man aus der Sicht der Traumatheorie einen Trigger. Das ist ein kleinster Reiz auf seelischer oder körperlicher Ebene, der direkt auf das Unbewusste, sprich das Vegetativum, wirkt. Wir wissen schon, dass sie als Kind schwerem sexuellem Missbrauch ausgesetzt war.

Wiederum ringt die Patientin um Worte, um sich ihrer Empfindungen an Leib und Seele gewahr zu werden und sie zum Ausdruck zu bringen: Die Verzweiflung, die Ohnmacht, die Angst, verlassen zu werden, das Gefühl von Abspaltung eines Körperteils, die Geste wie bei Selbstverstümmelung.

Es gibt also einen Stillstand der Heilreaktionen. Es treten neue Symptome auf. Nun muss die Arznei gewechselt werden: Solche existenziellen, destruktiven Angriffe auf die eigene Identität und Integrität lassen an eine Tierarznei denken. Die Unruhe von Tarentula besteht dieses Mal nicht. Wie steht es mit anderen Spinnen oder gar dem Skorpion?

Repertorisation. Es werden Rubriken gewählt, die annähernd die geschilderten Empfindungen erfassen (▶ Tab. 21.3).

Ergebnis. Androctonus findet sich im Vergleich zu mehreren anderen Arzneien wie Anacardium, Stramonium und Opium, die als bedeutende Gifte und Drogen für außergewöhnliche und existenzielle Zustände von Patienten homöopathisch eingesetzt werden. An 9. Stelle steht auch Carcinosinum, eine Hauptarznei für Folgen von frühkindlichem Trauma (▶ Tab. 21.4).

Zur Lokalsymptomatik: Bei der Rubrik „*Juckreiz am Genitale*" lässt sich Tarentula hochwertig finden, Androctonus nicht. Es könnte sein, dass die

▶ **Tab. 21.3** Repertorisation.

	Repertorisationsrubriken	Anzahl der Arzneien
1	Gemüt – Beschwerden durch – Missbrauch, Misshandlung; nach – sexuellem Missbrauch; nach	48
2	Gemüt – Destruktivität, Zerstörungswut	69
3	Gemüt – Betäubung	315
4	Gemüt – Verlassen zu sein; Gefühl – Isolation; Gefühl von	72
5	Gemüt – Verzweiflung	249
6	Gemüt – Wahnideen – Identität – Fehleinschätzung in Bezug auf die eigene	30
7	Gemüt – Wahnideen – getrennt – Welt; von der – sei; er	45
8	Gemüt – Selbstkontrolle – Verlust der Selbstkontrolle	23
9	Gemüt – Qualvolle Angst	206
10	Gemüt – Impulse, Triebe; krankhafte	71
11	Gemüt – Distanziert	59

▶ **Tab. 21.4** Ergebnis.

	androc.	anac.	stram.	op.	cann-i.	anh.	thuj.	staph.	carc.	hyos.
	11/14	9/13	8/15	8/13	8/12	8/11	8/9	7/12	7/11	7/11
1	1	1	1	3	1	–	1	3	3	1
2	1	1	4	1	–	–	–	1	1	2
3	1	1	3	3	2	2	2	1	–	3
4	2	2	1	1	1	2	1	–	1	–
5	1	2	2	2	2	1	1	2	2	1
6	1	–	1	–	1	1	1	–	–	–
7	2	2	–	–	–	–	2	1	–	1	–
8	1	1	–	1	–	1	–	1	–	–
9	1	2	2	1	3	1	1	3	2	2
10	1	1	1	1	1	–	1	1	1	1
11	2	–	–	–	1	1	–	–	–	1

homöopathischen Kenntnisse über die Lokalsymptome dieser neu eingeführten Arznei noch nicht ausgereift sind.

Verordnung. Androctonus 200.

Kontrolle am 14. Februar 2004, 2 Wochen später. *„Das Mittel war interessant, doch auch das Gespräch hat mich aufgewühlt."* So berichtet die Patientin. 2 Stunden nach der Ordination hatte eine massive, hochakute Reaktion an der Vagina mit Juckreiz und Rötung ebenso wie mit dem Gefühl von Verzweiflung eingesetzt. Das kam schubweise über 3 Tage lang. Dann beruhigte sich alles. Es fiel der Patientin zudem auf: Die letzte Menses verlief im Gegensatz zu sonst beschwerdefrei. *„Das Bauchgefühl ist viel besser, es fühlt sich weicher und lebendiger an. Ich fühle mich in meinem Körper insgesamt besser und stabiler. Ich spüre meine Beine mehr."*

Ein entspanntes Körpergefühl wird der Patientin, die vormals die Tanztherapie abgelehnt hatte, nun über den Weg der homöopathischen Arznei zugänglich.

Am 9. März 2004, 3 Wochen später. Es geht gar nicht gut. An der Scheide fühlt sich alles wund und brennend an. Die Gynäkologin findet in den Abstrichen keinen Erreger. Auch sie verweist darauf, dass ein seelischer Faktor eine Rolle spielen müsse.

Die Patientin ist verzweifelt, sieht keinen Weg, hat keine Kraft mehr. Sie fühlt sich *„wie außer sich, wie fremd, wie wenn nicht sie selbst spreche, wie wenn es nicht ihre eigenen Worte wären"*. Sie weint viel, bei kleinstem äußerem Anlass, wie sie es von ihren früheren Krisen kennt: in ihrer Jugend, bei der Scheidung von ihrer ersten Ehe. Sie rettet sich durch Beschäftigung. Sie ist derzeit gerne alleine.

Der Schlaf ist gut. Die Träume belasten derzeit nicht.

Auswertung und Arzneiverordnung. Die Patientin sucht immer neue Worte, um ihren inneren erregten und verwirrten Zustand zu beschreiben. Ihre Seele scheint ganz aufgewühlt. Sie zählt lauter Symptome auf, die bevorzugt im Arzneimittelbild von Androctonus bekannt sind.

Die somatischen Beschwerden zeigen währenddessen eine Verschlimmerung, bei Andeutung eines neuen, entlastenden Befindens bezüglich der Körperwahrnehmung.

Haben wir eine – allerdings verzögerte, da schon über 5 Wochen andauernde – Phase einer Heilreaktion vor uns, wo insbesondere auch seelische, alte, unbewältigte Wunden aufbrechen?

Auffallend sind die guten, ruhigen Nächte und die nunmehr schmerzfreien Menses. Das kann ein Wegweiser dafür sein, dass sich aus den Tiefen der Regulation eine Besserung als Bestätigung für obige Annahme ankündigt.

In einer solchen aufgewühlten, produktiven Phase wird die Patientin ärztlich begleitet, doch weder Arznei noch Potenz werden gewechselt. Dazu gibt es eine Ausnahme: Wenn es den Anschein erweckt, die Patientin ist an der Grenze der Belastbarkeit, wie es gerade der Fall ist, dann kann die Potenz der bisherigen Arznei gewechselt, meist erhöht werden.

Verordnung. Androctonus M.

Rückmeldung nach 2 Monaten und im November 2004, 8 Monate später. Alles besserte sich zunehmend. Dann, im November: Seit 4 Monaten geht es ganz gut. Das Gefühl der Überlastung und der Ohmacht sind weg, der Unterleib ist völlig ruhig. Sie entdeckt als neue Empfindung, was es heißt, Vertrauen in den eigenen Körper zu spüren.

Es wird keine weitere Arznei verabreicht. Die Patientin ist wieder lange Zeit fern geblieben.

März 2005: 5 Monate danach. Jetzt gibt es ein neues Problem: Sie beschreibt ein zwanghaftes, ruheloses Verhalten, *„wie ein gehetztes Tier"*. Wenn das Wetter günstig für das Mountainbiken ausfällt, muss sie es unbedingt ausführen. Da gibt es keine anderen Gedanken mehr, kein Argument dagegen. Es kann dabei etwas nicht stimmen, denn das Hobby macht dann auch keine Freude mehr. Sie peinigt damit sich selbst und ihren Mann, der sie begleiten muss. Das geschieht ihr jetzt, da sie zufrieden ist und alles in ihrem Umfeld, in Familie und Beruf, gut läuft.

Sie gesteht sich ein, dass sie diese Unruhe in sich schon immer kennt. Doch auf diese Art will sie es nicht mehr ertragen. Sie sucht Hilfe. Sie hat beobachtet, dass es aus einem Gefühl des Fremdseins in der Welt entspringt. Anpassung gelingt ihr nicht, sie ist und bleibt eine Außenseiterin. Sie kann nur sie selbst sein, ohne Kompromisse. Dann gelingt ihr Leben. Als Alternative dazu gibt es nur die panikartige Flucht aus der Situation.

Auch die Träume quälen sie wieder.

Traum 1: „Ich hetze mich zum Zug. Wenn ich nur ein bisschen schneller wäre, würde ich ihn erreichen. Das treibt mich in eine völlige Erschöpfung."

Traum 2, der sich oft wiederholt: „Ich werde unschuldig verfolgt. Es läuft eine spannende Hetzjagd auf mich. Dies ist so unerträglich, dass ich mich den Verfolgern freiwillig stelle und auf Gnade hoffe. Doch ich werde hinterrücks ermordet, gnadenlos."

Es sind Träume von frustranen Bemühungen, von Bedrohung, von Flucht, von Meuchelmord am eigenen Leib.

Folgende Verordnungen. Die große Eile und die motorische Getriebenheit verleiteten mich dazu, es nochmals mit Tarentula D 12 zu versuchen. Das bringt nur wenig Erfolg. Zudem hatte sich nach langer Pause erstmals wieder eine Soorkolpitis gesellt.

Deshalb wird 1 Monat später auf Androctonus 200 gewechselt. Die Patientin kommt dann wieder über ein halbes Jahr selbst und selbstständig gut zurecht. Die Tanztherapie wird jetzt aufgegriffen und unterstützt sie dabei, einen neuen Zugang zu ihrem Körper und ihren Gefühlen zu finden.

Weiterer Verlauf ab September 2005. Die Patientin meldet sich sporadisch, wenn es neue Beschwerden gibt und neue Herausforderungen. Die Krankheitsbilder wechseln immer wieder: Ein Hörsturz, gelegentlich ein Rezidiv der Soorkolpitis, ausgeprägte Myogelosen im Schultergürtel, ab 2008 2 wachsende Uterusmyome. Die Homöopathie wurde immer wieder eingesetzt, konnte aber leider das Wachstum der Myome nicht aufhalten. Die Myome müssen im Oktober 2010 operativ entfernt werden. Danach gibt es eine bedrohliche Nachblutung, die einen neuerlichen Eingriff erforderlich macht. Dann erholt sich die Patientin gut.

Rückblick und Schlussbetrachtung im Mai 2011. Die Patientin schreibt auf meine Bitte hin den Text, wie er diese Kasuistik einleitet, ihre Geschichte über das Ringen um Genesung mithilfe des ärztlichen Gesprächs und der Homöopathie. Sie kommentiert ihr Schriftstück nach der Fertigstellung: „Ich habe Ihre Anregung zum Niederschreiben gerne angenommen, das interessiert mich. Das Schreiben war aber gar nicht einfach und locker. Es bedeutete eine Reise zurück in alte Erinnerungen, aber auch zurück in alte Beschwerden. Ich verfiel wieder in große Unruhe und ein Gefühl von Verlassenheit und Ausgeliefertsein. Das wurde begleitet von Anfällen von Nagelbeißen wie schon lange nicht mehr.

Ich neige nach wie vor zur Selbstausbeutung, die sehr destruktive Züge annehmen kann. Mein Drang, ‚perfekt' sein zu wollen, verhindert die Wahrnehmung der Grenze der eigenen Leistungsfähigkeit. Ich weiß nie, wann etwas gut genug ist."

So erhielt die mutige Frau als Gegengabe für den Text nochmals Androctonus 200.

Die Nacht darauf kam ein intensiver Traum. Die Patientin schildert: „Da ist mein Elternhaus. Vater steht am Hauseingang. Er greift nach mir. Ich tobe. Vater sagt höhnisch: ‚Ja, darf ich meine Tochter nicht einmal berühren?' Ich empfinde Ekel, tiefe Kränkung und Frustration.

Mein Eindruck dazu: Ich spüre wieder den Konflikt meiner Kindheit: Ich will nicht abweisend und borstig sein. Doch reiche ich Vater – bildhaft gesprochen – den kleinen Finger, so fasst er die ganze Hand. So war es ja auch tatsächlich mit meinem Vater, der diese Grenzen oft überschritten hat.

So aufwühlend und schmerzhaft dies alles für mich ist, es tut gut, alles heute so klar zu sehen."

Mithilfe der Arzneigabe, unterstützt durch die Reflexion: Die Beschwerden glätten sich rasch.

Und wie sieht diese Frau heute aus? Wie lebt sie heute? Der Gesichtsausdruck wirkt offener, freier, mit klarem Blick gegenüber dem Gesprächspartner, aufrecht und wachsam. Es wird mehr gelacht. Der Kontakt bricht nicht mehr so auffallend ab, doch eine gewisse Distanz bleibt erhalten. Die burschikose, sportliche, waghalsige Note fällt weiterhin als besonderes Markenzeichen auf.

Frage an die Patientin: Wie gelingt das erotische Leben mit ihrem Mann, da Sie so sehr von sexuellem Missbrauch als Kind betroffen waren? – **Antwort:** „Als Jugendliche lebte ich meinen Seelenschmerz mit übertriebenem Sexualleben aus, ich benahm mich sex- und männersüchtig. Mit meinem ersten Mann war es eine Katastrophe. Mit meinem jetzigen Mann geht es im Intimleben gut, ich bin glücklich. Dorthin zu kommen, das hat lange gebraucht. Mein Mann hat mir sehr geholfen. Er war geduldig, feinfühlig und achtsam in der Annäherung zu mir. Ich konnte ihm auch alles erzählen, schrittweise, was mir auf dem Herzen lag. Das hat uns beide sehr nahe gebracht."

Frage an die Patientin: Leiden Sie darunter, dass Sie keine eigenen Kinder haben? – Die impulsive **Antwort**: „Um Himmels Willen, nein. Wir verhüteten immer konsequent mit Kondom, bevor mir die Gebärmutter entfernt werden musste. Ich mag Kinder schlichtweg nicht. Ein Kind hätte für mich bedeutet: Lange Bindung an die Konventionen ohne Ausweg, sowie die Versuchung zu hohen Idealen bei uns als Eltern, die im Alltag doch nur mit den nötigen Kompromissen umsetzbar wären. Das wäre für mich ein unerträglicher Schmerz. Nein, Kinder gehören nicht zu meiner und unserer Bestimmung."

Körperlich ist diese Frau nun über weite Strecken beschwerdefrei. Jedes Mal allerdings, wenn es Anlass gibt, sich der alten Seelenwunden zu erinnern, dann können reflexartig auch die alten Beschwerden auftreten, insbesondere die Soorkolpitis.

Die Patientin fragt: „Wird es einmal ein Ende geben mit den Altlasten aus meiner Kindheit? Mein größter Wunsch ist es, von Krankheiten ‚in Ruhe gelassen' zu werden. Das würde mir das Gefühl verleihen, in Ordnung zu sein."

Hier fällt für mich als ihre Ärztin die Antwort schwer. Ich kann diese Frau nur bewundern, wie sie mit ihrem Schicksal kämpft und bisher schon viele gute Lösungen für ihr Leben errungen hat.

Psychiatrische Einschätzung
Rosemarie Mayr

Ergänzende Bemerkung zur bisherigen psychiatrischen Einschätzung: Die Patientin spricht hier offenbar erstmalig über ihre große Angst vor dem Verlassenwerden, was für eine Borderlinestörung sehr typisch ist!

Androctonus und die Ätiologie

Androctonus Amurreuxi Hebraeus, der israelische Skorpion. Die Skorpione sind eng verwandt mit den Spinnen.

Seit der berühmten Prüfung durch J. Sherr (1985) hat sich diese Arznei etabliert für gehetzte Menschen, aber auch für Menschen mit schweren Persönlichkeitsstörungen:

- „Typisch ist der klare, wache, unbeirrbare, kritikfreudige Verstand und Intellekt bei Verlust der Willenskraft, dazu die rasende, getriebene Unruhe mit sexueller Erregung."
- „Das Gefühl, anders zu sein als die anderen, völlig allein und isoliert von der Umgebung, von der Meinung anderer, ja gegenüber der menschlichen Rasse zu sein, vielmehr ein Beobachter denn ein Akteur im Leben zu sein. Alles erscheint wie unwirklich …"
- „Hartnäckige Gedanken, ein Gedanke schließt alle anderen aus. Das Gefühl, wie wenn sie durch ein Loch auf die ganze Welt blicke."
- Schreckliche, wüste Träume von erfolglosen Anstrengungen, von Gewalt, von Verstümmelung und Verfolgung (Sherr).

Ätiologie im Repertorium. Die Symptome im Unterleib fallen für Androctonus im Repertorium spärlich aus:

- „Jucken der Vagina, wunder Schmerz." Damit stehen sie dem Kreosotum nahe.
- Kennzeichnend für den Skorpion ist die hochgradige, unersättliche sexuelle Erregung (Sherr 1985).

Androctonus gehört zu den Arzneien in der Rubrik: **Beschwerden durch sexuellen Missbrauch**. Außerdem „Beschwerden durch":

- Erwartungsspannung,
- enttäuschte Liebe,
- Schreck.

Die Eigen- und Körperwahrnehmung, die eigene Gefühlswelt, ja die Identität mit den Grenzen von innen und außen, von fremd und eigen sind verschoben, verunsichert und unverlässlich: So schilderte es die Patientin ebenso wie die Prüfer des Skorpions.

Sexueller Missbrauch als Ätiologie

Die Langzeitkasuistik der Patientin zeigt das Schicksal in der Folge von langjährigen sexuellem Missbrauch des Kindes durch den Vater.

Die Arzneien Tarentula, Kreosotum und Androctonus haben je einen wichtigen Schritt begleitet: Teils indem Unruhe und Unterleibsschmerz wichen, teils indem im Sinne einer Arzneireaktion zuerst eine Konfrontation mit dem gespeicherten Seelenschmerz aus der Vorgeschichte auftauchte und als Stufe zur Genesung bestanden werden musste. Das geschah durch intuitives Erinnern und durch Träume.

Was ist der gemeinsame Nenner zwischen der Spinne, dem Kohleprodukt aus Buchenholz – einem Teerdestillat – und dem Skorpion?

Homöopathisch gesehen lassen sich nennen:
- Konstitution und Geschichte der Patientin als ein Faktum,
- Destruktion,
- Gift,
- Folgen von sexuellem Missbrauch am Kind,
- Symptomatik am Unterleib,
- getriebene Unruhe (von Kreosotum ist diese weniger bekannt, vor allem bei Kindern, s. Kozel 2004),
- Verzweiflung.

Gibt es eine wesenhafte Gemeinsamkeit der 3 Arzneien? Eine Beziehung zwischen Spinne und Skorpion ist als biologisch nahe Verwandte fassbar. Für Kreosotum lässt sie sich kaum finden. Da eilt die homöopathische Praxis unserem Denk- und Anschauungsvermögen weit voraus.

> **Originalrubriken aus dem Repertorium**
>
> **Gemüt – Beschwerden durch – Missbrauch, Misshandlung; nach – sexuellem Missbrauch; nach:** ACON. am-m. ambr. anac. androc. ARN. ars. aster. aur-m. bapt. bell-p-sp. berb. calc-p. cann-i. CARC. caust. croc. cupr. cur. cycl. falcope. foll. hyos. IGN. kreos. lac-c. lac-f. lyc. lyss. Med. Melis. nat-c. Nat-f. NAT-M. nux-v. OP. Orig. oxyg. petr-ra. Plat. SEP. STAPH. stram. thuj. toxi. tub. ust. xanth.
>
> **Gemüt – Beschwerden durch – Missbrauch, Misshandlung; nach – körperlich:** lyss.
>
> **Gemüt – Beschwerden durch – Missbrauch, Misshandlung; nach – sexuellem Missbrauch; nach – Kindern; bei** acon. anac. arn. Carc. ign. kreos. lac-c. lyc. Med. nat-m. nux-v. op. Plat. sep. staph. thuj.

Als Nachtrag in der Rubrik „Beschwerden durch sexuellen Missbrauch bei Kindern" empfehlen sich aufgrund der Kasuistiken dieses Buches: Androctonus, Tarentula, Podophyllum (▶ Kap. 21.3).

21.2 Carcinosinum, die Krebsnosode

„Es fühlt sich an, wie wenn sich sofort ein Knoten gelöst hätte."
Jeder neue Schritt bedeutet einen Balanceakt mit dem Abgrund.

21.2.1 Kasuistik

Frau von 30 Jahren, verheiratet in zweiter Ehe, 1 Tochter, Lehrerin an einer Allgemeinbildenden Höheren Schule.

Diagnosen:
- atopisches Ekzem,
- affektive Störung mit selbstverletzendem Verhalten,
- Schlafstörung,
- Status post aggressiver Suppressionsbehandlung der Haut.

Traumathemen:
- Mutterkonflikt,
- emotionale Vernachlässigung als Kind,
- Überforderung als Kind,
- lang andauernde Ängste,
- Tadel.

Beobachtungszeitraum: 13 Monate.

Erstgespräch am 26. März 2001. „Ich habe Hautprobleme seit der Geburt meiner Tochter vor 5 Monaten, im Oktober 2000. Es sind dieselben, unter denen ich damals als Kind gelitten hatte."

Über viele Jahre war die Haut gut gewesen, allerdings immer trocken und empfindlich auf Schmuck und auf Kosmetika. Jetzt sind die Ekzemherde ausgedehnt über die Füße und Arme, das Abdomen und die Brust, besonders um die Mamillen. Die Herde wechseln die Lokalisation häufig. Sie jucken nur wenig. Die Patientin nimmt derzeit Kortisonsalben, deshalb sind die Läsionen abgeschwächt.

„Unsere Tochter ist ein Wunschkind." Trotzdem kämpfte die Patientin während der Schwangerschaft und nach der Geburt mit einer schweren Depression und Ängsten.

Genau genommen ist die Patientin ständig von Ängsten begleitet, „ein Leben lang". Heute drehen sie sich um das Kind, um die Zukunft der Familie und um ihren Beruf, oft um die Kleinigkeiten des Alltags. Da ist die Angst vor Unfällen, wenn der Mann auf Reisen geht. *„Ich bin seit dem Kind zur Glucke geworden."*

Nachts ist der Schlaf unruhig, belastet durch Albträume.

Frühere Krankheiten. Bis zum Alter von 13 Jahren litt sie unter schweren generalisierten Ekzemen, die allerdings nie juckten.

Kortison half immer sofort, das wurde häufig eingesetzt. Insbesondere wurde sie vom Hautspezialisten als Kleinkind *„jahrelang"* mit einer *„milden"* radioaktiven Bestrahlung, wie es in den 1970er-Jahren noch üblich war, behandelt. Darauf folgte ein jahrelanger Gerichtsstreit mit der Krankenversicherung wegen der Bezahlung derselben.

Aussehen, Verhalten und Kontakt. Die Patientin hat feine, ebenmäßige Gesichtszüge und ist von zarter Gestalt. Ihre Erscheinung wirkt gut gepflegt, kontrolliert und angepasst. Sie verhält sich offen, gewinnend und freundlich, etwas verspannt und geziert.

Im Verlauf des Gesprächs entfaltet sich eine zweite Seite ihres Wesens: Die Patientin spricht hastig, sprunghaft und fahrig. Sie antwortet auf alle Fragen rasch und gewandt, doch scheinen die Worte ihr Wesen und ihre Geschichte eher zu verbergen als zu erschließen. Viele Aussagen klingen wie vage Andeutungen für Probleme, die nicht auf den Tisch kommen.

Es fallen ihr zusammengezogener, schmaler, kleiner Mund und die hochgezogenen Schultern auf. Ihre Mimik verzerrt sich phasenweise zu verkrampften, spitzen, herben Zügen, in ihrer gespannten Körperhaltung wird eine gehetzte Unruhe deutlich. Sie erweist sich als kritisch und eigensinnig und wirkt wie eine bedrängte Frau am Rande des Abgrunds.

Auswertung. Die Frau vermittelt den Eindruck, unter äußerster Selbstkontrolle und großem inneren Druck zu stehen. Die angestrebte Anpassung an ihre anspruchsvolle Rolle scheint ihr größte Mühe abzuverlangen. Ihre Erzählung ist sprunghaft und getrieben, das bringt zum Ausdruck, dass sie es – trotz ihrer Wortgewandtheit – nicht gewohnt ist, über sich selbst zu sprechen und angehört zu werden.

Es plagen sie ein Hautproblem und ängstliche Unruhe. Beides flackert in ihrer aktuellen Lebensphase, der Mutterschaft, wieder auf. Beides hat eine eindrückliche Vorgeschichte, die bis in die frühe Kindheit zurückreicht.

Homöopathisch-regulativ gesehen beeindruckt ebenso die aggressive Unterdrückungstherapie der Haut in ihrer Kindheit, die ihr allerdings viele Jahre eine lokale Beschwerdefreiheit beschert hat.

Wie hat wohl der nachfolgende Gerichtsstreit in der Welt der Erwachsenen auf das Kind gewirkt? Kummer? Demütigung? Gewissensbisse? Die sprunghafte Patientin erlaubt hier kein genaueres Nachfragen. Auch über andere Aspekte ihrer Kindheit ist heute nichts Weiteres zu erfahren.

Wie so oft in echt chronischen Krankheitsbildern lassen sich kaum Angaben über ausgeprägte, „brauchbare" Modalitäten auffinden.

Arzneifindung. Die „seelische Aura" dieser Patientin zusammen mit der einst durchgemachten Suppressionstherapie verweist in erster Linie auf 2 Arzneien: Arsenicum album und Carcinosinum. Beide überschneiden sich auf fast allen Linien der Symptomatik dieser Patientin. Ich möchte mit der Nosode beginnen.

Carcinosinum ist zudem die Arznei, wenn die Ängste dominieren. Es findet sich in der Rubrik *„Beschwerden durch lang dauernde Ängste"* neben Aurum metallicum und Picricum acidum.

Verordnung. Carcinosinum 200. Zur seelischen Orientierung und Entspannung lege ich ihr die Haltung der Dankbarkeit für ihre Mutterschaft nahe.

Kontrolle am 2. Mai 2001, 5 Wochen später.
Frage: Wie steht es um die Ängste? – **Antwort:** *„Es geht verblüffend gut. Die erste Nacht war schon leichter, ich habe keine Albträume mehr. Meine Gedanken sind freier und lockerer geworden. Das bemerke ich gegenüber meinem Mann und dem Kind. Es fühlt sich an, wie wenn sich sofort ein Knoten gelöst hätte.*

Seelisch war ich über diese Wochen sehr aufgewühlt. Es tauchten viele Gedanken an die Mutter und an meine Kindheit auf. Ich beobachte, dass mich noch heute dieselben Ängste wie damals verfolgen. Das gilt eigentlich bis heute – obwohl die Mutter weit weg, am anderen Ende von Österreich, lebt."

Die Haut war anfangs extrem rot und juckend, besonders um die Mamillen. Jetzt ist sie viel ruhiger, viel besser geworden.

Auswertung und Verordnung. Seelische Entspannung bedeutet den Weg in Richtung Heilung. War das eine Placebowirkung infolge des Gesprächs? Der Beweis für die Arzneiwirkung liegt in der gleichzeitigen Reaktion der Haut und in der sofortigen Besserung des Schlafes. Nach diesen 5 Wochen hat sich die Haut schon wieder beruhigt, obwohl die Suppressionstherapie als Kind so schwerwiegend gewesen war.

Die Erinnerung an die seelischen Wunden der Kindheit sind ebenso als regulative „Heilreaktion" einzuordnen. Sie ermöglichen ein schlüssiges Bild der aktuellen Beschwerden wie die Unruhe und Ängste und öffnen neue Türen zu Selbstverständnis und Selbstwahrnehmung. **Verordnung:** Carcinosinum 200 nochmalige Gabe.

Neuerlicher Kontakt am 1. März 2002, 10 Monate später. Inzwischen hat sich die Patientin mit ihrer Familie im Ausland aufgehalten. Seit dem Wiedereinstieg in den Lehrberuf wächst die Unruhe wieder. Die Schlafstörung nimmt überhand.

Die Frau deutet an, dass ihr früher einmal eine Mayr-Fastenkur so gut getan habe und sie jetzt eine neuerliche Kur erwöge. Ich rate ihr ärztlich deutlich davon ab, da sie jetzt unter neuen Belastungen stehe, mit dem Kleinkind zu Hause und dem geplanten Wiedereinstieg in den Beruf. Sie scheint nicht zuzuhören.

Verordnung. Carcinosinum 200.

Anruf 1 Woche später. Schon am nächsten Tag hat sich alles gebessert.

Eine Notordination am 16. April 2002, 6 Wochen später. Die Patientin erbittet sich dringend eine akute Ordination. Sie hat sich auf eigene Faust zur Mayr-Kur, ja sogar zu einer Säftekur, entschlossen. Es geht nicht gut, alles bricht zusammen. „Wir haben zu Hause die totale Ehekrise. Ich bin so aggressiv. Ich bin eine Giftspritze. Alles und jedes reizt mich. Ich fühle mich immer angegriffen, alles provoziert mich, ohne ersichtlichen Grund. Ich bin völlig erschöpft und versorge nur noch mit letzter Energie mein Kind. Sonst reichen die Kräfte für nichts mehr." Dabei weint die Patientin leise, schluchzend und hilflos.

Die wilden Träume, die sie schon früher so bedrängt hatten, sind wiedergekommen: konfuse Träume, von ihrer aktuellen Familie, von riskantem, aggressivem Autofahren. Sie erzählt eine Traumsequenz: *„Ich sitze im Auto, die Fahrt ist rasend, toll und gefährlich. Ich fahre zusammen mit meiner Familie. Ich fühle mich diesem Geschehen ausgeliefert, kann es nicht beeinflussen, suche nach Hilfe. Ich empfinde große Angst um meine Familie. Da entdecke ich im Traum zu meinem Schrecken: Ich bin es ja selbst, die das Auto so waghalsig lenkt."* Die Patientin und ich schweigen, da der Traum selbsterklärend für ihre Seelennot ist.

Auswertung und Verordnung. Die getriebene Patientin scheint weder Gespür noch Gehör zu haben für die Dinge, die für sie angemessen sind. Der Schritt zur Fastenkur erscheint wie ein Griff zum Strohhalm aus Verzweiflung. Und es geht schief. Die Patientin überfordert sich, und die Strukturen des Alltags, äußerlich und innerlich, brechen ein. **Verordnung:** Carcinosinum M.

Kontrolle nach 4 Tagen. „Die Aggression war plötzlich weg." Die Patientin fühlt sich gelassen, auch die Haut ist gut. Sie berichtet, sie finde wieder Distanz zu den Dingen. Sie habe dadurch einen guten Zugang zu ihrer Therapeutin und zu ihrem Mann gefunden.

Wegen des Zutagetretens ihrer mangelhaften Selbstwahrnehmung und Selbsteinschätzung suche ich nach einer Methode, die ihr helfen soll, sich besser in und mit ihrem Körper zu erden. Ich empfehle ihr eine Tanztherapeutin für einen Versuch mit dem Bauchtanz. War das ein Fehler, eine Überforderung ihres aktuellen seelischen Zustands? Sie ist nicht mehr wiedergekommen, hat sich allerdings zunehmend mit ihrer Gesprächtherapeutin gefunden.

Rückblick: Die Lebensgeschichte der Patientin

Die Not dieser Frau kulminierte im Alter vom 30.–31. Lebensjahr. Zu dieser Zeit war sie gezwungen, mehrmals Hilfe zu suchen, und überraschte mit jeweils neuen Konflikten. Die Arztkontakte gestalteten sich sporadisch, bruchstückhaft und gehetzt. Einen intensiveren, engeren Kontakt gestattete diese Frau an diesem Punkt ihres Lebens nicht. Viele Fragen um das Leiden und Wesen dieser Frau blieben rätselhaft.

Erst im Rückblick lassen sich die Angaben der Patientin über sich selbst und über ihr Kind, das sie zeitweilig auch zur Behandlung vorstellte, zusammenfügen zu ihrer Biografie mit den wichtigsten Schnittpunkten – soweit diese im Gespräch zugänglich und formulierbar geworden sind. Erst dadurch entschlüsselt sich das große Drama, ein Drama inmitten einer „guten Familie und geordneter Verhältnisse".

Schwangerschaft mit ihrem ersten Kind im Alter von 30 Jahren

Es war ein Wunschkind. Doch schon das erste Trimenon der Schwangerschaft erwies sich voller Probleme: Erbrechen und Phasen von schwerer Depression. Die Patientin empfand: *„Mein Kind kommt mir zu früh, ich will es noch nicht."*

Sie rang mit massiver Angst, die sich besonders um ihren Mann und um das Aufrechterhalten ihrer beruflichen Karriere thematisierte. Dazu regten sich viele Gedanken an die Kindheit, an die Mutter und an die Kämpfe mit ihr. In der zweiten Hälfte der Schwangerschaft war alles gut und schön. Sie fühlte sich glücklich und sexy. Der Mann verhielt sich distanziert. Es folgte eine gute Geburt.

Danach begannen Probleme: zuerst Stillprobleme. Sie fühlte sich im Krankenhaus unverstanden und demotiviert.

Sofort nach der Geburt erwachte der Konflikt mit ihrer Mutter

Die Art, wie diese das Enkelkind anredete, wie sie es rügte und tadelte wegen der geringsten Kleinigkeiten – das erinnerte die Patientin an ihr Missbehagen mit der Mutter in ihrer eigenen Kindheit.

Ein Besuch bei der Mutter in der Steiermark brachte viele Gespräche mit entlastenden Einsichten. Sie schilderte die Machtausübung der Mutter aus der Sicht von heute: Die Mutter flüchtete sich in die Opferrolle und schaffte es, damit alles und alle zu dominieren.

Die Patientin verlor durch dieses Gespräch für eine gewisse Zeit ihre lebenslangen Schuldgefühle.

Dreimonatiger Aufenthalt in England mit dem Säugling

Es hatte begonnen mit der Frage nach den Impfungen wegen einer Reise nach London. Angesichts der deutlichen Unsicherheit der jungen Mutter hatte ich den Rat gegeben, diesen aufwendigen Aufenthalt „in der Fremde" abzusagen und den Mann zu seinem Arbeitseinsatz alleine ziehen zu lassen. Die Patientin bestand darauf, ihn zu begleiten. Diese 3 Monate in London wurden für die Mutter zur Katastrophe: Sie hatte nur Ängste, vor allem und jedem. Sie hielt sich mit ihrem Kind nur in der Wohnung auf. Es waren *„die Ängste wie früher"*.

Wiedereinstieg in den Beruf

Der Wiedereinstieg erfolgte 1 Jahr nach der Geburt. Sie übernahm eine 35%ige Stelle an der Schule. Sie machte es gerne, sie plante alles gut, organisierte sich gut. Die Hilfe der Schwiegermutter sollte es ermöglichen. Dann brach diese Frau nervlich an Überlastung und Überforderung zusammen.

Fasten

Das eigenmächtige, radikale Fasten: Die Patientin holte diesen Lösungsversuch aus ihrer Erfahrungskiste, aber zum falschen Zeitpunkt. In der Lebensphase mit einem Kleinkind, speziell in den ersten Jahren, ist von einem intensiven Fasten dringend abzuraten.

Ehekrise

Die Ehekrise nahm überhand: Es fand sich keine Gesprächsbasis mehr. Alles entglitt und lief schief. Der Mann bemühte sich, er war bereit zu einer Therapie. Doch dies kam nicht mehr an.

Die Patientin schilderte ihre Not: *„Dabei hat es immer viel Gespräch und viel Harmonie mit meinem Mann gegeben. Das habe ich sehr geschätzt. Wir sind 3 Jahre verheiratet. Seit der Geburt unseres Kindes vor einem Jahr ist es schwierig geworden. Alles nimmt nun dieselbe ungute Entwicklung wie in meiner ersten Beziehung, die 7 Jahre gedauert hatte. Das macht mir sagenhafte Angst, und ich* muss einsehen, die Gründe für unsere Krise liegen vorwiegend bei mir."

Bemerkungen zu ihrer Kindheit
„Dieselben Ängste wie früher", diese Worte sprach die Patientin bei mehreren Gelegenheiten aus. Was steckt dahinter?

Sie ist das älteste Kind von 3 Geschwistern. Sie berichtete: „*Die Mutter war sehr ängstlich. Ich hatte von Anfang an einen großen Abstand zu ihr. Meine Eltern waren immer über und über beschäftigt. Meine Mutter war Hausfrau. Sie versorgte ein großes Haus mit Garten, betrieb dazu noch eine große Imkerei.*

Ich erzog meinen Bruder, der 11 Jahre jünger war. Ich tat es freiwillig und opferbereit. Jederzeit war ich ihm zur Seite. Ich galt als kindernärrisch. Ich tat es aber auch aus Mitleid für meinen Bruder, da die Eltern ja so wenig zur Stelle waren. Statt Anerkennung bekam ich von Mutter ständig Tadel. Ich musste mit ihr immer kämpfen, um mich zu rechtfertigen."

Vom Vater ist im spontanen Gespräch nicht die Rede.

Ihr Wesen als Kind beschreibt die junge Frau so: „*Ich war ein kompliziertes, ernstes, frühreifes Kind. Ich war kritisch und oft schwierig in den Augen meiner Eltern. Von früh auf beschäftigten mich Gedanken an Leben und Tod, an Glaube und Esoterik. In der Jugend schloss ich mich der Fokularbewegung, einer religiösen Jugendgruppe, an. Ich liebte Extremsportarten wie etwa das Klettern, ich war waghalsig wie ein Mann."*

Schlussbetrachtung
Diese Biografie könnte unter das Motto gestellt werden: Jeder neue Schritt bedeutet einen Balanceakt mit dem Abgrund. Es ist die Geschichte des feinfühligen, begabten Kindes, das in die Rolle verfällt, sich selbstlos für den Bruder aufzuopfern, ohne Rückhalt bei den Eltern, und sich dabei maßlos überfordert. Das Kind findet kein Verständnis, bleibt alleine. Diese Not ist nicht kommunizierbar, hat keine Mitwisser: Es wird zum Geheimnis und zum Trauma.

Es ist die Geschichte vom Muttertrauma: Zur Mutter besteht „*von Anfang an*" keine echte Bindung, auch wenn nach außen hin das Familienleben geordnet und intakt erscheint. So schildert es die Patientin, so hat sie es erlebt. Für die erwachsene Frau wiederholt sich dieses Erlebnis, als sie ihre Mutter in deren neuen Rolle als Großmutter beobachtet.

> **Merke:** Hier gilt eine Grundregel: Gefühle, die ein Erwachsener gegenüber seinen Eltern empfindet, weisen eine Spur zurück zu der Gefühlswelt damals als Kind.

Die akademische Laufbahn gelingt der Patientin. Die Berufswelt mit ihren Spielregeln bewältigt sie leichter als die familiären Aufgaben. Sie ist gebildet und angepasst auf hohem Niveau.

Mit 30 Jahren hat auch die eigene Familie mit Kind Platz gefunden. Da beginnen die Probleme. Gefühlsbetonte Ereignisse wie Partnerschaft und Kind überfordern diese Frau, sie lösen Ängste und Hilflosigkeit aus, deren Ursprung sie selbst in ihrer Kindheit ortet. Dies bringt sie an den Rand der Dekompensation, versetzt sie in namenlose, existenzielle Unruhe und Not, hat eine zerstörerische Komponente.

Ihr unbewältigtes Beziehungstrauma aus der Kindheit, ihre mächtigen, unterdrückten, verdeckten Aggressionen kommen in aller Heftigkeit zum Vorschein.

Die Suppression beherrscht die Kindheit auf zweifache Art: Suppression der Gefühle durch Vernachlässigung und Suppression der Haut durch Radiatio. Beides hatte traumatisierendes Potenzial, einmal auf seelischer, einmal auf regulativer Ebene.

Im Erwachsenenleben äußert sich dies in folgenden Phänomenen: Die Patientin spürt sich nicht, weder ihre Gefühle und Bedürfnisse noch ihren Körper mit den Zeichen für seine Grenzen. Daraus ergibt sich: Die Patientin weiß nicht, was sie braucht, was ihr gut tut, wie viel sie sich zumuten kann. Sie ist eine Grenzgängerin, oft ohne Orientierung. Spätestens dann, wenn es um die Aufgabe der Mutterschaft geht, heißt es, die seelische Reife zu entwickeln, um für ein anderes Wesen sorgen zu können. Da kommt die Gefahr des Zusammenbruchs.

Erst diese biografische Gesamtschau ermöglicht das Einfühlen und Verstehen dieser unnahbaren Frau mit ihrem angespannten, geängstigten, gehetzten Verhalten. Daraus erwachsen neue Ansätze für das therapeutische Gespräch, aber auch ein erweitertes Verständnis für die Dynamik der Arznei, die geholfen hat: Carcinosinum (▶ Kap. 13.1).

Für ein Stück des Weges erlaubte die Patientin Einblick in ihr Leben und ermöglichte damit konkrete therapeutische Erfahrungen und Erfolge. Ihr Weg zur Heilung kann allerdings wahrlich noch nicht als abgeschlossen gelten.

Psychiatrische Einschätzung
Rosemarie Mayr

Die Traumatrias ist gegeben:
- Hyperarousal: wirkt gehetzt, psychomotorisch unruhig, Ängste, unruhiger Schlaf mit Albträumen, zeigt Risikoverhalten (risikohaftes Autofahren, Extremsportarten).
- Vermeidung/Verdrängung: versucht ihre wahre Befindlichkeit hinter forschem Auftreten zu verbergen, will ihre Geschichte nicht gleich erzählen, überfordert sich ständig selbst.
- Wiedererleben: empfindet „die selben Ängste wie damals", in gewissem Sinn kann man auch die Reinszenierung ihrer Partnerdynamik hier ansiedeln.

Die chronische emotionale Vernachlässigung als Kind, die sich auch darin äußerte, durchgängig mit ihren Bedürfnissen nicht wahrgenommen zu werden, ist als Traumaursache zu werten – auch ohne dramatische Ereignisse bzw. körperliche Übergriffe!
Diagnostisch handelt es sich um ein PTBS (F 43.1 nach ICD-10). Das Risikoverhalten kann an eine Borderlinestörung denken lassen, allerdings reichen die (bekannten) Kriterien nicht aus, um eine solche zu diagnostizieren: Impulskontrollstörungen, innere Leere oder eine Unfähigkeit, alleine zu sein, werden nicht thematisiert.

21.2.2 Carcinosinum und die Ätiologie

Es ist die Nosode aus dem Krebsgewebe von verschiedenen menschlichen Tumoren. Es heißt auch: Carcinosinum compositum.

Carcinosinum steht wie keine andere homöopathische Arznei für die größte Herausforderung und Aufgabe des Menschen von heute: Individuation und Authentizität. In gleicher Weise ist es die hervorragende Arznei für das frühkindliche Trauma.

Die gesamte Biografie ist ein Lehrbeispiel für dieses Lebensmotto und für diese Arznei – mit all ihrem Drama und ihren Hindernissen.

Die bedeutendsten Belastungen dieser Kasuistik im Sinne ätiologischer Faktoren lauten:
- Mutterkonflikt,
- emotionale Vernachlässigung,
- überhöhte Ansprüche und Überforderung,
- Tadel.

Darauf reagierte die Patientin mit individuellen Gefühlen und Verhaltensmustern:
- Entfremdung von der eigenen Familie,
- sensibles Mitgefühl und seelische Frühreife,
- Unterdrückung von Gefühlen,
- lang dauernde Ängste,
- Opferbereitschaft,
- Unverstandensein,
- Verlassensein.

Da diese Vorgänge das Kind betrafen und aus seinem Blickwinkel unentrinnbar und lebensbedrohlich wirkten, prägten sie sich der Seele für das ganze Leben ein. Das heißt in den psychotherapeutischen Begriffen: existenzielle Ängste, Überlebensstrategie, frühkindliche Prägung. Carcinosinum umfasst alle diese genannten Belastungen samt dem charakteristischen, individuellen Muster von Reaktionen darauf.

Was wünschen wir dieser jungen, begabten Frau für die Gesundung? Es ist auch die Frage nach dem Heilungsaspekt von Carcinosinum. Er besteht in:
- der subtilen Wahrnehmung des eigenen Körpers,
- dem Zugang zu den eigenen Gefühlen, den aktuellen sowie den verborgenen,
- Zulassen der unterdrückten Aggressionen als Wegweiser zu Abgrenzung und Selbstschutz,
- Bild des eigenen inneren Kindes als Hilfe zu einem neuen Selbstverständnis.

Es ist ein langer Weg – der Weg zu sich selbst. Über diese Schritte kann es gelingen, dass die Patientin ihr Leben, ihr Frausein und ihre Mutterrolle neu ergreift.

Für den Weg zu den eigenen Quellen in den Wurzeln des Wesens, zu einer echten Authentizität und Autonomie als Basis zeitgemäßer Gesundheit – dazu hilft im Reigen der Therapieangebote die Homöopathie mit ihren differenzierten, personotropen Arzneien.

21.3
Podophyllum peltatum, der Maiapfel

„Der Körper macht seine Zicken."
„Meine Trauer hat ihren Anfang in meiner Fötalphase."

21.3.1 Kasuistik

Frau von 46 Jahren, geboren 1964, geschieden, 2 Kinder, Lehrerin, selbstständig als Masseurin.

Diagnosen:
- Migräne,
- rezidivierende Ovarialzysten links,
- Pelvikodynie,
- larvierte Depression,
- idiopathische Thrombopenie,
- Varikositas beidseits,
- Herpes zoster links thorakal 04/2010,
- Resektion des rechten Ovars wegen torquierter Ovarialzyste 2008,
- abdominale Hysterektomie bei Uterus myomatosus und Leiomyosarkom 2006.

Traumathemen:
- frühkindliche Vernachlässigung,
- sexueller Missbrauch,
- Gefühle von Verlassenheit,
- Enttäuschung,
- Gewissensangst.

Beobachtungszeitraum: 13 Monate.

Erstgespräch am 31. Mai 2010. Der Auftritt dieser stattlichen Frau beginnt mit eine langen Reihe von somatischen Leiden, durchmischt mit biografischen Tiefpunkten, konsequent und fließend vorgetragen. Die Patientin macht das nicht zum ersten Mal: Sie kennt die Homöopathie, sie hat einen guten Hausarzt, mit dem sie gut reden kann. Sie fastet zweimal jährlich, sie hat schon Gesprächstherapien und Osteopathie hinter sich.

Vor Kurzem hat sie einen Herpes zoster an der linken Thoraxseite durchgemacht, mit einem Virostatikum war alles rasch wieder gut. Vor 3 Wochen musste sie eine Otitis media acuta mit Antibiotikum behandeln lassen.

Sie leidet an Migräne seit der Kindheit, dieser Schmerz „schaltet mich aus". So etwa einmal pro Monat mit Schmerz okzipital, ausstrahlend zur Schädeldecke bis zu den Schläfen und retrobulbär beidseits. Der Schmerz ist stechend. Zu Beginn herrscht große Übelkeit mit Erbrechen. Manchmal helfen die Tabletten nicht mehr. Vor gut 1 Jahr war sie wegen eines besonders heftigen Anfalls als Notfall im Krankenhaus gelandet. Die klinische Abklärung hatte eine die Migräne begleitende hypertone Krise ergeben. Dieser Anfall war im Zusammenhang mit einer Lebenskrise aufgetreten.

Seit 2006 geht es ihr seelisch schlecht, seit dem Schleudertrauma bei einem Autounfall. Sie ist oft traurig und weint viel, sogar bei Freude.

Sie erzählt von der Hysterektomie 2006, von der Notfalloperation der gedrehten Ovarialzyste rechts 2008, von den großen Ovarialzysten links. Seit diesen Unterleibsoperationen treten anfallsweise unerklärliche heftige Bauchschmerzen auf. Seit der Hysterektomie ist ihr häufig übel.

Der Erzählfluss ist durchmischt mit biografischen Eckdaten: Der Mann hatte eine Freundin, zog von zu Hause aus. Die Scheidung erfolgte 2008.

Leibsymptome. Häufig Diarrhö, teils imperativ. Normaler Appetit, unauffälliges Temperaturverhalten. Der Schlaf ist meist gut, ab 5 Uhr morgens wach und aktiv. Viele Träume: Sie können schön und angenehm sein, es kommen aber auch Bilder aus der Kindheit mit bedrückender, bedrohlicher Stimmung vor.

Medikation: Zolmitriptan bei Bedarf für die Migräne.

Aussehen, Verhalten und Kontakt. Die große, aufrechte, kräftig gebaute Frau erscheint freundlich, höflich und angepasst. Sie spricht geordnet und gefasst. Sie zeigt ein mildes, vorsichtiges, „unscheinbares" Auftreten, mit leicht gebeugter Kopfhaltung. Sie ist blass, ihr Gesicht mit den weichen Zügen wirkt gedunsen, wie unscharf und verwaschen. Ihre weiche, warme, melodische Stimme klingt im Vergleich zur kräftigen physischen Erscheinung zu sanft und zu leise.

Auf den zweiten Blick fällt ihr verhaltenes, kontrolliertes und introvertiertes Auftreten auf, mit einem Ausdruck voller Sorgen.

Frühere Krankheiten. Sie berichtet:

- als Kind häufig Kopfschmerzen,
- mit 5 Jahren Tonsillektomie,
- bis 7 Jahre Enuresis nocturna,
- mit 18 Jahren Knieverletzung rechts im Sinne einer Unhappy Triad nach Skiunfall, Knieoperation, Revision 9 Jahre später,
- 1984 idiopathische Thrombozytopenie entdeckt,
- 1987 Sectio caesarea wegen Übertragung,
- 1990 Sectio caesarea wegen Rupturgefahr des Uterus,
- 1990 nach Partus II jahrelang Hautausschlag palmar und plantar,
- 1997 Mastoidektomie rechts bei subakuter Mastoiditis mit betahämolysierenden Streptokokken A,
- rezidivierende Otitis media,
- 2006 abdominale Hysterektomie wegen Uterus myomatosus und bizarrem Leiomyosarkom,
- nachfolgend Misteltherapie; Chemotherapie war nicht notwendig, halbjährliche Nachkontrollen bis heute,
- 2008 laparaskopische Ovarektomie rechts mit Adhäsiolyse wegen subakuter Stieldrehung des Ovars und Adhäsionen des Kolons
- große multiple Zysten im linken Ovar, verkleinert seit Hormontherapie 2008.

Familienanamnese. Die Mutter ist gesund, kränkelt aber immer. Der Vater beging im Jahre 2000 Suizid, dessen Bruder, der Onkel der Patientin, hatte sich 1987 umgebracht. Der Opa väterlicherseits war lange Zeit im Krieg und in Gefangenschaft. Der Opa mütterlicherseits hatte Gicht.

Untersuchung. Die Bauchdecke ist weich und unauffällig, die suprapubische Narbe nach dreimaliger Laparatomie schön und reizlos.

Schlaffes Gewebe an den Beinen mit überstreckbaren Knien, Unterschenkelödeme mit ausgeprägten Varizen.

Eigene Familie. Die Patientin lebt seit der Scheidung 2008 mit ihren 2 Töchtern im Alter von 23 und 20 Jahren in einem kleinen Haus. Das Gespräch mit dem geschiedenen Mann ist heute gut. Das weiß die Patientin zu schätzen.

Kindheit. *„Ich war ‚gesund und unkompliziert', so hieß es immer. Die Kindheit ist trotzdem ein trauriges Thema für mich. Alles in allem sehe ich sie heute so: benutzt, traurig, verlassen, nichts wert, Schuldgefühle. Ich war das letzte, das vierte Kind meiner Eltern. Unsere Mutter hat uns nicht wahrgenommen. Sie war immer kränklich und mit sich selbst beschäftigt. Sie war immer daheim, war in ihrer Ehe unglücklich. Es gab immer Streit, man sprach immer wieder von Trennung.*

Vater verging sich sexuell an mir und meiner Schwester. Er zwang mich auch dazu, ihm dabei zuzuschauen, wenn er die Schwester missbrauchte. Das ging lange Zeit so, bis zum Alter von 12 Jahren. All dies wurde verschwiegen, es war eine krampfhafte Fassade. Ich rettete mich dadurch, dass ich ‚mich innerlich wegschaltete'.

Diese Schwester war um 1 Jahr älter als ich und war kränklich. Ich hatte ihr gegenüber eine Beschützerrolle eingenommen. Lange Zeit hatten mich Schuldgefühle gequält, weil ich meinte, ich hätte sie vor dem Vater beschützen sollen."

Das aktuelle seelische Befinden. Am Ende des Gesprächs gelingen noch ein paar Blickpunkte in den Gefühlsbereich der Patientin.

„Seit 1990 begann ich eine Gesprächstherapie, ich erkannte damals meine innere Wut. Dahinter erschien die tiefe Trauer, die mich bis heute beschäftigt. Oh, damals, im Jahre 1990, ist sonst noch so vieles passiert! Das war die Zeit meiner zweiten Geburt und des hartnäckigen juckenden Hautausschlags an Handflächen und Fußsohlen.

Über den sexuellen Missbrauch des Vaters sah ich mich ab Januar 2000 gezwungen, mit meiner Schwester zu sprechen, mit Vater gelang es nicht. Er hat sich Okt. 2000 im Alter von 68 Jahren das Leben genommen. Er tat es wohl deshalb, da ihn die Kraft verließ, die Fassade weiter aufrechtzuerhalten. Mutter ist heute noch sehr distanziert, insbesondere seit dem Tod des Vaters. Sie ist hart geworden."

Auswertung. Es ist in dieser ersten Stunde viel zur Sprache gekommen. Die Patientin erzählt ihre Geschichte nicht zum ersten Mal, es geschieht flüssig, bereitwillig und verhältnismäßig geordnet. Sie erzählt Vieles und Wesentliches. Es ist bemerkenswert, dass ihr das gelingt: einer Frau, die sich einst als Kind eingeübt hat, sich im Seelenschmerz „wegzuschalten". Eine ähnliche Stimmung wurde anlässlich ihres heftigen Kopfschmerzes geäußert, den sie schon seit Kindheit kennt, und der bis heute andauert: „*Der Kopfschmerz schaltet mich aus.*"

Gezielte homöopathische Fragen wie etwa nach dem „vollständigen Lokalsymptom" der somatischen Leiden oder eine sonstige Differenzierung der Beschwerden sind heute jedoch nicht weiter möglich, weder zeitlich noch energetisch. So wird heute verwertet, was wir haben.

Auffallend sind die Vielfalt, die Schwere und die Hartnäckigkeit der somatischen Leiden. Viele ihrer Leiden beginnen subakut und enden in einem bedrohlichen Zustand: Die Myome, die Ovarialzysten, das Mittelohr. Sie sind also nicht als „rein psychogen bedingt" abzutun.

Die Übelkeit seit der Hysterektomie sowie der persistierende Unterleibsschmerz ohne aktuellen Befund sind eher der psychosomatischen Sphäre zuzuordnen. Sie überschatten beide einen anfänglich positiven Operationserfolg. Diese Beschwerden zeigen einen heftigen, quälenden, langwierigen Charakter. Ebenso hat die Migräne die Patientin fest im Griff. Es ist eine Frau, die krankheitsbedingt viel mitgemacht hat, bis heute.

Der zweite Aspekt in dieser Erstanamnese umfasst den seelisch-biografischen Anteil. Die Frau hat aktuell in ihrem Leben eine neue Ordnung gefunden. Doch viele Schichten von Trauer und Verlust lagern in ihrer Seele und holen sie immer wieder ein, manchmal fast unerträglich. Die gescheiterte Ehe, die mangelnde Nähe zu ihrer Mutter von Anfang an, der schwere, systematische sexuelle Missbrauch innerhalb der Familie. Dieser Teil der Geschichte verschafft ein Verständnis für die vielen Leiden dieser Frau in ihren besten Jahren. Er berechtigt zur Annahme, dass viele Anteile der seelischen Prüfungen noch nicht verarbeitet sind und die Patientin eine Fähigkeit hat, diese Not über ihre Körpersprache zu äußern. Das heißt medizinisch gesprochen: Sie neigt zur Somatisierung unverarbeiteter seelischer Leiden.

Arzneifindung. Diese Fülle von Daten ist wertvoll, doch das Auffinden einer Orientierung und Ordnung fällt hier schwer.

> ✱ **Merke: Je komplexer eine Krankengeschichte imponiert, umso mehr gilt die Aufforderung an den Homöopathen: einfach und in großen Ordnungen denken.**

Die Patientin schildert einen langen Leidensweg: Unter dem Aspekt des Miasmas zählen die vielen produktiven Krankheiten mit Lokalisation im Unterleib zur Sykose.

Auf alle Fälle sind die Kindheitstraumata heranzuziehen auf die Frage „seit wann?": sexueller Missbrauch, Verlassenheit, Enttäuschung, Gewissensangst.

Es folgt die Frage: Wo manifestiert sich das Leid? Es zeigt sich, dass ein großer Teil der Somatisierung den Unterleib betrifft: die Ovarialzysten, deren Stieldrehung, die Myome, die Pelvikodynie etc. Natürlich werden auch die Daten der Migräne berücksichtigt. Diese sind wichtig, bildeten sie doch den Einstieg in die homöopathische Behandlung für die Patientin.

Diese Hauptpunkte aus der Anamnese fasse ich heute ins Auge. Sie verweisen auf eine bestimmte Arznei: Podophyllum peltatum. Diese steht meiner Erfahrung nach für schweres Kindheitstrauma und für hartnäckigen Unterleibsschmerz, oft gepaart mit Ovarialzysten. Auch bei Kopfschmerz lässt sie sich vielfach finden (Gnaiger-Rathmanner 2007a u. 2007b).

Aus den Arzneimittellehren suche ich die Bestätigung (▶ S. 179). Wir überprüfen die somatischen Beschwerden im Repertorium (▶ Tab. 21.5). Das Ergebnis geht aus ▶ Tab. 21.6 hervor.

Verordnung. Nach dieser mehrfachen Bestätigung der „kleinen" Arznei wird sie verordnet: Podophyllum peltatum M.

Kontrolle am 30. August 2010, 3 Monate im Überblick, ohne weitere Arzneigabe. Die Arznei brachte vieles in Bewegung, eingeleitet von einer Erstreaktion an der Haut im Sinne der Hering'schen Regel. Schritt für Schritt klärte sich hinter dem Netz von Beschwerden der Blick für die Person und deren Gefühle.

Die Patientin fühlte sich anfangs aufgewühlt, dann folgte die Trauer. Es ist eine Trauer darüber, dass sie im Leben nie gehalten noch je getragen wurde. War da nicht in ihrem Leben die Mutter, die das tat? *„Nein, nicht ein einziges Mal, nein, nie. Das macht meine Trauer aus, ganz in der Tiefe, mit vielen stummen Tränen, alleine."* Dabei begleitet sie das Gefühl von Verlassensein, von Wertlossein und die Angst, sie könnte sich darin völlig verlieren.

21.3 – Podophyllum peltatum, der Maiapfel

▶ **Tab. 21.5** Repertorisation.

	Repertorisationsrubriken	Anzahl der Arzneien
1	Kopf – Schmerz – berauscht, betrunken; wie	3
2	Kopf – Schmerz – Schläfen – betäubend, die Besinnung raubend	10
3	Kopf – Schmerz – Hinterkopf – stechend	109
4	Kopf – Schmerz – Hinterkopf – erstreckt sich zu – Stirn	80
5	Kopf – Schmerz – Druck – amel. – betäubend, die Besinnung raubend	2
6	Kopf – Schmerz – begleitet von – Übelkeit	210
7	Weibliche Genitalien – Schmerz – Ovarien – Wehtun	17
8	Weibliche Genitalien – Schmerz – Ovarien – neuralgisch	43
9	Weibliche Genitalien – Tumoren – Ovarien – Zysten	69

▶ **Tab. 21.6** Ergebnis.

	podo.	con.	bell.	rhus-t.	merc.	sulph.	iod.	lac-c.	lach.	nat-m.
	9/9	6/9	5/8	5/8	5/7	5/7	5/6	4/8	4/7	4/7
1	1	–	–	–	–	–	–	–	–	–
2	1	–	–	2	–	–	1	–	–	–
3	1	2	2	1	2	2	1	2	–	2
4	1	1	2	2	1	1	–	3	2	2
5	1	–	–	–	–	–	1	–	–	–
6	1	3	2	1	2	2	–	2	2	2
7	1	1	–	–	–	1	–	1	–	–
8	1	1	1	–	1	–	–	–	1	–
9	1	1	1	2	1	1	2	1	2	1

Es gab Träume, von der Mutter: „Ich komme heim, ich bin alleine, Mutter ist nicht da." Kommentar: „So war es tatsächlich auch oft für uns Kinder."

10 Tage nach der ersten Gabe trat ein Hautausschlag auf: an den Handballen, genau dort, wo er nach der zweiten Geburt 1990 so lange bestanden hatte. Doch „diesmal nicht mit dem Gefühl, so sehr nach unten gezogen zu werden wie damals".

Am 30. August 2011 erfolgte die zweite Gabe von Podophyllum M. Die Patientin wurde von einer Migräneattacke erfasst, ganz „hässlich", 3 Tage lang, mit unstillbarem Erbrechen. Dabei überfiel sie wie damals „das Gefühl von Verlassenheit – gnadenlos und ausgeliefert, wie überschwemmt davon". Das erinnerte sie an frühere Zeiten der Migräne, vom 10. Lebensjahr bis zum Alter von 36 Jahren. In diesen Aussagen erfahren wir über die stark emotionale, depressive Komponente der damaligen Leiden an Haut und Kopf.

Nach einer anfänglichen Phase von Müdigkeit, von Verschlimmerung der Bauchschmerzen samt der Übelkeit sowie des Kopfwehs und der Haut entspannte sich bald alles deutlich. Alles wich zugunsten einer neuen Perspektive mit dem ersehnten Wohlbehagen in ihrem Körper, mit einer Frische und einem friedlichem Gefühl von innerer Ruhe.

Sie erlebt sich als „gegenwärtiger, aktiver, kein Nebel mehr um mich. Ich kann meine Gefühle besser orten. Sie überschwemmen mich nicht mehr so. Ich kann unterscheiden, wohin sie gehören: ob zur Situation heute oder zu meiner Vergangenheit. Das ist eine große Entlastung".

Kontrollgespräch am 12. November 2010, 10 Wochen später, nach der zweiten Gabe. Es war in allem aufwärts gegangen. Seit 14 Tagen ist alles aufgewühlt: der Gemütszustand und ein heftiger Schmerz links unter dem Schulterblatt.

„Und so viel Traurigkeit muss ich erleben. Viele Tränen weine ich alleine zu Hause, ich leide so sehr unter dem Gefühl der Verlassenheit, ich bin so alleine. Alleine ein ganzes Leben lang: alleine als Kind, alleine in der Ehe, alleine heute.

Bis zum Alter von 26 Jahren, bis 1990, empfand ich mächtige Wut, gepaart mit dieser Ohnmacht. Die Wut ist vorbei. Heute ist es das Gefühl von Abgrund und Bodenlosigkeit, von Zweifel an allem in meinem Leben. Ich bin dieser großen inneren Not so müde, immer dasselbe Muster. Auch die Migräne hatte mich wieder fest im Griff. Ich fühle dann die Angst, es gehe mir die Kraft für dieses Leben aus: so müde, so traurig, nicht mehr so Weiterwollen. Ja, dann bin ich lebensmüde mit Suizidgedanken.

In meiner Jugend dachte ich häufig an Selbstmord mit Tabletten: nur mehr liegen, liegen, liegen. Heute könnte ich wo hinunterspringen, ich weiß genau wo, nämlich am schönsten, wildesten Platz nahe meinem heutigen Zuhause."

Frage: Wo in Ihrem Körper fühlen Sie diesen Schmerz? – **Anwort:** Die Patientin zeigt auf die Brust und den Unterleib. *„Diese Regionen sind gleichzeitig meine Kraftquellen. Dabei fällt mir jetzt gerade auf: Die Unterleibsschmerzen habe ich schon lange nicht mehr, seit der homöopathischen Behandlung."*

Frage: Wie lange kennen Sie diesen Schmerz schon? – **Antwort:** *„Seit Anfang an ist es immer nur dieser eine Schmerz, immer derselbe, ich kann nicht mehr dazu sagen."* Die Frau wird nachdenklich, unterbricht ihre Rede, sie weint.

„Dieser Schmerz steht für das Gefühl: verlassen zu sein, keinen Platz auf dieser Welt zu haben. Etwas weiß ich genau: Der sexuelle Missbrauch durch den Vater, so schlimm er war, kam als Schmerz und Trauma erst später, er setzte sich sozusagen auf diesen ersten, alten Schmerz auf. Ja, der Schmerz war schon vorher da. Er war zuerst rein seelisch ausgelöst. Wenn ich nach dem Ursprung suche, kommen mir spontan neue Bilder: Ich sehe Bilder aus der Zeit vor meiner Geburt. Ich sehe und fühle innerlich die Sehnsucht nach meiner Mutter und diese Verzweiflung darüber, von ihr weder wahr- noch angenommen zu werden. Das hat schon im Mutterleib begonnen, schon im fünften Schwangerschaftsmonat. Denn da erst wurde ich als Fötus von Mutter bemerkt – und abgelehnt. So erzählte sie uns oft."

Frage: Mit welchem Gefühl verbinden sich diese Bilder? – **Antwort:** *„Ich weiß das Gefühl genau: ‚Das ist ungerecht vom Leben'. Bis heute leide ich unter diesem Gefühl, ganz in der Tiefe."*

Frage: Was möchten Sie Ihrer Mutter mitteilen, wenn Sie ihr innerlich nun so nahe sind? – **Antwort:** *„Meine Mutter ist mir innerlich so ferne. Tatsächlich habe ich ihr einmal ‚alles gesagt'. Sie hörte mir nicht zu, sie hörte mich nicht. Das bedeutete für mich damals ein schreckliches Gewahrwerden über die Art unserer Beziehung."*

Frage: Und was wäre Ihre Botschaft an sie heute? – **Antwort:** *„Mutter, höre mich, sieh mich an, nimm mich wahr!"* Die Patientin sagt es ganz leise und kommentiert: *„Das ist eine so unendlich alte Geschichte. Sie schmerzt so sehr."*

Auswertung. Vor 4½ Monaten hatte sich die Patientin mit ihrer langen Leidensgeschichte vorgestellt. Anfangs hatte eine Fülle somatischer Leiden das Zustandsbild der Patientin geprägt. Davon ist heute kaum mehr die Rede. Auf dieser Ebene ist seit Podophyllum vieles im guten Sinne bereinigt. Dafür öffnet sich das Tor zu den seelischen Wunden, die schon vor den Krankheiten da waren: zeitlich und vermutlich auch kausal, ursächlich. Es mutet an wie eine Ausscheidung lange zurückgehaltener Seelenenergie. Sowohl homöopathisch als auch psychotherapeutisch wird diesbezüglich des Heilungsprozesses als positiv gesehen (▶ Kap. 10).

Die Patientin durchläuft derzeit eine intensive Konfrontation mit ihren frühen Prägungen an Gefühlen, unerfüllten Bedürfnissen und Verletzungen. Sie fühlt sich in allem wehrlos, ausgeliefert, bodenlos und abgründig. Das ist ein Hinweis für existenzielle Not, wie sie nur ein Kleinkind durchlebt, das von Natur aus schwach und ausgeliefert ist und die Welt ebenso wenig wie sich selbst kennt. Alle Eindrücke wirken elementar und prägend.

Die Frage „seit wann?" löst in der Patientin einer Art Seelenrückschau aus, die ihr manifestes Erdendasein überschreitet: seit ihrem intrauterinen Fötalzustand. Sie spricht es mit klarer Bestimmtheit aus, ohne sich weiter zu erklären. Ja, so erlebt sie das, ja, das weiß sie. Heute ist es erforscht, dass Seelenerlebnisse der Mutter und des familiären Umfelds auch intrauterin beim Fötus wirksam sind (z. B. Tomatis 1996). Bis heute wiederholt die Mutter auf entscheidende Angebote der Tochter nach Kontakt hin ihre distanzierte Haltung, wie als Beweis für die Richtigkeit der intuitiven Annahmen der Patientin aus ihrer frühen Kindheit.

Es handelt sich um 2 Ebenen von Traumathemen: zuerst die Ablehnung und Vernachlässigung des Kindes durch die Mutter, dann der sexuelle Missbrauch durch den Vater. Es ist ein Versagen beider Elternteile. Die Folgen zeigen sich in existenziellen, bedrohlichen Gefühlen wie: Fremdsein in der Familie, Ungerechtigkeit, Ohnmacht, Trauer, Verzweiflung, lebensmüde.

Die aktuelle Krise zeigt sich auch somatisch in einem Rückfall der Migräne. Der neu aufgetretene subskapuläre Schmerz links: War das nicht die Stelle mit dem Herpes zoster vor 7 Monaten? Es ist an der Zeit, die Hochpotenz zu wiederholen.

Verordnung. Wiederholung von Podophyllum peltatum M.
Ärztlicher Rat: Ja zum Schicksal zu sagen, es annehmen, es enthält den Weg zur Lösung in sich.

Kontrolle am 21. Januar 2011, 2 Monate später. Die Varizenoperation im Dezember ist gut verlaufen. Gynäkologisch ist alles objektiv in Ordnung, subjektiv beschwerdefrei. Die Migräne ist derzeit völlig ruhig.

Eine Phase lang erinnerten Träume die Patientin an früher: Sie sieht sich als Kind. Sie nässt nachts ein. Die Mutter ermahnt das Kind. Dieses empfindet große Scham. Die Patientin bestätigt: „Ja, so stimmt es: Das Einnässen und die große Scham."

Es gab auch Anlass zu großer Trauer wegen des Todes eines guten Freundes. „Trauer war und ist es, doch nicht der Absturz in das Bodenlose wie früher."

„Es geht mir gut. Ich habe neue Klarheit über mich und mein Leben gewonnen, ich erkenne die Zusammenhänge in meiner Lebensgeschichte und kann alles als Erfahrung in Ruhe annehmen. Ein neuer, guter Zustand, ich bin für alles dankbar."

Verordnung. Wegen der Operation und der Trauer eine neue Gabe Podophyllum peltatum M.

Akutordination am 8. Juni 2011, 4½ Monate später. Seit 2 Wochen dauert ein Infekt schon an, im Kopf und Rachen ist „alles wie zu, wie trocken und verklebt". Begonnen hatte er mit Halsweh, dann folgte ein Stirnkopfschmerz mit zähem, gelbem Schnupfen. Es fühlt sich anders an als bei der üblichen Migräne.

Dieses Mal ist es ein „Leeregefühl im Kopf", mit Phasen von großer Müdigkeit und Erschöpfung. Diese aktuelle Begegnung wird nochmals benutzt, um gemeinsam Resümee über die Entwicklung der Gemütssymptomatik zu ziehen.

Abschlussgespräch mit der Patientin nach insgesamt 13 Monaten. „Ja, das Leeregefühl, das gehört zu meinem Kampf, das Leben zu bestehen. Es ist eine Art Existenzkampf, ein Gefühl, das Leben sei zu schwer für mich, und sinnlos, da ich ‚nicht gehalten bin', wenn ich schwach werde. Nach einer spontanen, gelungenen Reise nach Südostasien vor 3 Monaten zusammen mit meiner Tochter war ich verwirrt und aufgewühlt. Es überfiel mich der alte Bauchschmerz wieder, ganz heftig, verbunden mit dem Gefühl: ‚Es wächst wieder etwas, hart und giftig.' Er trieb mich zur Gynäkologin: Alles in Ordnung. Ich kann die Zusammenhänge nun genau betrachten. Das Bauchweh ist verbunden mit Gefühlen aus der Kindheit. Da sind die große Trauer und die Verlassenheit, die zu meinem Erstaunen viel mächtiger schmerzt als die Bilder der Vergewaltigung durch den Vater.

Ein Traum bewegte mich sehr: Ich befinde mich in Gesellschaft meiner Eltern, dann auch mit meinen erwachsenen Töchtern. Alle gehen weg von mir. Ich bleibe alleine zurück. – Ich erwachte daraus verwirrt, beunruhigt, ich fühlte mich furchtbar traurig und verlassen."

Frage: Wie beurteilen Sie den Erfolg der homöopathischen Behandlung seit einem Jahr? –
Antwort: „Ja, der ist riesengroß. Meine körperliche Gesundheit ist unvergleichlich besser. Alle Beschwerden sind weg, kaum zu glauben. Es gibt nur noch ein kurzes Aufflackern davon, wenn mir etwas zu viel wird, wie die Eindrücke dieser großen Reise. Ich bin nochmals einen wesentlichen Schritt weitergekommen, im Vergleich zu den Erfolgen der vorangegangenen Psychotherapie.

Insgesamt bin ich heute klarer, klarer gegenüber meinen alten und neuen Gefühlen. Ich kann sie besser zuordnen, ich habe dazu klarere Bilder. Deshalb sind die Gefühle nicht mehr so zwingend und vereinnahmend. Die Tiefpunkte dauern auch viel kürzer. Mein Ziel ist es, diesen in das Auge zu schauen, sie anzunehmen und ihnen ihren angemessenen Platz in meiner Geschichte und meinem Selbstbild zuzuweisen, wo sie als wichtige Erfahrung dauern dürfen. So werde ich immer freier für eine offene, selbst gestaltete Zukunft."

Auswertung. Tatsächlich, das klingt überzeugend. Die Frau wirkt heute aufrecht und präsent, mit klaren und entspannten Gesichtszügen und einem offenen, freien Lächeln, das ihr ein viel jüngeres Aussehen verleiht als vor 1 Jahr. Ihr Auftreten wirkt insgesamt viel geschmeidiger, die melodische, weiche Stimme hat an Deutlichkeit gewonnen.

Arzneifindung und Verordnung. Die Symptome der subakuten Sinusitis bestätigen sich im Arzneimittelbild von Podophyllum. Der Seelenzustand verweilt bei den bekannten Themen. **Verordnung:** Podophyllum peltatum M.

Telefonkontakt 3 Wochen danach. Der Infekt ist rasch gut geworden, die gesamte Energie stimmt von Grund auf wieder. Folglich half die Konstitutionsarznei auch bei dieser akuten Phase. Dann brach der Kontakt ab, die Patientin geht ihre eigenen Wege.

Schlussbetrachtung

Für diese Patientin mit schwerem Kindheitstrauma hat die „kleine" Arznei Podophyllum wesentlich geholfen. Es ist ein Beispiel dafür, wie die primär dominanten somatischen Leiden ein Wegweiser zum Simile sein können.

Auffallend bei der Patientin waren die Fülle von Empfindungen und Gefühlen, die während der Schilderungen der somatischen Beschwerden mit zum Ausdruck kamen (▶ **Kap. 4**). Sie wirken für das geschulte ärztliche Ohr mühsam, verwirrend und nebensächlich, da rein subjektiv. Homöopathisch gesehen gelten sie als Kategorie der Begleitsymptome, die dazu verhelfen, das „vollständige Lokalsymptom" in Bezug auf die individuelle Ganzheit der Symptome herauszuarbeiten, gerade wenn sie, rein objektiv auf die klinische Diagnose hin gesehen, atypisch klingen.

Die Empfindungen, von der Patientin eindrücklich und wiederholt anhand der somatischen Symptome geäußert, seien hier nochmals zusammengetragen: Sie werden als intensiv, bedrohlich und abgründig empfunden und sind damit wegweisend für das Verständnis von Patientin und Arznei:

- Mit der Migräne „fühle ich die Angst, es gehe mir die Kraft für dieses Leben aus: so müde, so traurig, nicht mehr so weiter wollen".
- Der Kopfschmerz „schaltet mich aus".
- Ein „Leeregefühl im Kopf", mit großer Müdigkeit und Erschöpfung.
- Beim Schmerz im Unterleib das Gefühl: „Es wächst wieder etwas, hart und giftig."
- Während des Hautausschlags als Zeichen der Besserung: „Diesmal nicht mit dem Gefühl, so sehr nach unten gezogen zu werden wie damals."

Das Trauma vom sexuellen Missbrauch, erschwert dadurch, dass er intrafamiliär, vom Vater, und über lange Zeit wiederholt stattgefunden hatte, wird gedoppelt durch die Vernachlässigung vonseiten der Mutter. Bis weit in das Erwachsenenalter ringt die Patientin in der Folge mit existenziell betonten Gefühlen von Verlassenheit, von Entfremdung, von Abspaltung und von Leeregefühl, wie sie für Patientinnen mit Hang zum Borderlinesyndrom zutreffen. Der therapeutische Kontakt gestaltet sich so, wie er bei diesem Krankheitsbild oft vorkommt: Die Begegnungen und Schilderungen sind intensiv und leidvoll, dann schaltet die Patientin wieder Pausen ein, ohne sich zu melden. Im Rahmen dieser langen, selbst gewählten Abstände bleibt sie ihrer Ärztin und der Behandlung treu.

Noch einmal **die Gefühle** der Patientin in den originalen Worten:

- „Es gibt eine innere Wut. Dahinter entdeckt sich tiefe Trauer."
- „Es ist eine Trauer darüber, dass ich im Leben nie gehalten noch getragen wurde. Trauer ganz in der Tiefe, mit vielen stummen Tränen, alleine."
- Dabei begleitet sie das Gefühl von Verlassensein, von Wertlossein, ein Leeregefühl und die Angst, sie könnte sich darin völlig verlieren.
- Vor allem der Familie gegenüber „das Gefühl von Verlassenheit – gnadenlos und ausgeliefert, wie überschwemmt davon".
- Zur Kindheit: „Alles in allem: benutzt, traurig, verlassen, nichts wert, Schuldgefühle."

- Zum sexuellen Missbrauch: *„Ich überlebte, indem ich mich innerlich wegschaltete."*

Die Arznei Podophyllum bewährte sich nicht nur auf der somatischen Ebene, sondern auch auf der Gemütsebene unter all diesen Aspekten. So, wie es für das Simile gefordert wird. In diesem Falle kann man von einer gut dokumentierten Kasuistik viel lernen. Die vielen, gut zugänglichen, gut ausgearbeiteten Gemütssymptome helfen, das Arzneiwissen dieser „kleinen" Arznei zu bestätigen und zu erweitern.

Psychiatrische Einschätzung
Rosemarie Mayr

Die Kriterien der **Traumatrias** sind erfüllt:
- Hyperarousal: „innerlich aufgewühlt", Wut, Affektdysregulation (weint leicht und viel).
- Wiedererleben: sieht/fühlt innere Bilder aus ihrer frühen Vergangenheit; Albträume.
- Vermeidung/Verdrängung: verhaltenes Auftreten, Dissoziation („schaltete mich weg"), emotionale Taubheit.

Die Vorgeschichte an sich lässt schon eine Traumadiagnose in Betracht ziehen: PTBS (F 43.1 nach ICD-10). Aktuell schildert die Patientin Gefühle von Angst, Trauer, Verzweiflung und Verlassenheit. Sie war in der Vergangenheit wiederholt und ist zum Zeitpunkt der Anamnese neuerlich suizidal, daneben besteht Müdigkeit (Hinweis auf herabgesetzten Antrieb). Hier ist an eine schwere depressive Episode (F 32.2 nach ICD-10) zu denken, die mit weiteren Informationen über ihre Fähigkeit, Alltagsaufgaben zu bewältigen, Konzentrations- und Merkfähigkeitsstörungen, Interesseverlust, Schlafstörungen sowie der Affizierbarkeit auch im positiven Bereich (kann sie sich noch freuen?) endgültig zu verifizieren wäre.
Sie leidet darüber hinaus an zahlreichen somatischen Beschwerden, wobei für die Unterleibsschmerzen kaum (noch) ein „objektives" Korrelat (pathogene Keime) vorhanden ist. Dies lässt an die zusätzliche Diagnose einer somatoformen autonomen Funktionsstörung (F 45.3 nach ICD-10) denken.

21.3.2 Podophyllum peltatum und die Ätiologie

Eine Berberidacaee wie Berberis vulgaris, Caulophyllum und Hydrastis canadensis. In feuchten Wäldern im Osten Nordamerikas. Verwendet wird der frische Wurzelstock, eingesammelt, nachdem die Früchte im Spätherbst voll ausgereift sind.

Bei Hahnemann suchen wir Podophyllum vergeblich. Es ist ein Beitrag der amerikanischen Homöopathen. Es findet sich erstmals in den Enzyklopädien bei Allen und Hughes mit einigen toxikologischen Angaben erwähnt. Von Williamson wurde es in den USA geprüft, in Europa von der AHZ 1867 von Bruckner veröffentlicht (Leeser 1986, S. 688).

Für die Berberidaceae wird *„Verwirrung infolge Identitätskonflikt"* angegeben (Vermeulen 2006). Das führt zu unserer Patientin.

Zu Konstitution und Miasma. Das Mittel eignet sich besonders für Personen mit cholerischem Temperament.

Clarke (2001) betont die destruktive Komponente von Podophyllum durch den Vergleich: *„ein vegetabiles Mercurius"*.

Dorsci ordnet Podophyllum bei der lithämischen, sprich sykotischen Diathese ein (Dorcsi 2005). Letztere Angabe entspricht dem Bild der vorliegenden Kasuistik.

Als „Ursache", sprich Ätiologie, steht in den traditionellen Arzneimittellehren wie Vermeulen (2000) und Clarke (2001) unter „Beschwerden durch" nur:
- Überanstrengung in Bezug auf den Unterleib,
- Sommer in Bezug auf die Diarrhö.

Ein Patient mit Vernichtungsgefühlen bei Bauch- und Kopfschmerzen.
- Im Kent (2009):
  - *„Das Mittel wird außer bei akuten Erkrankungen selten benutzt, ist aber ein langwirkendes und tiefwirkendes Mittel. ... Es wirkt speziell auf die Baucheingeweide. ... Dabei besteht eine schwer beschreibliche Empfindung, ein tödliches Vernichtungsgefühl. ... Das Mittel erzeugt einen erstaunlichen Grad von Erschöpfung.*
  - *Viele Schmerzen in den Eierstöcken ...*
  - *Wechselhafte Zustände gehören zur Charak-*

teristik dieses Mittels. Chronischer Kopfschmerz … Die heftigsten Schmerzen werden im Hinterkopf gespürt. Berstende Schmerzen, bis ein Durchfall den Kopfschmerz erleichtert. … Hochgradige Übelkeit"
- „Lästige psychische Symptome: … Große Niedergeschlagenheit, Melancholie, Entmutigung. Alles geht verkehrt. Nirgends ein Lichtblick. Der Kranke denkt, er müsse sterben, sein Leiden sei unheilbar, er habe ein schweres Herz- und Leberleiden, sein Seelenheil sei durch Todsünden gefährdet."

Aus Vermeulen (2000):
- „Wechselnde Beschwerden: Kopfschmerzen im Wechsel mit Diarrhö, … Widerwille gegen das Leben während Kopfschmerzen."

Wenn wir die Zitate zu Podophyllum, die bei der Arzneifindung angeführt wurden, genau lesen, deutet sich ein Mensch mit Depressionen von existenzieller Dimension an.
Weitere Wahnideen von Podophyllum aus dem Repertorium:
- benommen wie nach einem Rausch,
- alles, das ganze Leben erscheint unwirklich,
- verfolgt zu werden (wegen der Haltung, Einstellung etc.),
- er werde angegriffen werden.

Demgemäß finden sich die Wahnideen im Repertorium in der Weise, dass sie zweifach an das Leiden der Patientin anschließen: an die Empfindungen und die Gefühle, wenn sich der Vater an ihr verging, sowie an ihre Methode, sich seelisch „auszuschalten" – ein Zustand der „Dissoziation" nach den Begriffen der Traumatheorie.

Eine solche Recherche im Nachhinein fördert das Verständnis der Patientin ebenso wie das Verständnis der Dynamik, des Themas und des „Wesens" der Arznei Podophyllum.

Ätiologie im Repertorium. Die Ätiologie zu Podophyllum im Repertorium zeigt wertvolle Einträge, allerdings erst aus den Quellen zeitgenössischer Autoren. Sie entstammen, wie auch viele andere Gemütssymptome, von Frendo Ramon (nach Radar). Sie waren mir schon oft hilfreich und zielführend.

„Beschwerden durch":
- Bevormundung bei Kindern,
- Verachtetwerden,
- Enttäuschung,
- verletzte Ehre,
- Scham,
- unterdrückten Zorn.

Ätiologie dieser Kasuistik. Aus der Kasuistik bestätigen sich vor allem 3 Themenbereiche von Psychotrauma:
- Bevormundung,
- sexueller Missbrauch,
- Vernachlässigung.

„Bevormundung" als Ätiologie

Bevormundung ist besonders hilfreich und aussagekräftig. In der Rubrik „Bevormundung bei Kindern" steht Podophyllum als einzige Arznei dreiwertig vermerkt. Sie deutet auf eine Situation hin, da das Kind von den Eltern – aus welchem Grund auch immer – in seiner eigenen Welt weder wahrgenommen noch wertgeschätzt wird. Das erschwert die Identitätsfindung des Kindes, entwickelt und erfährt es doch zuerst sein Wesen gespiegelt im liebenden Auge der Bindungsperson. Als Folge dieses existenziell bedrohlichen Mangels wächst es in einer Atmosphäre von Überforderung und von Alleingelassensein, von Trauer und Gewissensangst heran. Die Arznei Folliculinum zeigt ähnliche Züge (▶ Kap. 20.5 und ▶ S. 156).

Zu Podophyllum gehören weiterhin eindrucksvolle Träume: von Erniedrigung, von Misshandlung, von Gewalttätigkeit und Mord.

Originalrubriken aus dem Repertorium

Gemüt – Beschwerden durch – Bevormundung: *Anac. Aur-m-n.* brach. calc. carc. coff. cupr-act. erech. eup-per. eup-pur. falco-pe. ferr-i. *Foll.* hyos. *Ign.* kali-i. liat. *Lyc. Mag-c. Mag-m.* manc. med. merc. naja nat-m. nit-ac. **PODO.** ruta sep. ser-ang. sil. *Staph.* stram. symph. thuj. tritic-vg. tub. vanad. zinc.

Gemüt – Beschwerden durch – Bevormundung – Kindern, bei: *Anac. Aur-m-n. Carc.* cupr-act. erech. ferr-i. hyos. kali-i. *Lyc.* manc. med. naja nat-m. nit-ac. **PODO.** ruta sep. ser-ang. sil. *Staph.* symph. thuj. vanad. zinc.

Vermerk zu den Autoren: Alle Einträge in diesen Rubriken entstammen zeitgenössischen Autoren, insbesondere Master F., Murphy R., Friedrich P. (Podophyllum) und von Woensel E. (Mancinella).

Kleine Rubriken ergänzen dieses Thema:
- Gemüt – Beschwerden durch – Bevormundung – Kindern, bei – bei langer Geschichte übermäßiger elterlicher Bevormundung;
    - dazu die Unterrubriken: harte, raue Erziehung oder strenge religiöse Erziehung;
- Gemüt – Beschwerden durch – Bevormundung – für lange Zeit.

Darin dominieren die Arzneien Carcinosinum, Kalium jodatum, Mancinella und Nitricum acidum. Podophyllum ist nicht genannt (▶ S. 151).

Sexueller Missbrauch und Vernachlässigung als Ätiologie

Der sexuelle Missbrauch durch den nächsten Verwandten, den Vater, wiegt als Trauma besonders schwer, ganz besonders, wenn er sich über Jahre wiederholt (▶ Kap. 21.1, ▶ S. 160, ▶ S. 165).

Zudem war das Kind nicht geschützt durch die Mutter, infolge Vernachlässigung. Das bedeutet eine noch frühere Störung für diese Patientin, nämlich in der ersten Bindungsphase als Säugling.

Podophyllum fehlt im Repertorium leider heute noch unter den entsprechenden Rubriken:
- Beschwerden durch sexuellen Missbrauch,
- Beschwerden durch Vernachlässigung.

Aufgrund dieser Krankengeschichte muss ins Auge gefasst werden, Podophyllum in diesen 2 Rubriken nachzutragen.

Zusammenfassend gilt: Podophyllum kommt in die engste Wahl für Frauen:
- die eine schwere Kindheit durchgemacht haben,
- die als Erwachsene an hartnäckigen Unterleibsbeschwerden leiden,
- oft verbunden mit Ovarialzysten,
- die zudem Zeichen einer Persönlichkeitsstörung aufweisen.

Somit ist Podophyllum heute als „große Arznei" anzusehen: für die „chronischen Krankheiten" von heute, hinter denen sich oft ein schweres Psychotrauma verbirgt.

Anhang

22 Literatur und Quellen 184
23 Sachverzeichnis 189

22 Literatur und Quellen

Allen JG: Coping with trauma: Hope through understanding. 2nd ed. Washington, DC: American Psychiatric Publishing; 2005

Allen JG, Fonagy P, Hrsg: Mentalisierungsgestützte Therapie: Das MBT Handbuch – Konzepte und Praxis. Stuttgart: Klett-Cotta; 2009

Arendt H: Ich will verstehen. 4. Aufl. München: Piper; 2005 (1. Aufl. 1919)

Ari Ch: Follikulinum. Vortrag. Riga: Europäischer Homöopathiekongress; 2011

Baltacis B: Dialog ohne Worte. Homöopathie und Neonatologie. Documenta homoeopathica Band 24. Wien: Maudrich; 2004; 47–64

Barthel H, Hrsg: Synthetisches Repertorium. Stuttgart: Haug; 2005

Bateman A, Fonagy P: Psychotherapie der Borderline-Persönlichkeitsstörung. Ein mentalisierungsgestütztes Behandlungskonzept. Gießen: Psychosozial; 2008

Bausum J, Besser L, Kühn M, Weiß W: Traumapädagogik: Grundlagen, Arbeitsfelder und Methoden für die pädagogische Praxis. Weinheim: Beltz Juventa; 2011

Becker J: Lac humanum. Kursmitschrift. Freiburg; 1996

Becker J, Ehrler W: Lac humanum. Institut für homöopathische Heilmittelforschung Freiburg. 2. Aufl. Kandern: Narayana; 1996

Besser L: Seminarunterlagen. Isernhagen: zpTn; 2005

Birbaumer N, Öhman A, eds: The Structure of Emotion. Toronto: Hogrefe & Huber; 1993

Birbaumer N, Schmidt RF: Biologische Psychologie. 7. Aufl. Berlin, Heidelberg: Springer; 2010

Birbaumer N: Neurogeschichte von Gewalt und Kriegserfahrung. In: Schild G, Schindling A, Hrsg. Kriegserfahrungen – Krieg und Gesellschaft in der Neuzeit. Paderborn: Schöningh; 2009: 83–107

Bleich A, Siegel B, Gar R, Lerer B: Post-traumatic stress disorder following combat exposure: Clinical features and psychopharmacological treatment. Brit J Psychiat 1986; 149; 365–369

Boger CM: Bönninghausen's Characteristics and Repertory. Original 1905. New Delhi: Jain; 1989

Bolm T: Mentalisierungsbasierte Therapie (MBT) – Praxisleitfaden für Psychiatrie, Psychotherapie und Psychosomatik. Köln: Deutscher Ärzteverlag; 2009

von Bönninghausen C: Eigentümlichkeiten und Hauptwirkungen der homöopathischen Arzneien. Original Münster 1835. Hrsg. u. bearb. von A. Jansen. Hamburg: von der Lieth; 1999

von Bönninghausen C: Therapeutisches Taschenbuch für homöopathische Ärzte. Münster 1845, Hrsg. Fries E.S. Leipzig; 1897 (1. Aufl. Münster 1846)

von Bönninghausen C: Ein Beitrag zur Beurtheilung des charakteristischen Werths der Symptome. AHZ 1860; 60: 73–75, 81–83, 89–92, 97–100

Borland D: Children's Types. New Delhi: Jain Publishers; 2004

Bradshaw J: Das Kind in uns: Wie finde ich zu mir selbst. München: Droemer Knaur; 2000

Brisch KH, Hellbrügge T, Hrsg: Bindung und Trauma: Entwicklung und Schutzfaktoren für die Entwicklung von Kindern. 3. Aufl. Stuttgart: Klett Cotta; 2009

Brisch KH: Bindungsstörungen. Von der Bindungstheorie zur Therapie. 9. Aufl. Stuttgart: Klett-Cotta; 2011

Buber M: Ich und Du. 13. Aufl. Heidelberg: Schneider; 1997

Clarke JH: Der neue Clarke. 4 Bde. Greifenberg: Hahnemann Insitut; 2001

Daniels J: Sekundäre Traumatisierung - kritische Prüfung eines Konstruktes anhand einer explorativen Studie [Diplomarbeit]. Bielefeld: Universität Bielefeld; 2003

Daniels J: Sekundäre Traumatisierung – kritische Prüfung eines Konstruktes [Dissertation]. Bielefeld: Universität Bielefeld; 2006

Dorsci M: Zitate aus den Homöopathie-Kursen in Baden bei Wien [unveröffentlicht]. 1974–1987

Dorcsi M: Einführung in die Homöopathie. Homöopathie, 6 Bände. Band 1. 7. Aufl. Heidelberg: Haug; 1992

Dorcsi M: Konstitution. Homöopathie, 6 Bände. Band 3. 6. Aufl. Heidelberg: Haug; 1998

Dorcsi M: Die Wiener Schule der Homöopathie. Hrsg. von Dorcsi-Ulrich M., Lucae Ch., Kruse S. 5. Aufl. Göppingen: Staufen-Pharma; 2005

Drexler L: Mathias Dorcsi: Ein Leben für die Homöopathie. Documenta homoeopathica Band 9. Heidelberg: Haug; 1988: 8–84

Fintelmann V: Intuitive Medizin. Anthroposophische Medizin in der Praxis. 5. Aufl. Stuttgart: Hippokrates; 2007

Fischer-Homberger E: Zur Medizingeschichte des Traumas. Gesnerus 1999; 56: 260–294 (Nachdruck: Endogen-Exogen. Zur Medizingeschichte des Traumas. rebus, Blätter zur Psychoanalyse, 2000; 17: 101–139)

Flatten G, Gast U, Hofmann A, Liebermann P, Reddemann L, Siol T, Wöller W, Petzold ER: Posttraumatische Belastungsstörung. Leitlinie und Quellentext. 2. Aufl. Stuttgart: Schattauer; 2004

Flatten G, Gast U, Hofmann A et al: S3 – Leitlinie Posttraumatische Belastungsstorung. Trauma & Gewalt 2011; 3: 202–210

Flick R, Klun C: Vipera berus. Die Kreuzotter in Prüfung und Praxis. Documenta Homöopathica Band 27. Wien: Maudrich; 2008: S201–254

Flury R: Praktisches Repertorium. Bern: M. Flury-Lemberg; 1979

Flury R: Realitätserkenntnis und Homöopathie. 2. Aufl. Bern: M. Flury-Lemberg; 1979

Foerster G, Hee H: Vergleichende Arzneimittellehre homöopathischer Polychreste. Stuttgart: Haug; 2002

Foubister D: Tutorials in Homoeopathy. Beaconsfield Publishers; 1989

Frendo R: Luna: Etudes et Themes. In: Schroyens F, Hrsg. Radar. Literaturliste. Gent: Archibel; o. J.

Genneper T, Wegener A, Hrsg: Lehrbuch der Homöopathie. 3. Aufl. Stuttgart: Haug; 2011

Gerisch B, Köhler T: Freuds Aufgabe der Verführungstheorie: Eine quellenkritische Sichtung zweier Rezeptionsversuche. Psychologie und Geschichte 1993; 4 (3/4): 229–246

Girke M: Innere Medizin. Das Menschenbild. Grundlagen und therapeutische Konzepte der anthroposophischen Medizin. Kapitel II. Berlin: Salumed; 2010

Glöckler M: Homöopathie und anthroposophische Medizin – Was verbindet, was trennt sie? Vortrag. Aachen: Deutscher Homöopathie-Kongress; 2011

Gnaiger J: Miasmenlehre Ortegas in der Homöopathischen Methodik. Zeitschrift für Klassische Homöopathie 1983; 27: 9–13

Gnaiger J: Die Frage nach den Anfängen der Krankheit. Documenta Homoeopathica 8. Heidelberg: Haug; 1987: 61–65

Gnaiger J: Lac caninum – acht Krankengeschichten. Documenta Homoeopathica Band 11. Wien: Maudrich; 1991: 171–186

Gnaiger J: Allergie und Kontakt. Documenta Homoeopathica Band 14. Wien: Maudrich; 1994: 23–48

Gnaiger J, Böhler M: Medorrhinum – eine Arznei für „moderne" Kinder. Zur Behandlung allergischer und nervöser Kinder. Eine Auswertung von 38 Kasuistiken. AHZ 2002; 247(3): 91–100

Gnaiger-Rathmanner J: Das unruhige Kind. AHZ 2006; 251(6): 265–273

Gnaiger-Rathmanner J: Kasuistik akute Ovarialzystentorsion. In: Bitschnau M, Drähne A. Homöopathie in der Frauenheilkunde. München: Elsevier; 2007a: 205

Gnaiger-Rathmanner J: Kasuistik chronische Ovarialzysten. In: Bitschnau M, Drähne A. Homöopathie in der Frauenheilkunde. München: Elsevier; 2007b: 547ff.

Gnaiger-Rathmanner J: Schlafstörung nach frühkindlichem sexuellem Missbrauch. In: Bitschnau M, Drähne A. Homöopathie in der Frauenheilkunde. München: Elsevier; 2007c: 809

Gnaiger-Rathmanner J: Follikulinum – das Arzneimittelbild anhand von drei Kasuistiken mit Frauenproblemen. AHZ 2009a; 254(4): 19–27

Gnaiger-Rathmanner J: Meine Hormone entgleisen – oder was hat dies sonst zu bedeuten? PMS als körperlich-seelisches Syndrom und dahinter verborgene Empfindungen der betroffenen Frauen. Gauting bei München: Homöopathie Zeitschrift Spezial; 2009b: 26–35

Gnaiger-Rathmanner J: Miasma und Trauma (Brauchen wir die Miasmenlehre in der homöopathischen Praxis von heute?) Spektrum der Homöopathie 2010; 2: 62–71

Goldapple et al: Modulation of Cortical-Limbic Pathways in Major Depression. Arch Gen Psychiatry 2004; 61: 34–41

Goldmann R: R. H. Gross und der Ursprung des Modalitätenbegriffs. AHZ 2006; 251: 228–235

Goldmann R: Die Gleeser Revision der Materia medica am Beispiel einer Arznei. Köthen: Jahrestagung des DZVhÄ; 2010

Gottschlich M: Ähnlichkeit als kommunikatives Prinzip. Documenta homoeopathica Band 23. Wien: Maudrich; 2003: 1–18

Gottschlich M: Medizin und Mitgefühl. Die heilsame Kraft empathischer Kommunikation. Wien: Böhlau; 2007

Grandgeorge D: Homöopathische Arzneimittelbilder in der Kinderheilkunde. 2. Aufl. Stuttgart: Sonntag; 2004

Hahnemann S: Die chronischen Krankheiten. Neuausgabe in 5 Bänden nach der Ausgabe letzter Hand. Stuttgart: Haug; 1995 (Erstausgabe 1838)

Hahnemann S: Organon der Heilkunst: Standardausgabe der 6. Aufl. Hrsg. von J. M. Schmidt. Heidelberg: Haug; 1999

Hebb DO: The Organization of Behavior. New York: Wiley & Sons; 1949

Hechtel, Belgie: Carcinosinum: Texts and Video Presentation of a Three Day Conference on Carcinosinum : October 26–28, 1989. Hechtel: VZW Centrum voor Homeopathie; 1989

Heé H, Foerster G: Homöopathische Behandlung im Jugendalter. Stuttgart: Haug; 2008

Hellinger B: Ordnungen der Liebe. 9. Aufl. Heidelberg: Carl Auer; 2010

Hering C: Kurzgefasste Arzneimittellehre. Revidiert durch E. A. Farrington. Original Berlin 1889. Nachdruck. Göttingen: Burgdorf; 1979

Herman JL: Die Narben der Gewalt. Traumatische Erfahrungen verstehen und überwinden. Paderborn: Junfermann; 2006

Hirte M: Materia medica. In: Pfeiffer H, Drescher M, Hirte M, Hrsg. Homöopathie in der Kinder- und Jugendmedizin. 2. Aufl. München: Elsevier; 2007: 779–999

Hofer S: Retrospektive Auswertung ausgewählter Kasuistiken mit dem homöopathischen Mittel Cuprum metallicum [Diplomarbeit]. Wien: Medizinische Universität; 2011

Huber M: Trauma und die Folgen. Trauma und Traumabehandlung Teil 1. 4. Aufl. Paderborn: Junfermann; 2009a

Huber M: Wege der Traumabehandlung. Trauma und Traumabehandlung Teil 2. 4. Aufl. Paderborn: Junfermann; 2009b

Hüther G, Korittko A, Wolfrum G, Besser L: Neurobiologische Grundlagen der Herausbildung psychotraumabedingter Symptomatiken. Trauma und Gewalt 2010; 4 (1): 2–15

Imhäuser H: Homöopathie in der Kinderheilkunde. 13. Aufl. Stuttgart: Haug; 2003

22 – Literatur und Quellen

Kapfhammer HP, Dobmeier P, Ehrentraut S, Rothenhäusler HB: Trauma und Dissoziation – eine neurobiologische Perspektive. Psychotherapie in Psychiatrie, Psychotherapeutische Medizin und Klinischer Psychologie 2001; 6(1): 114–129

Kapfhammer HP: Neurobiologie der Posttraumatischen Belastungsstörung. Psychotherapie 2002; 7(2): 247–259

Kasper S, Haring C, Marksteiner J et al: Das Resilienzkonzept bei psychiatrischen Erkrankungen. Neuropsy Expertise 2008. Im Internet: www.geriatrie-online.at/mm/mm010/low-exp-resilienz.pdf; Stand: 12.03.2012

Kent, James Tyler: Repertory of the Homoeopathic Materia Medica. Reprint ed. New Delhi: B. Jain Publishers, 1991.

Kent JT: Zur Theorie der Homöopathie. Vorlesungen über Hahnemanns Organon. Übersetzt von J. Künzli. 4. Aufl. 1. Nachdr. Stuttgart: Haug; 2004

Kent JT: Homöopathische Arzneimittelbilder: Vorlesungen zur homöopathischen Materia medica. Übersetzt von R. Wilbrand. 2. Aufl. Stuttgart: Haug; 2009

Kernberg OF: Borderline-Störungen und pathologischer Narzissmus. 16. Aufl. Frankfurt/Main: Suhrkamp; 2009

Kernberg OF: Psychodynamische Therapie bei Borderline-Patienten. Bern: Huber; 2011

Köhler G: Lehrbuch der Homöopathie. Bd. 1. Grundlagen und Anwendung. 9. Aufl. Stuttgart: Hippokrates; 2008

Kösters C: Übersicht der Miasmentheorien von Hahnemann bis heute. Vortrag. Bamberg: Jahrestagung des DZVhÄ; 2008

Kozel G et al: Kreosot – ein Destillat. Documenta Homoeopathica Band 24. Wien: Maudrich; 2004: 1–46

Krischner MK et al: Minderschwere sexuelle Kindesmisshandlung und ihre Folgen. Prax Kinderpsychol Kinderpsychiat 2005; 54: 210–225

Krüger A, Reddemann L: Psychodynamisch Imaginative Traumatherapie für Kinder und Jugendliche. PITT-KID – Das Manual (Leben Lernen 201). 2. Aufl. Stuttgart: Klett-Cotta; 2009

Leeser O: Grundlagen der Heilkunde. Lehrbuch der Homöopathie. Hrsg. von M. Stübler und E. Krug. Band B/1. 4. Aufl. Heidelberg: Haug; 1986

Leeser O: Tierstoffe. Leesers Lehrbuch der Homöopathie. Hrsg. von M. Stübler und E. Krug. Band 5. 3. Aufl. Heidelberg: Haug; 1987

Levine P: Trauma-Heilung, das Erwachen des Tigers. 2. Aufl. Essen: Synthesis 1999

Levine, Peter A: Vom Trauma befreien: Wie Sie seelische und körperliche Blockaden lösen. 5. Aufl. München: Kösel; 2011

Linehan M: Dialektisch-Behaviorale Therapie der Borderline-Persönlichkeitsstörung. München: CIP-Medien; 1996a

Linehan M: Trainingsmanual zur Dialektisch-Behavioralen Therapie der Borderline-Persönlichkeitsstörung. München: CIP-Medien; 1996b

Lucae C: Von der Tarantel gestochen? ZKH 2006; 50: 71–79

Lucae Ch: Arzneifindung in der Homöopathie. Essen: KVC; 2010

Mangialavori M: Die Schlangenmittel in der Homöopathie. Kandern: Narayana; 2008

Masson JM: Was hat man dir, du armes Kind, getan? Sigmund Freuds Unterdrückung der Verführungstheorie. Reinbek bei Hamburg: rororo, Kore Edition; 1995

Mezger J: Gesichtete homöopathische Arzneimittellehre. 2 Bde. 12. Aufl. Stuttgart: Haug; 2005

Müller V, Preissl H, Lutzenberger W, Birbaumer N: Komplexität und nichtlineare Dynamik von EEG und MEG. In Schiepek G, Hrsg. Neurobiologie der Psychotherapie. 2. Aufl. Stuttgart: Schattauer; 2010 193–210

National Collaborating Center for Mental Health: Borderline Personality Disorder. The Nice Guideline on Treatment and Management. Im Internet: http://www.nice.org.uk/nicemedia/live/12125/43045/43045.pdf; Stand: 12.05.2012

National Collaborating Center for Mental Health: Posttraumatic Stress Disorder. Im Internet: http://www.nice.org.uk/nicemedia/live/10966/29769/29769.pdf; Stand: 12.05.2012

Norland M:: Collected Provings. Falco peregrinus disciplinatus. Conducted by Misha Norland at The School of Homeopathy in 1997. Im Internet: http://www.hominf.org/falc/falcfr.htm; Stand: 25.04.2012

Oberbaum M et al: Homeopathic treatment in emergency medicine: a case series. Homeopathy (The Faculty of Homeopathy) 2003; 92: 44–47

Oberbaum M, Frass M et al: Homeopathy in emergency medicine. Wiener Med Wochenschrift 2005; 155 : 21–22, 491–497

Ochsner et al: For Better or for Worse: Neural Systems supporting the Cognitive Down- and Up-Regulation of Negative Emotion. NeuroImage 2004; 23; 483–499

Ortega PS: Die Miasmenlehre Hahnemanns. 6. Aufl. Stuttgart: Haug; 2005

ÖGHM, Österreichische Gesellschaft für Homöopathische Medizin: Homöopathieskriptum Theorie. Wien: Eigenverlag; 2004

Peichl J: Innere Kinder, Täter, Helfer & Co. Ego-State-Therapie des traumatisierten Selbst. Stuttgart: Klett-Cotta; 2007

Pfeifer H: Opium bei Kindern. Documenta Homoeopathica Band 28. Wien: Maudrich; 2011: 81–104

Reddemann L: Imagination als heilsame Kraft. Zur Behandlung von Traumafolgen mit ressourcenorientierten Verfahren. 13. Aufl. Stuttgart: Klett-Cotta; 2007

Reddemann L: Psychodynamisch Imaginative Traumatherapie PITT – Das Manual: Ein resilienzorientierter Ansatz in der Psychotraumatologie. Stuttgart: Klett Cotta; 2011

Richter A: Skorpione, Giftspinnen und Bindungsstörungen. Seminar D-Kurs. München; 17./18. April 2010

Roediger E: Was ist Schematherapie? Eine Einführung in Grundlagen, Modell und Anwendung. Paderborn: Junfermann; 2009

Ruf-Bächtiger L: Frühkindliches psychoorganisches Syndrom. 4. Aufl. Stuttgart: Thieme; 2003

Sachsse U: Trauma, Trauma-Coping und Posttraumatische Belastungsstörung: Theorie und Therapeutische Ansätze: Tonbandabschrift des Further Fortbildungstages „Schwere Traumatisierungen — wie bewältigen?" vom 07. Oktober 1998. Im Internet: http://www.ulrich-sachsse.de/entw4/archiv02.html; Stand: 12.03.2012

Sachsse U: Traumazentrierte Psychotherapie: Theorie, Klinik und Praxis. Studienausgabe. Stuttgart: Schattauer; 2009

Sankaran R: The Spirit of Homoeopathy. 3rd ed. Bombay: Homoeopathic Medical Publishers; 1999

Sankaran R: Die Empfindungen in der Homöopathie. Bombay: Homoeopathic Medical Publixhers; 2005

Saß H, Wittchen HU, Zaudig M, Houben I: (dt. Bearb.). Diagnostische Kriterien DSM-IV-TR. Göttingen; Hogrefe; 2003

Schauer M, Elbert T, Neuner F: Interaktion von Neurowissenschaftlichen Erkenntnissen und psychotherapeutischen Einsichten am Beispiel von Angst und traumatischem Stress. In: Becker R, Wunderlich HP, Hrsg. Wie wirkt Psychotherapie: Forschungsgrundlagen für die Praxis. Stuttgart: Thieme; 2007: 87–108

Schauer M, Neuner F, Elbert T: Narrative Exposure Therapy (NET). A Short-Term Intervention for Traumatic Stress Disorders. 2nd ed. Göttingen: Hogrefe; 2012

Scheurle HJ: Übungsbuch Sinne – Zur Wahrnehmung der Gegenwart. Badenweiler: Eigenverlag; 2010

Schiepek G: Neurobiologie der Psychotherapie. Stuttgart: Schattauer; 2003

Schmidt P: Die homöopathische Sprechstunde – Die Kunst des Befragens. Nach einem Vortrag 1932. KH 1960; 4: 160–175

Schmidt P: Die Behandlung akuter und chronischer Fälle in der Homöopathie. KH 1968; 4: 145–160

Schmidt P: La valorisation des symptomes en homoeopathie. Groupement Hahnemannien de Lyon 1976; 13(6); 241

Scholten J: Homöopathie und die Elemente. Utrecht: Stichting Alonnissos; 1997

Schroyens F: Radar 10.5. Gent: Archibel; o. J.

Shapiro F: EMDR. Grundlagen & Praxis. Handbuch zur Behandlung traumatisierter Menschen. 2. Aufl. Paderborn: Junfermann; 1999

Sherr J: The homoeopathic proving of Scorpion. 2nd ed. Devon: The Society of Homoeopaths; 1985

Sloterdijk P: Zusammenleben auf einem gefährlichen Planeten. Peter Sloterdijk über Rudolf Steiner. Das Goetheanum 2011; 42: 20–23. Im Internet: http://issuu.com/dasgoetheanum/docs/wasser; Stand 30.04.2012

Smits T: Lac maternum und Mutter Erde. Milchmittel der Materia medica. Haren: Homeolinks Publishers; 2002: 212–229

Sneevliet A: Alte und neue Frauenmittel. Vortrag. 14. Münchner Homöopathietage. München; 2004

Soesman A: Die zwölf Sinne. Tore der Seele. 6. Aufl. Stuttgart: Freies Geistesleben; 2007

Springer W: Syphilinum. Destruktivität durch Jahrhunderte, heilende Arznei heute. Documenta Homoeopathica Band 23. Wien: Maudrich; 2003: 143–180

Stauffer K: Klinische homöopathische Arzneimittellehre. 14. Aufl. Stuttgart: Sonntag; 2002

Stein DJ: Obsessive-Compulsive Disorder. The Lancet 2002; 360(9330): 397–405

Steiner R: Die Geheimwissenschaften im Umriss. Kapitel „Wesen der Menschheit". 1910: 41ff. Im Internet: http://anthroposophie.byu.edu/schriften/013.pdf; Stand: 12.03.2012

Stemberger G: Eine Taxonomie psychischer Störungen in der Tradition der Lewin Schule. Gestalt Theory 2001; 23 (3): 216–227

Szabo L: Natrium in children. From acute state to prenatal roots. Documenta Homoepathica Band 27. Wien: Maudrich; 2008: 75–84

Terr LC: Childhood traumas: An outline and overview. American Journal of Psychiatry 1991; 148: 10–20

Teusch L: Psychopharmaka für seelische Wunden? Die Interaktion von Psycho- und Pharmakotherapie. Psychotherapie im Dialog 2000; 1: 52–54

Teusch L, Gastpar M: Psychotherapie und Pharmakotherapie. In: Senf W, Broda M, Hrsg. Praxis der Psychotherapie. 5. Aufl. Stuttgart: Thieme; 2011: 737–743

Teut M, Dahler J, Lucae C, Koch U: Kursbuch Homöopathie. München: Elsevier/Urban & Fischer; 2008

Tomatis A: Klangwelt Mutterleib. 2. Aufl. München: Kösel; 1996

Turmes L: Gendermainstreaming im psychiatrischen Fachkrankenhaus. In: Turmes L, Hrsg. Traumatherapie im psychiatrischen Fachkrankenhaus. Dortmund: pgv; 2005: 55–61

Vermeulen F: Synoptische Materia Medica 2. Haarlem: Emryss bv Publishers; 1998

Vermeulen F: Konkordanz der Materia medica. Haarlem: Emryss bv Publishers; 2000

Vermeulen F: Prisma. Haarlem: Emryss bv Publishers; 2006

Vermeulen F: Kindertypen in der Homöopathie. 7. Aufl. Stuttgart: Sonntag; 2007

Wais M: Biografiearbeit und Lebensberatung: Krisen und Entwicklungschancen des Erwachsenen. 2. Aufl. Stuttgart: Urachhaus; 2010

Watkins JG, Watkins HH: Ego-States. Theorie und Therapie. Heidelberg: Carl-Auer-Systeme; 2003

Watzlawick P: Die Möglichkeit des Andersseins. Zur Technik der therapeutischen Kommunikation. Bern: Huber; 1977

Watzlawick P: Menschliche Kommunikation. 11. Aufl. Bern: Huber; 2007

Werner EE: Protective factors and individual resilience. In: Shonkoff JP, Meisels SJ, eds. Handbook of early Childhood Intervention. Cambridge: Cambridge University Press; 2000: 115–132

WHO, Dilling H et al: Hrsg. Internationale Klassifikation psychischer Störungen. ICD-10 Kapitel V (F). Klinisch-diagnostische Leitlinien. Übersetzt und herausgegeben von H. Dilling, W. Mombour, M. H. Schmidt unter Mitarbeit von E. Schulte-Markwort. 8. Aufl. Bern: Huber; 2011

Young JE, Klosko JS, Weishaar ME: Schematherapie. Ein praxisorientiertes Handbuch. Paderborn: Junfermann; 2008

Internetadressen zur Traumatheorie

http://www.oent.at/psychotraumatologie.asp

http://www.hoffnungsreise.de/index.php?page=Anlaufstelle

http://www.traumatherapie.de/service

Romane und Zusatzliteratur zur Traumatheorie zum Weiterlesen

Anders G: Hiroshima ist überall. München Beck; 1982

Antonovsky A: Salutogenese. Zur Entmystifizierung der Gesundheit. Deutsche erweiterte Herausgabe von Alexa Franke. Tübingen: dgvt; 1997

Hansen R, Mendius R: Das Gehirn eines Buddha. 2. Aufl. Freiburg: Arbor; 2010

Hoeg P: Der Plan von der Abschaffung des Dunkels. München: Hanser; 1995

Hüther G: Bedienungsanleitung für ein menschliches Gehirn. Göttingen: Vandenhoeck & Ruprecht, 2006

Hüther G: Biologie der Angst. Wie aus Stress Gefühle werden. 10. Aufl. Göttingen: Vandenhoeck & Ruprecht; 2011

Levine PA, Frederick A: Trauma-Heilung. Traumatische Erfahrungen verstehen und überwinden. Essen: Synthesis; 1998

Reddemann L, Dehner-Rau C, Bleick C: Trauma: Folgen erkennen, überwinden und an ihnen wachsen. 3. Aufl. Stuttgart: Trias; 2007

Reemtsma IP: Im Keller. Reinbek bei Hamburg: rororo; 1998

Spitzer M, Bertram W, Hrsg: Hirnforschung für Neu(ro)gierige. Stuttgart: Schattauer; 2010

23 Sachverzeichnis

A
Achse
- psychische 135
- psychoneuroimmunologische 39, 135
- somatisch-regulative 135

Aconitum napellus 19, 91, 97
Affektlabilität 90
Affektverflachung 90
Anacardium orientale 115, 162
Anamnese 28
- Auffälligkeiten 25
- Auftreten 25
- biografische 10
- chronische Erkrankung 9, 10
- Gegensatzpaare 26
- gelenkter Bericht 9, 17
- Gesten 18
- homöopathische 9
- Kommunikation 13
- Qualitäten 26
- Spontanbericht 9
- Technik 10, 11
- Widersprüche 26

Androctonus 123, 125, 152, 163, 164
- Ätiologie 165
- Kasuistik 161

Angina tonsillaris purulenta 16, 97
Angststörung 68, 112
Anpassungsstörung 66, 112
Anthroposophie 8
Antidepressiva 71
Antiepileptika 72
Antimonium tartaricum 99
Antriebsstörung 90
Aphthen 126
Arnica montana 19, 54, 76, 91
Arousal 26
Arsenicum album 119, 121, 132, 133, 156
- Ätiologie 124, 136
- Kasuistik 120, 132

Arzneifindung 30
- Hierarchisation 30

Arzneimittelbild 38
Arzneiverordnung 33
Arzneiwirkung 36
Astigmatismus 146
Ätiologie 2, 6, 7, 19, 42
- akuter Fall 19
- chronischer Fall 20
- Materia medica 44
- psychische 40
- Psychotrauma 19

- Repertorium 44
- Schichten 21, 22
- Stellenwert 31

Aurum metallicum 47, 95, 167
Ausscheidung 37

B
Befund, klinischer 27
Begleitung 36, 38
Belastungsreaktion, akute 64, 65, 77
Belastungsstörung, posttraumatische 65, 77, 84, 90, 171, 179
Belladonna 106, 110
Bevormundung 45, 47, 150
Bewusstsein 18, 29, 63
Beziehung 13, 39, 67, 68
Bindung, primäre 48
Biografie 7, 8, 36, 88, 111
Blockade 39, 40
Borderlinepersönlichkeitsstörung 67, 68, 158, 160, 165, 171
Bryonia alba 95
Burn-out-Syndrom 124, 132

C
Calcium carbonicum 55
Calcium sulfuricum 55
Carbo animalis 161
Carbo vegetabilis 161
Carcinosinum 23, 47, 48, 55, 85, 99, 143, 147, 162, 166, 167
- Ätiologie 171
- Kasuistik 166
- Psychotrauma 50

Causa 42
- Causa exitans 42

Causticum Hahnemanni 21, 22
Chakra 16
Chamomilla 97
China officinalis 76
Cina maritima 100
Colocynthis 95
Cuprum metallicum 97, 100
- . Ätiologie 104
- Kasuistik 97

D
Depression 68, 128, 143, 145, 172, 179
Dermatitis 112
Diagnose 27
Diagnoseschema 64
Diathese 84
Dissoziation 14, 26

DSM-IV u. V 3
Dynamis 8
Dysmenorrhö 15

E
Ekzem, atopisches 166
Empfindung 10, 16
Empfindungsmethode 18
Energiedefizit, regulatives 21
Episode, depressive 179
Erkrankung, chronische 9
Erregung 26
Erschöpfungsdepression 86
Erschöpfungssyndrom 113
Erschöpfungszustand 14
Erstanamnese 12
Erstreaktion 38
Es 18, 24
Essstörung 68

F
Falco peregrinus 123, 125
Folliculinum 48, 145, 147
- Ätiologie 150
- Kasuistik 145

Funktionsstörung, somatoforme autonome 160, 179

G
Gefühl 10, 16
Gesichtsneuralgie 136
Gespräch 13
Gesten 18
Gesundheit 40
Globuli, unarzneiliche 33
Grundlage
- methodologische 2
- theoretische 42

H
Heilen, somatopsychisches 40
Heilung 36, 39
Hering'sche Regel 37
- Psychotrauma 38

Herpes labialis 136
Herpes zoster 172
Heuasthma 5, 20
Hierarchisation 30
Hochpotenz
- Verordnung 33

Homöopathie
- Anamnese 9
- Menschenbild 7
- Methode 8

Hospitalismus 66
Hyoscyamus niger 110
Hyperarousal 63
Hyperexzitationssyndrom 97
Hypericum perforatum 76
Hypermenorrhö 146
Hysterektomie 172
Hysterie 67

I
ICD-10 3
Ignatia amara 19, 47, 48, 133
Insektenallergie 5

K
Kalium bromatum 156
Kalium sulfuricum 133
Kommunikation 13
– existenzielle 18
– Facetten 13
– Gespräch 13
– Körpersprache 13
– nonverbale 14, 17, 25
Konstitution 25
– Gegensatzpaare 26
Konstitutionstyp 25
Konversionshysterie 67
Konversionsreaktion 67
Konversionsstörung 67
Körper, physischer 27
Körpersprache 13, 25
Krankheitsbeginn 24
Kreosotum 152, 159
– Ätiologie 160
– Kasuistik 158
Kulturschock 66
Kummerarznei 46, 50, 95, 128

L
Lac caninum 16, 48
Lac humanum 48, 78, 79
– Ätiologie 80
– Kasuistik 78
Lachesis muta 76
Lebenskraft 8, 27, 39
– unbewusste 8, 24
Leib, vitaler 27
Leibgedächtnis 28
Leiblichkeit 25, 27
LM-Potenz 33
Lokalsymptom 27
Lycopodium clavatum 47, 85

M
Mammakarzinom 23
Mastodynie 145
Mastopathie 145, 146
Materia medica 44
Medorrhinum 47, 82, 110, 133
Meningoenzephalitis 86
Menschenbild 1, 3, 5, 11
Mercurius solubilis 81, 83, 95
– Ätiologie 84
– Kasuistik 81
Mezereum 136, 138
– Ätiologie 143
– Kasuistik 136
Miasma 84
Migraine accompagnée 136
Migräne 145, 172
Missbrauch 45, 47, 150
Mood Stabilizer 72
Myoma uteri 152

N
Naja tripudians 47
Natrium muriaticum 6, 31, 47, 48,
 85, 95, 126, 128, 130, 144
– Ätiologie 128
– Dissoziation 53
– emotionale Taubheit 52
– Kasuistik 5, 126, 128
– pathologisches Wiedererleben
 53
– Psychotrauma 52
– Übererregung 53
– Vermeidungsverhalten 52
Neuroleptika 71
Neuroplastizität 61
Nux moschata 88
Nux vomica 46, 47, 77, 82, 95, 133

O
Opium 19, 86, 95, 96, 162
– Ätiologie 90, 97
– emotionale Taubheit 54
– Kasuistik 86, 95
– Psychotrauma 54
– Übererregung 54
Ovarialzyste 15, 146, 172
Oxyuren 126

P
Panikattacke 19
Panikstörung 68
Pavor nocturnus 109
Pelvikodynie 172

Persönlichkeitsstörung 64
– emotional instabile 67
Phänomenologie 8, 17
Phosphoricum acidum 15, 133
Physis 27
Picricum acidum 167
Platinum metallicum 15, 46, 47
Podophyllum peltatum 47, 172, 174
– Ätiologie 179
– Kasuistik 172
Potenz
– hohe 33
– niedrige 34
Psorinum 110
Psyche 27
Psychiatrie 3
– Diagnose 3
Psychoneuroimmunologie 39
Psychopharmaka 71
Psychose, hysterische 67
Psychosomatik 39
Psychosomatose 28, 31
Psychotherapie 24, 28, 34, 69, 70
Psychotrauma 2, 28
– Arznei 50
– Ätiologie 19
– Auslöser 45
– Ausmaß 23
– Begleiterscheinung 68
– Definition 57
– Diagnoseschema 64
– Einteilung 60
– Homöopathie bei 5
– Kasuistik 76, 79, 81, 86, 92, 95,
 97, 105, 112, 113, 120, 126, 129,
 132, 137, 145, 152, 166, 172
– Komorbidität 68
– Krankheitsbeginn 24
– Neurobiologie 61
– Psychiatrie 60, 69
– Psychotherapie 69
– seelische Folgen 46
– Symptomatik 61
– Therapie 69
– Therapie, medikamentöse 71
– Traumabegriff 57
– traumareaktive Entwicklung 64
Pulsatilla pratensis 52, 133, 143

Q
Q-Potenz 33
Qualitäten 26

R
Rat, ärztlicher 33, 34
Regulation 7, 8
Regulationsstörung 96, 104
Regulationsmedizin 7, 40
Regulationstherapie 8, 28, 39
Reizblase 92
Repertorium 44
Resilienz 68
Restless Legs 132, 152
Rhinitis vasomotorica 113
Rückversichern, dialogisches 22

S
Sabadilla officinalis 113, 115
 − Ätiologie 119
 − Kasuistik 113
Schielen 146
Schlafstörung 19, 79, 97, 112, 113, 166
Sepia succus 46
Somatisierungsstörung 68, 126
Soorkolpitis 79, 152
Speicher der Seele 29
Staphysagria 47, 85, 92, 112
 − Ätiologie 95, 113
 − Kasuistik 92, 112
Störung, depressive 150
 − dissoziative 67, 119
 − emotionale 95
 − funktionelle 28
 − rezidivierende depressive 90, 136
 − somatoforme 80
Stramonium 82, 105, 107, 162
 − Ätiologie 110
 − Kasuistik 105
Substanzmissbrauch 68
Symphytum officinale 76
Symptom 28
 − Hierarchisation 30
 − hochwertiges 30
 − pathognomonisches 28
 − uncharakteristisches 31
Symptomenzuordnung 11
Syphilinum 23, 107
 − Ätiologie 110

T
Tarentula hispanica 123, 125, 152, 157
 − Ätiologie 158
 − Kasuistik 154
Therapie, Ende 39
Thrombopenie 172

Tinnitus 120, 136
Tonsillektomie 132, 146
Trachinus draco 76
Trauerreaktion 66
Trauma 42
Traumabegriff 57
 − Geschichte 58
Traumafolgestörung 63, 64
Traumanetzwerk 61
Traumatheorie 2, 39, 43
Traumatherapie 69, 70
Traumatische Zange 61, 62
Traumatrias 63, 80, 104, 113, 128, 131, 136
 − Kasuistik 77, 84, 90, 96, 109, 157, 171, 179
Trennungsangst 95
Triticum vulgare 144
Tuberculinum 110

U
Ulcus duodeni 132
Unbewusste 8, 13, 17, 18, 24
Unterdrückung 40

V
Veratrum album 119
Verdrängung 40, 63
Verhalten 25
Verlauf 36
Verlaufskriterium 37
 − Erstreaktion 38
 − Hering'sche Regel 37
Vermeidung 63
Vernachlässigung 45
Vipera berus 76
 − Ätiologie 77
 − Kasuistik 76

W
Wahrnehmung 31
Wahrnehmungsstörung 97
Wesen 7, 11
Wiedererinnern 14
Wiedererleben 63

Z
Zange, traumatische 61, 62
Zeichen, nonverbales 31
Zorn 47
Zystitis 79

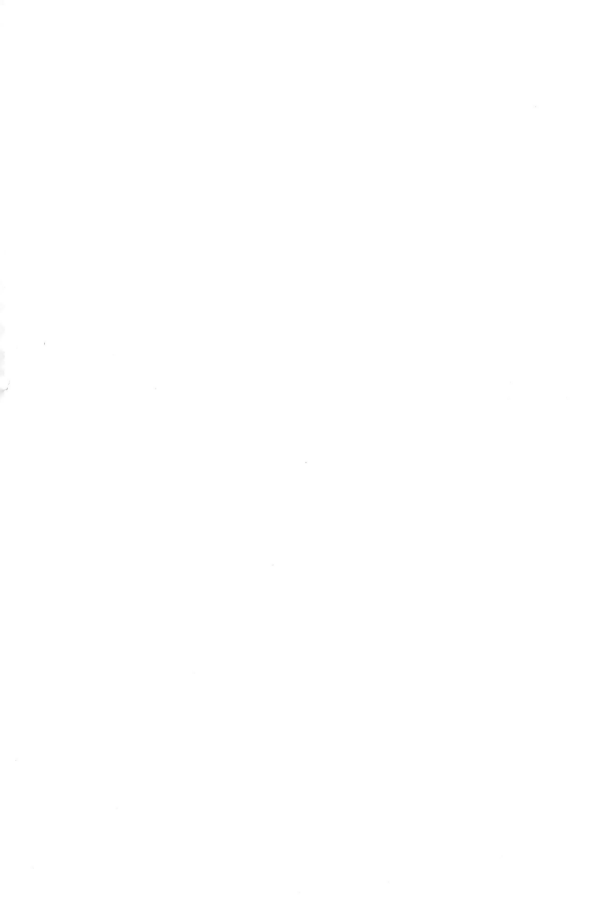